太极升降论治疗脾胃病

李军祥　毛堂友　著

张　阳　胡俊聪　整理

全国百佳图书出版单位

中国中医药出版社

·北京·

图书在版编目（CIP）数据

太极升降论治疗脾胃病 / 李军祥，毛堂友著．
北京：中国中医药出版社，2025. 3
ISBN 978 - 7 - 5132 - 9024 - 1

Ⅰ . R256.3

中国国家版本馆 CIP 数据核字第 2024XE6858 号

中国中医药出版社出版

北京经济技术开发区科创十三街 31 号院二区 8 号楼
邮政编码　100176
传真　010-64405721
河北新华第二印刷有限责任公司印刷
各地新华书店经销

开本 880×1230　1/32　印张 11.5　字数 278 千字
2025 年 3 月第 1 版　2025 年 3 月第 1 次印刷
书号　ISBN 978 - 7 - 5132 - 9024 - 1

定价　68.00 元
网址　www.cptcm.com

服 务 热 线　010-64405510
购 书 热 线　010-89535836
维 权 打 假　010-64405753

微信服务号　zgzyycbs
微商城网址　https://kdt.im/LIdUGr
官 方 微 博　http://e.weibo.com/cptcm
天猫旗舰店网址　https://zgzyycbs.tmall.com

如有印装质量问题请与本社出版部联系（010-64405510）

王 序

　　《太极升降论治疗脾胃病》一书，突出气机升降核心思想，既综合名家所论，又论之当代临床，对开拓临床思维颇多启迪。气机升降，乃人体生命活动之关键，脾胃则为气机升降之枢纽。气机升降，如同太极之阴阳，互为依存，相互制约。人体之内，脏腑经络，气血津液，皆在此阴阳升降之中求得平衡。医者若能领悟太极之精髓、深谙气机升降之理，必能洞察疾病之根源，从而施以精当之治疗。

　　李军祥教授传承了董建华院士的脾胃病学术思想，不仅在中医领域有着深厚的造诣，更将中医与西医学相结合，形成了自己独特的诊疗体系。诊疗中尤其重视气机升降之平衡，擅长调理脾胃之功能，临床经验丰富，疗效卓著。医者，若能以鲜明的学术思想彰显于临床，必将为推动中医药学术进步做出贡献。

　　是书，汇聚了李军祥教授多年的临床经验和研究成果，以中医为体，以太极为魂，以气机升降为纲，以脾胃为本，系统阐述了"太极升降"的理论与实践，读之令人豁然开朗。余望此书能让更多人感受太极之玄妙，领悟气机升降之要义，珍视脾胃之重要，以达提高中医药治疗脾胃病的临床疗效之目的。是为序。

王琦

中国工程院院士　国医大师

2025 年 1 月

杨　序

　　中医学的脾胃与消化系统密切相关，所以对该系统的疾病，主依脾胃理论辨证论治。

　　脾胃病是当前的常见病、多发病，其中不乏难治病。脾胃的功能以"气"体现，"脾气升""胃气降"维持着消化系统的主要生理功能，若脾胃病变，首先涉及的是脾胃升降机能。我国著名脾胃专家、中医学泰斗董建华院士学识渊博，深耕中医脾胃领域，临证经验宏富，提出治胃病以"气血为纲，从通降入手"，并创"通降十法"，还提出"气血论""身心论"等学术观点，对脾胃病及内科疾病的诊治具有重要指导意义。他的优秀门人，岐黄学者、知名脾胃专家李军祥教授，系中国中西医结合学会消化系统疾病专业委员会主任委员，学悟董老学术思想和辨证经验，结合自己渊博的中医学识和丰富的诊治经验，创新性撰写了《太极升降论治疗脾胃病》一书。

　　本书深入探讨升降论的理论基础和著名医家经验，详细论述常见胃肠肝胆病的升降辨治，以及对药、角药、串药的应用，还系统阐述了调肺、肝、胆、心治脾胃病的经验，独具守正、创新、精进、实用的特点，可供从事中医、西学中的医疗、教学、科研人员读用。

中医学要认真传承、努力实践、科学创新。欣然为之序，共勉之！

世界中医药学会联合会消化病专业委员会名誉会长

国医大师　中国中医科学院首届学部委员

于福州　甲辰龙年

前　言

　　本书是著者近四十年临床经验的总结。著者在传承董建华院士脾胃病"通降论"等学术思想的基础上，经过多年的临床实践探索，传承发展，创新性地提出了以"太极升降论"调治脾胃病的学术观点。太极升降论的核心思想是：脾胃为人体气机升降之枢纽，人体气机是肾、肝、脾从左升，心、肺、胃从右降，心火与肾水互济是全身气机升降的源动力，调"胆"枢是恢复人体气机升降平衡的关键。以太极易理把握气机升降的关键在于认识到气机升降并非单一的、机械的运动，而是寓动于静、脏腑密切相关、升已而降、降已而升的过程。

　　本书第一章概括了中医学对脾胃的解剖、生理病理和病因病机的认识，以及脾胃学说的学术渊源及其历史演变。第二章总结了董建华院士以"通降论""气血论""心身论"为核心的脾胃病学术思想。第三章论述了太极升降论学术思想的形成，详细梳理《周易》与中医、太极升降论理论源流、张仲景《伤寒杂病论》调寒热复脾胃升降理论、李东垣《脾胃论》补脾胃泻阴火升清阳法恢复脾胃升降理论、黄元御《四圣心源》一气周流调节脾胃升降理论和吴鞠通《温病条辨》等清利湿热法调节脾胃升降理论，以及太极升降论的核心内涵。第四章结合临床常见的脾胃病，详尽论述了太极升降论在不同脾胃疾病中的具体应用，以西医学病名为纲，深入探讨每种疾病的升降病机及治疗要点。第五章是脾胃病药论，结合著者临床经验与体会，对临床上经常使用的对药、角药和串药进行阐述。第六章是临证心法，是对太极升降论的补充，较详细论述了"调脾十四法""调肝十六法""调胆七法""调心九法"论治脾胃病，是太极升降论在临床应用的延伸与佐证。

本书梳理了著者立足"通降论"，体悟太极阴阳之理，进而总结出太极升降论的学术思想的守正创新发展脉络，希冀为广大中医/中西医结合临床医务工作者、中医/中西医结合专业医学生提供参考。

本专著获得北京中医药大学学术专著出版基金项目资助，在此表示由衷的感谢！

李军祥

2025 年 1 月

目录

第一章

脾胃学说概论

　　脾胃是水谷精微运化的场所，被誉为"后天之本"。脾胃学说是中医学理论体系中的基础理论之一，脾胃学说在中医学发展演进过程中，受到历代医家的高度重视，得到了充分的发展。

第一节 脾胃的解剖

中医学早期的发展，受社会、经济、哲学等因素的影响，形成了以脏腑功能为重点，强调天人合一、阴阳平衡的理论特色，但对有形之器的层面，也有较为先进的认识。对脾胃的形质解剖，历史文献中早有相关记述。

脾位于腹腔中左季肋区胃底与膈之间，与第9~11肋相对，其长轴与第10肋一致。《难经》云："脾重二斤三两，扁广三寸，长五寸，有散膏半斤。"唐代孙思邈《备急千金要方》记载："脾重二斤三两，扁广三寸，长五寸，有散膏半斤……凡脾脏象土，与胃合为腑。"可见，对脾的认识还包含了西医学中的胰腺。至李东垣，将脾描述为："脾长一尺，掩太仓；太仓者，胃之上口也。"清代王清任《医林改错》记载："脾中有一管，体象玲珑，易于出水，故名珑管。脾之长短与胃相等。"实际上都是将胰腺当作了脾。《类经图翼》说："形如镰刀，与胃同膜而附其上之左。"从描述可以看出，与西医学的脾十分相近。受限于历史条件，中医学对脾的认识与当今解剖学相比尚存在一定的局限性。

胃位于膈下，上接食管，下通小肠。胃的上口为贲门，下口为幽门。《灵枢·肠胃》云："胃纡曲屈，伸之长二尺六寸，大一尺五寸，径五寸，大容三斗五升。"《灵枢·平人绝谷》云："胃大一尺五寸，径五寸，长二尺六寸，横屈，受水谷三斗五升，其中之谷，常留二斗，水一斗五升而满。"可见历史上对胃的认识与今下比较接近，但《黄帝内经》将大肠、小肠的功能有时也统归于胃，如《灵枢·本输》云："大肠、小肠皆属于胃。"张仲景《伤寒论》有时亦将大肠、小肠统称胃，如"胃中有燥屎"，"胃家实"，此"胃"即指肠而言。由于重视功能过于器质，中医学对胃的形和功能定义未能完全统一。

第二节　脾胃的生理功能

通常意义上所说的"脾胃功能"是指中医学里的脾脏与胃腑的生理功能。在西医学中，脾为人体内最大的淋巴器官，与消化系统的关系并不大；而胃则具有消化、吸收、泌酸等一系列功能，是人体重要的消化器官之一。中医的"脾胃"涵盖了西医学中整个"消化系统"范畴，所指的不是一个具体的器官，而是一种功能上的概念。

一、脾的生理功能

脾为五脏之一，是人体对饮食物进行消化、吸收并输布其精微的主要脏器。其主要生理功能是主运化、升清、生血和统血。人体的生命活动，精、气、血、津液的化生与充实，均依赖于脾胃运化的水谷精微，所以脾胃又合称为"后天之本"。脾在五行中属太阴湿土，主运化水液，故脾的生理特点为喜燥恶湿。中医认为，脾在体合肉而主四肢，开窍于口，其华在唇，在志为思，在液为涎。故肌肉萎缩、四肢痿软、口唇无华，均乃脾虚为病；忧思气结，多虑伤脾；口流清涎，不能自已，其病多责之于脾。

（一）脾主运化

运，即输送转运；化，即消化吸收。脾主运化，是指脾具有消化水谷、变化精微、将精微物质吸收转输至全身的生理功能。《素问·太阴阳明论》云："脾病而四肢不用，何也？岐伯曰：四肢皆禀气于胃，而不得至经，必因于脾，乃得禀也。今脾病不能为胃行其津液，四肢不得禀水谷气，气日以衰，脉道不利，筋骨肌肉，皆无气以生，故不用焉。"《素问·经脉别论》云："饮入于胃，游溢精气，上输于脾。脾气散精，上归于肺，通调水道，下输膀胱。水精四布，五经并行。"《素问·奇病论》云："夫五味入口，藏于胃，脾为之行其精气，津液在脾，故令人口甘也。"后世将其归纳为脾主运化，包括运化水谷和运化水湿两个方面。即水饮入胃，经初步消化，输运于脾，经过进一步消化转换，再散气布精，清者上归于心肺，浊者下输于肾与膀胱，并在各脏腑的协调下，水精四布，五经并行，内而灌养五脏六腑，外而滋润肌肤皮毛，真正起到消化与转运的功能。

此外，脾主生血，为气血生化之源。《灵枢·本神》云："脾藏营，营舍意，脾气虚则四肢不用，五脏不安，实则腹胀，泾溲不利。"《灵枢·营卫生会》云："人受气于谷，谷入于胃，以传与肺，五脏六腑，皆以受气。其清者为营，浊者为卫，营在脉中，卫在脉外，营周不休，五十而复大会，阴阳相贯，如环无端。卫气行于阴二十五度，行于阳二十五度，分为昼夜。故气至阳而起，至阴而止……营出于中焦，卫出于上焦……中焦亦并胃中，出上焦之后，此所受气者，泌糟粕，蒸津液，化其精微，上注于肺脉，乃化而为血，以奉生身，莫贵于此，故独得行于经隧，命曰营气。"营者，营血也。营出中焦者，指血生于脾胃，饮食水谷经胃受纳腐熟，脾之运化，上注肺脉，化而为赤。血是人体内重要的生命物质，是人体摄入的食物通过脾胃的运化作用而生成的。脾通过运化输布水谷精微，化生气血，从而营养四肢百骸、五脏六腑。这也是后世之所以称脾胃为"后天之本"的部分原因。

（二）脾主升清

脾气的运动特点以上升为主，故曰"脾气主升"。清，是指水谷精微。脾主升清，是指脾气上升，并将其运化的水谷精微，向上转输至心、肺、头目，通过心肺的作用化生气血以营养全身。

（三）脾主统血

统，是统摄、控制的意思。脾主统血是指脾能统摄、控制血液，使之正常地在脉内循行而不逸出脉外。脾统血的机理，实际上是脾气对血液的固摄作用。因为脾为气血生化之源，脾气旺盛，就能保证体内气血充足，气能摄血，这样，生成之血就能在脉管内运行，不致逸出脉外。若脾气虚弱，统血功能失职，血液运行将失其常规而逸出脉外，以致出血，如便血、尿血、皮下出血等。中医学将这种因脾虚而引起的出血病证称为"脾不统血"。这种出血的特点是：出血时间较长，血的颜色浅淡，出血多在身体下部等。对此，临床常采用补脾益气、引血归经的方法治疗。

二、胃的生理功能

（一）胃主受纳

受纳，是接受、容纳的意思。胃受纳饮食水谷，经过胃的初步消化，最终形成食糜。《灵枢·胀论》云："胃者，太仓也。咽喉、小肠者，传送也。胃之五窍者，闾里门户也。"《灵枢·五味》云："胃者，五脏六腑之海也。水谷皆入于胃，五脏六腑皆禀气于胃。"

（二）胃主通降

胃为水谷之海，饮食物入胃，经胃腐熟后，必须下行小肠，才能将饮食物进一步消化，并将其中的营养物质彻底吸收，化为气血津液，输送至全身，所以说胃主通降，以降为和。《灵枢·平人绝谷》云："平人则不然，胃满则肠虚，肠满则胃虚，更虚更满，故气得上下，五脏安定，血脉和利，精神乃居，故神者，水谷之精气也。"

三、脾与胃的功能联系

脾与胃通过经脉相互络属而构成表里关系。脾脏与胃腑互为表里，胃纳脾运，燥湿相济，升降相因，共同完成对饮食物的消化、吸收和输布，发挥后天之本和气血生化之源的作用。《素问·血气形志》云："阳明与太阴为表里，是为足阴阳也。"《灵枢·本输》云："脾合胃，胃者，五谷之腑。"《素问·太阴阳明论》云："脾与胃以膜相连耳，而能为之行其津液，何也？岐伯曰：足太阴者三阴也，其脉贯胃属脾络嗌，故太阴为之行气于三阴。阳明者表也，五脏六腑之海也，亦为之行气于三阳。脏腑各因其经而受气于阳明，故为胃行其津液。"

足太阴脾经和足阳明胃经是十二经中非常重要的两条经脉。两经表里相合，在外循行身前，在内属络脾胃，联系众多的脏腑器官，通过生成输布气血、调节气机升降，来调控整个机体的正常运行。因此，脾胃常被称为"水谷之海""气血生化之源""脏腑经络之根"。

脾主运化，胃主受纳。胃受纳腐熟水谷，是脾主运化的基础；脾运化水谷精微，又是胃受纳与腐熟的保障。胃与脾，一纳一运，互相配合，才能完成消化、吸收、输送营养的任务。

脾气以升为顺，胃气以降为和。脾主升清，将水谷精微上输心肺头目，维持内脏位置的相对恒定。胃的通降作用，包括了饮食物入胃，经胃腐熟后下行入小肠，小肠将食物残渣下输于大肠以及大肠传化糟粕。脾升胃降相辅相成，保障了整个消化吸收过程的顺利进行。因此，脾胃之气一升一降，升降相因，从而保证了"运""纳"功能的正常进行。故说："脾宜升则健，胃宜降则和。"

脾属阴喜燥恶湿，胃属阳喜润恶燥。所谓脾喜燥恶湿，是指脾不健运，会造成水湿停滞；水湿停滞反过来又能影响脾的运化作用。所谓胃喜润恶燥，是指胃的津液充足，受纳腐熟功能就正常，饮食水谷就能经过分解而有节制地润降于肠中。故《临证指南医案》说："太阴湿土，得阳始运；阳明燥土，得阴自安。"

总之，脾与胃的关系，是阴阳相合，燥湿相济，升降相因，相互协调，以维持人体饮食消化吸收的正常功能。如果升降失调，就会互相影响。清气不升必然会导致浊气不降；浊气不降也会影响清气不升。如脾为湿困，运化失职，清气不升，即可影响胃的受纳与和降，可出现食少、恶心、呕吐、脘腹胀满等症。反之，若饮食失节，食滞胃脘，胃失和降，亦可影响脾的升清与运化，可出现腹胀、泄泻等症。燥湿相济，方能维持脾胃之气的正常升降，达到"运""纳"功能正常。

第三节　脾胃病的病因病机

一、脾胃病的病因

（一）六淫

风、寒、暑、湿、燥、火为天之六气，六气太过侵及人体，则为六淫。六淫之邪皆可损及脾胃，如风寒之邪，可直中于里而阻遏脾胃阳气；暑、火之邪，其性热，耗气伤津。在六淫之中，湿邪与燥邪最易伤及脾胃。"脾为湿土"最易病"湿"，"胃为燥土"最易病"燥"，故有"脾喜燥而恶湿，胃喜润而恶燥"之说。

（二）七情

七情失调，可直接或间接地损伤脾胃。直接的因素，以思和忧为最。《景岳全书》中说："然思本伤脾，而忧亦伤脾。"《素问·举痛论》云："思则气结。"陈无择在《三因极一病证方论》中亦云："忧思伤脾。"间接的因素，如郁怒伤肝，横逆则克脾胃；喜伤心，火旺则乘土位；悲伤肺，子病则累母；恐伤肾，肾虚则土失温煦。故七情过极均可损伤脾胃气机以及耗伤脾胃精血，影响其纳化功能。六淫七情、劳逸太过，必使所属脏器功能失调，当升者不升，当降者不降，终日犯及脾胃，中气必为之先郁。

（三）饮食

《素问·痹论》讲："饮食自倍，肠胃乃伤。"饮食致病有三：一为饥饱失常，长期摄食不足可使气血生化来源缺乏，气血衰少而致脾胃不足。暴饮暴食超过脾胃承受能力，损伤脾胃，胃伤则不能受纳腐熟，脾伤则不能运化，可致饮食停滞，或为胃痛，或为呕吐，或为泄泻。时饥时饱亦致脾胃损伤。王履在《医经溯洄集》中说："饥饿不饮食者，胃气空虚，此为不足，固失节也。饮食自倍而停滞者，胃气受伤，此不足之中兼有余。"二为饮食不洁令外邪入中，或诸虫内生。三为饮食偏嗜，饮食偏嗜则脏气偏胜，气有偏胜，则诸病丛生。如《黄帝内经》中说："多食酸，则肉胝而唇揭""味过于酸，肝气以津，脾气乃绝""病在肉，无食甘""味过于苦，脾气不濡，胃气乃厚"。另喜肥甘厚腻及酒酪饮食，易内生脾胃湿热，喜生冷易伤脾胃之阳，说明人的饮食不能有所偏嗜，否则也会引起脾胃以及其他脏腑的疾病。

（四）劳逸

劳逸结合，则脾胃元气充足，谷气易消，血脉流利。过劳或过逸均可损伤脾胃元气。过度劳逸可有过劳、过逸不同。过劳又有劳力、劳心、劳房之分。劳力则伤气，气耗则脾胃乃伤，《素问·举痛论》说："劳则气耗。"劳心，思虑过度，思则气结，则脾胃升降不行继而纳运失司。劳室过度或早婚多育，可耗伤肾精，先天枯竭，久之后天亦乏而无力。过逸可使气血运行不畅，脾胃功能减弱。

（五）其他因素

痰湿：中阳不振，运化失职，可致湿从内生，聚可生痰。痰湿生成以后，不仅阻遏脾胃功能，还可以此为基础，变生多种疾病。

瘀血：瘀血之形成与脾胃功能受损密切相关。如脾虚不摄，则血不循经而溢于脉外，离经之血不得消散而成瘀；脾胃阳虚，阳虚生寒，血得寒则凝，血液凝滞而为瘀；脾胃阴虚，阴虚则热，热灼阴血，煎熬为瘀；脾虚生痰，痰湿阻塞气机，气滞而血瘀；中土不运，食痰交阻，气失畅达而血瘀；血瘀既成，脾胃之气血更难以流通而生诸病。

虫积：虫积系由口腹不节，杂食生冷所致。虫之寄生与否，取决于脾胃功能的强弱。张景岳在《景岳全书》中提出："凡脏强气盛者，未闻其有虫，正以随食随化，虫难自存。"虫积既成，则愈加劫夺脾胃之气。

禀赋不足：人有先天后天之气，二者相互关联影响。如先天禀赋不足，元气羸弱，釜底无火，则脾胃运化功能低下。所以失于先天之养，后天脾胃亦损。

久病药伤：久病虚损可影响脾胃，其他脏腑病变也会波及脾胃。医者不知顾护胃气，滥施或过用药物，亦可损伤脾胃。

二、脾胃病的病机

（一）邪正虚实

疾病的发生、发展变化与正气有密切关系，正气的强弱决定着是否感受邪气，以及发病的证候性质。清代吴德汉《医理辑要·锦囊觉后篇》曰："要知易风为病者，表气素衰；易寒为病者，阳气素弱；易热为病者，阴气素衰；易伤食者，脾胃必亏；易劳伤者，中气必损，须知发病之日，即正气不足之时。"脾胃之病有"实则阳明，虚则太阴"之说。例如，胃有实热，消灼津液，可导致大肠传导不利，大便秘结不通。而大肠燥结不行，反过来又可影响胃的和降，而使胃气上逆，出现脘腹满闷、恶心、呕吐等症。饮食伤胃，食滞中脘，浊气不降，出现胃胀满、不饥纳呆病症。故胃发生病变后，以邪实居多。病久伤脾，脾不升运，可见脘腹胀满、泄泻、少气乏力。病变进一步发展，致脾阳虚，在虚的基础上还可兼夹气滞、湿阻、饮停等，形成虚实夹杂的证候。故脾病发生后，以内伤为多，内伤多不足。

（二）脏腑功能失调

脾与胃互为表里，脾为气血生化之源，后天之本，主运化，主统血，胃主受纳腐熟，脾升胃降，燥湿相济，共同完成水谷的消化、吸收与输布。若脾胃升降失常，则水谷的受纳、腐熟、转输等功能发生障碍，呕吐、呃逆、泄泻、腹胀等病症由此而起；同时脾失健运，化源衰少，脏腑经络、四肢百骸无不失于滋养；脾气虚弱，气不摄血，血不归经，血证由此而生；脾失转输，水津敷布失常，水湿停聚，为饮为肿。胃为水谷之海，凡饮食不节，饥饱失常，或冷热不适，都能影响胃的功能，发生病变。胃为燥土，一般食积郁热、口渴、便秘等燥热之症属于胃。另胃主受纳，如胃失和降，又常见恶心、呕吐之症。

从脏腑整体观点分析，脾胃病日久不愈可以影响其他脏腑，同样他脏有病也可影响脾胃。脾为气血生化之源，具统血功能，脾气虚弱，生血不足，或统血无权，血溢脉外，均可致心血亏虚，心血不足，无以化气，则脾气亦虚，而成心脾两虚证候；脾胃阳气式微，久则子盗母气，以致心阳虚衰；脾失健运，痰饮内停，又可上凌于心；阳明胃热亢盛，热邪上扰心神，可致心烦、失眠等症。

久病咳喘，耗伤肺气，子病及母，或饮食不节，脾胃受损，累及于肺，致脾肺两脏气虚，可出现脾失健运、肺失宣降的虚弱证候。脾为生痰之源，肺为储痰之器，脾失健运，水湿内停，聚而为痰为饮，上逆犯肺，影响肺之宣降功能，而出现喘咳、痰多等症；胃阴不足，则肺金失滋，出现肺阴亏虚，甚则虚火炼灼，而见咳血等症。

肝主疏泄，调畅气机，协调脾胃升降，又疏利胆汁、协助脾胃运化、腐熟。《素问·宝命全形论》云："土得木而达。"如果肝的疏泄功能失常，肝气横逆，势必乘克脾土，影响脾胃的升降功能，致脾胃为病。《临证指南医案》曰："肝病必犯土，是侮其所胜也……若一犯胃，则恶心干呕，脘痞不食，吐酸水、涎沫；克脾，则腹胀，便或溏或不爽，肢冷肌麻。"反之，脾胃功能失常也必影响肝的疏泄功能，在发病中相互影响，成为肝脾不调或肝胃不和。

脾肾在生理上具有相互资生、相互促进的作用。脾运化水谷精微，须借助肾中阳气的温煦，肾脏精气亦有赖于水谷精微的补充与化生，才能不断充盈和成熟。同时，肾主水液，须赖脾土之制方不泛滥。在病理上两者常常相互影响，互为因果，无论脾阳虚衰或肾阳不足，在一定条件下，均能发展为脾肾阳虚证。

（三）阴阳失调

脾主运化，体阴而用阳，胃主受纳，体阳而用阴，若体用之间平衡失调，或太过，或不足，则病矣。吴鞠通云："有伤脾阳，有伤脾阴，有伤胃阳，有伤胃阴，有两伤脾胃。"脾阳虚则生寒，温运无力，常出现脾气虚与虚寒证并见的证候，临证常见食少、腹胀、便溏、四肢不温等。脾阴虚损则见食少、食后作胀、消瘦乏力、口燥唇干、舌红少津的脾气虚与郁热、阴虚并见之证。胃阳虚弱，虚寒内生，而致胃脘隐痛、得食则减、喜温喜按的证候。

（四）升降失常

脾升胃降是全身脏腑气机上下升降的枢纽，一旦脾胃的升降作用失常，就会导致"清气不升，浊气不降，清浊相干，乱于胸中，使周身气血逆行而乱"（《脾胃论·长夏湿热胃困尤甚用清暑益气汤论》），则百病由生，故李东垣云："损伤脾，真气下溜，或下泄而久不能升，是有秋冬而无春夏，乃生长之用，陷于殒杀之气，而百病皆起，或久升而不降亦病焉。"叶天士在《临证指南医案》中亦云："纳食主胃，运化主脾，脾宜升则健，胃宜降则和。"若脾气不升，其吸收转输水谷精微和水液的功能亦发生障碍，同时其统摄、升提内脏的功能也就不能正常完成。如脾不制水则出现水肿，即"诸湿肿满，皆属于脾"；脾不统血则致崩漏、月经过多等；脾气不升，甚至中气下陷则出现飨泄、脱肛。如胃气不降反升，胃气上逆，则出现呕吐、呃逆、反胃等。即《素问·阴阳应象大论》所云："清气在下，则生飧泄；浊气在上，则生腹胀。"故脾胃升降运动发生障碍，则导致消化系统功能紊乱，出现种种脾胃病变。

（五）气血津液失常

《素问·调经论》云："血气不和，百病乃变化而生。"脾气虚弱，不能运化精微，可出现腹胀、痞满、腹泻、嗜卧乏力等证候。严重者可致中气下陷，升举无力而见内脏下垂、脘腹坠胀证候。脾有生化血液和统摄血液的作用，脾胃病病及血分可致出血、血虚之证。出血日久或血出过多，必致气血俱虚，气虚血不得摄，从而加重出血；血虚伤及阴分，渐至阴血亏虚；气伤过甚，可气损及阳，阳气虚衰，转为脾胃虚寒。各种病因作用于脾胃，可导致气机阻滞，气机阻滞又可引起脾胃受纳腐熟传导功能失常而致胃失和降等证。

脾喜燥恶湿，湿邪最易困脾。湿从外入，必致脾失健运；脾气虚弱，则湿从中生。脾虚湿滞，又常易招致外湿侵袭，在发病过程中常相互影响。《温热经纬》中说："脾气弱则湿自内生，湿盛而脾不健运。"湿邪蕴结，阻滞脾胃功能，并可寒化或热化。若湿从寒化则引起脘闷纳呆、头身困重、大便不实或泄泻、舌苔白腻等症。若湿从热化，则引起脘腹痞满、呕恶厌食、大便黏腻不爽或便秘、舌苔黄腻等症。脾胃湿热蕴郁日久，每可伤阴，导致阴虚湿热的复合病机。中焦寒湿困阻，易于伤阳，致使脾阳虚而见阳虚寒盛之证。湿邪内蕴，易阻遏气机，影响脾胃的运化和升降，使脾胃更虚，形成虚实夹杂之候，致使病情缠绵难愈。

第四节 脾与胃的生理病理关系

一、论脾升与胃降

脾升胃降是脾胃气机的运动形式。升降是气化的反映，所谓气化乃阴阳之气化生万物、生命活动变化的概称。升降理论肇始于《黄帝内经》，《素问·六微旨大论》云："升已而降，降者谓天，降已而升，升者谓地，天气下降，气流于地，地气上升，气腾于天。"后世对《黄帝内经》的升降思想多有继承，仲景在《伤寒杂病论》中创立了半夏泻心汤等调节气机升降的名方。至金元时期的李东垣，其在《脾胃论》中创立了脾升胃降学说，《脾胃论·天地阴阳生杀之理在升降浮沉之间论》云："万物之中，人一也。呼吸升降，效象天地，准绳阴阳。盖胃为水谷之海，饮食入胃，而精气先输脾归肺，上行春夏之令，以滋养周身，乃清气为天者也；升已而下输膀胱，行秋冬之令，为传化糟粕，转味而出，乃浊阴为地者也。"李东垣认为脾胃在生理上互为表里，脾主运化，主升清，胃主受纳腐熟，主降浊，一升一降，共同完成水谷的消化、吸收和输布，化生精气血津液，濡养五脏六腑、四肢百骸。

脾胃正常发挥其生理功能主要依赖于"脾气升胃气降"的生理特性，"脾升胃降"具有规律的运动平衡机制，因此，才可使阴阳平衡、脏腑和调、气机顺畅，机体处于协调良好的状态。脾的重要生理机能之一即运化水谷，胃则主受纳腐熟水谷配合脾之运化。脾胃这一机能其实是脾升胃降的一种表现形式，运化水谷精微上输心肺需要脾气的升清，下降浊阴之气以及水谷食糜、糟粕则需要胃气保持通降顺畅，如此才能使精微得以吸收、输布，化生气血津液营养机体，浊气能够下行肃降，阴气下归肝肾。所以，脾胃的这一重要生理机能是机体正常生长、保持生命活力的关键，而脾气升胃气降则是机能得以正常发挥的根本。

脾胃同居中焦，通达上下，又为升降运动的枢纽。脾阳升则肝肾之阴精上行以济心肺，胃阴降则心肺之阳气下达以和肝肾。上下相移，阴阳相贯。诚如黄坤载在《四圣心源》中所指出的："脾升则肾肝亦升，故水木不郁；胃降则心肺亦降，故金水不滞……中气者，和济水火之机，升降金木之轴。"朱丹溪亦谓："脾具坤静之德，而有乾健之运，故能使心肺之阳降，肾肝之阴升，而成天地交之泰。"（《格致余论》）。同时，心肺肝肾的升降吐纳，亦无不配合脾胃以完成其升清降浊的过程。清代医家吴东旸亦认为："脾以阴土而升于阳，胃以阳土而降于阴。土位于中，而火上水下，左木右金。左主乎升，右主乎降，五行之升降，以气不以质也。而升降之权，又在中气……故中气旺，则脾升而胃降，四象得以轮旋；中气败，则脾郁而胃逆，四象失其运行矣。"（《医学求是》）。脾气升发，谷气输布，胃气沉降，浊质下行，生气活跃，在升降中起着极为重要的枢纽作用。

由于脾胃处于中焦之位，谈及脾胃升降，常给人脾升胃降为直升直降之感，似乎两者是相互对立的。笔者认为脾胃升降并非机械的直升直降运动，而是阴阳交融的升降圆运动，升中有降，降中有升，升已而降，降已而升。因此，脾升与胃降实则是太极运动的最佳体现，这也是笔者提出脾胃太极升降的原因。

二、论脾燥与胃润

脾燥与胃润是脾胃生理特性的反映，脾为太阴湿土之脏，胃为阳明燥土之腑。"太阴湿土，得阳始运；阳明燥土，得阴自安。以脾喜刚燥，胃喜柔润也。"（《临证指南医案》）燥与润，表面上是相互对立的两个方面，实则两者燥湿相济，阴阳相合，才能协同完成运化水谷。脾喜燥恶湿，与胃喜润恶燥相对而言，脾能运化水湿，以调节体内水液代谢的平衡；脾虚不运则最易生湿，而湿邪过盛又最易困脾。《临证指南医案》中提道："水流湿，火就燥，有同气相感之理。如其人饮食不节，脾家有湿，脾主肌肉四肢，则外感肌躯之湿，亦渐次入于脏腑矣。"脾主湿而恶湿，因湿邪伤脾，脾失健运而水湿为患，称为"湿困脾土"，可见头重如裹、脘腹胀闷、口黏不渴等症。若脾气虚弱，健运无权而水湿停聚者，称"脾病生湿"（脾虚生湿），可见肢倦、纳呆、脘腹胀满、痰饮、泄泻、水肿等。

总之，脾具有恶湿的特性，并且对于湿邪有特殊的易感性，故治脾当顺其喜燥恶湿之性。然燥对于脾而言，也只是相对其"恶湿"的特性而言，若脾过于燥，或临证时为了祛湿而过用辛燥，则脾阴也会受损。如《伤寒论》中"脾约"一证，即因脾燥太过，致使脾阴不足，而见大便秘结，方用麻子仁丸滋脾阴，润肠燥。临床上，针对脾湿，使用香燥药健脾燥湿时，也应注意顺应脾的这一特性，防止温燥太过造成的脾阴受损。

同理，胃喜濡润，是相对于其"燥土"之性，若过于濡润，则易生湿困扰胃气。胃湿一词见于清代叶天士《温热论》，其云："在阳旺之躯，胃湿恒多；在阴盛之体，脾湿亦不少。"当今时代，胃湿之人尤为多见，贪杯饮冷，均是胃湿来源。胃湿的治疗，在用药上有几点需要注意，"湿为阴邪，得温则化"，用药不宜过于寒凉，但"治湿多用温药，却有助热之弊"，因此用药不宜过于温燥，否则温燥药助热伤津。另外不宜过服清热燥湿药，因其有戕胃伐阴、损津伤液之弊。胃湿偏重尚不宜采用甘凉滋阴之品，"湿重忌柔润药"，甘凉有阴柔碍脾运之弊。若因过用温燥之品或热病后期阴分亏虚，出现胃脘嘈杂、饥不欲食、舌红苔少等胃阴不足、内生虚热之症，则需加入益胃甘凉平补之品，如北沙参、麦冬、生地黄、玄参等药，可以沙参麦冬汤、益胃汤等化裁。故胃湿治疗用药要把握法度，以宣化为主，分消走泄，祛湿不伤胃阴，常用方如白虎加苍术汤、加减三石汤、清中汤等可临证选用。

三、论脾化与胃纳

脾主运化包括运化水谷精微，化生气血并转运到五脏六腑。《太平圣惠方·治脾脏风壅多涎诸方》云："夫脾受水谷之精，化为气血，以养脏腑，灌溉身形。"运，即转运、输送；化，即消化、转化。脾主运化是指脾具有消化水谷、吸收、转输精微和调节水液代谢的作用，《素问·经脉别论》云："饮入于胃，游溢精气，上输于脾，脾气散精，上归于肺，通调水道，下输膀胱，水精四布，五经并行。"脾的运化功能主要依赖于脾气的气化和升清以及脾阳的温煦作用。《素问·太阴阳明论》云："四肢皆禀气于胃，而不得至经，必因于脾，乃得禀也。今脾病不能为胃行其津液，四肢不得禀水谷气。"脾运与脾化是相辅相成的，若脾不能运则无以谈其化，甚至"谷反为滞，水反为湿"，成痰成饮，流于肠间，出现大便稀溏、肠鸣辘辘等症状；若脾不能化则运而无功，甚至成积成滞，小儿脾胃娇弱，若乳食积滞，易成疳积，成人脾不能化精微则见"少食而肥，虽肥而四肢不举"。正如清代汪昂《医方集解》中说："脾居四脏之中，生育营卫，通行津液，一有不调，则失所育所行矣。"

胃主受纳，是接受和容纳之意，《素问·刺法论》云："胃为仓廪之官，五味出焉。"《礼记·月令》云："谷藏曰仓，米藏曰廪。"仓廪是储藏食粮之所，因此胃主受纳是指胃接受和容纳水谷的功能。饮食入口，经过食管，容纳于胃腑，故称胃为"太仓""水谷之海"。机体的生理活动和气血津液的化生，都需要依靠饮食物的营养，所以，又称胃为水谷气血之海。胃是接受、容纳饮食物之腑，若胃有病变，就会影响胃的受纳功能，而出现纳呆、厌食、胃脘胀闷等症状。

脾化与胃纳是人体不可分割的功能，"纳"不进，则无所"运"，"运"不走，则不能"纳"。胃纳是摄取水谷的第一道工序，脾运是消化精微的第二道工序。二者一纳一化，默契配合，共同完成消化、吸收和输送营养的任务，从而"化糟粕，转味而出入者也"。胃主受纳和腐熟水谷，是脾主运化的基础；脾之运化水谷精微又是胃继续受纳腐熟的需要。

四、论脾气与胃气

脾气一词，见《素问·生气通天论》，其云："是故味过于酸，肝气以津，脾气乃绝。"中医理论中的脾气指脾的功能及其赖以产生的精微物质或动力。中医认为人体之有五脏，犹自然界之有五行。五脏之间运行失常，则易生各种疾病。脾在五行为土，位居中央，脾气是构成和维持脾脏功能活动的最基本物质。脾在时主长夏，故长夏之气的属性就是脾气的属性，由长夏之气的特点可以推演出脾气的特点。长夏之气升腾、温暖、湿润，因此脾气也具有上升、温煦、滋润的特点。脾气中具有温煦激发作用的部分称为脾阳，具有滋润濡养作用的部分称为脾阴。脾气虚弱则健运失职，输精、散精无力，临床常见纳食不馨、食少腹胀、大便稀溏、面色淡黄或萎黄、肢困体乏、舌淡苔白、脉缓或弱；若脾气亏虚进一步发展，不能升清阳、举内脏，还可出现头晕目眩、脘腹坠胀甚至器官下垂等症。

胃气，一方面指胃中的水谷之气。《灵枢·口问》曰："谷入于胃，胃气上注于肺。"另一方面，泛指人体的精气。《脾胃论·脾胃虚则九窍不通论》云："胃气者，谷气也，荣气也，运气也，生气也，清气也，卫气也，阳气也。"胃气还有另一层含义，即指脾胃功能在脉象的反映。和缓流利的脉象通常认为是有胃气的表现。《素问·玉机真脏论》云："脉弱以滑，是有胃气。"《素问·平人气象论》云："平人之常气禀于胃，胃者，平人之常气也。人无胃气曰逆，逆者死。""人以水谷为本，故人绝水谷则死，脉无胃气亦死。所谓无胃气者，但得真脏脉，不得胃气也。"舌苔乃胃气蒸腾水谷之气上承于舌面而成，《形色外诊简摩·舌苔有根无根辨》云："前人只论有地无地，此只可以辨热之浮沉虚实，而非所以辨中气之存亡也，地者，苔之里一层也，根者，舌苔与舌质之交际也……无苔者，胃阳不能上蒸也，肾阴不能上濡也。"故人之胃气将绝，其舌瘦小薄嫩，光而无苔，或如猪腰，或如镜面；其脉为无胃之脉，应指坚搏，为邪盛正衰，病情危重之兆。

人体中，脾胃为气机升降之枢纽，脾气主升，胃气主降，一升一降，方能形成人体之太极运转。中医在治疗疾病方面有其独特的优势，很多时候就是以调理脾胃之气升降和谐为主，以"和脏腑"作为原则，脾胃兼顾，升清降浊。

五、论脾湿与胃热

"脾湿"源于叶天士《温热论》，其云："在阳旺之躯，胃湿恒多，在阴盛之体，脾湿亦不少，然其化热则一。"李东垣作为补土派始祖，主张脾胃合治，然而"详于治脾而略于治胃"，至叶天士则提出脾胃分治，"脾胃当分析而论"，使脾胃病之治法更为完善。脾湿与胃湿所在脏腑不同。脾湿以脾虚湿困为主，其生成主要是因为脾气虚弱，运化能力减弱，水谷之气不能正常转运输布而内生湿邪。胃湿多因饮食不节，嗜食肥甘厚味，或贪凉饮冷，导致寒湿或湿热积于胃腑。

由于脾胃的生理特性，脾虚多生湿，胃湿多化热，故临床常常以脾湿胃热同见。治疗上要区分脾湿与胃热之孰轻孰重，以运脾除湿、清胃泄热、清热化湿和清化痰热等法为主。如遇脾虚湿阻，症见脘腹疼痛、痞闷、纳呆、恶心泛呕、大便稀溏、舌质淡白、苔薄白腻、脉细弱，可用香砂平胃散、六君子汤，运脾除湿，理气调中。若胃火炽盛，或邪热扰胃，症见脘腹剧痛、疼痛拒按、烦渴喜饮、小便短赤、大便干结、舌红苔黄、脉弦数有力，以清胃散清胃热，泻黄散泻脾热。当脾湿胃热兼具，临证往往见口干而不欲饮、舌苔白腻或淡黄。治疗需要脾湿胃热兼顾，可用芩连平胃散、半夏泻心汤，以辛开苦降、清热化湿。若脾湿胃热，遏阻气机，湿热胶结之邪凝痰化火，则需清化热痰，调理气机。可用黄连温胆汤、小陷胸汤等化裁治疗，清化痰热。

六、论脾虚与胃实

"胃实脾虚"首见于唐宗海《血证论》，其云："胃实脾虚，则能食而不消化。"脾胃的主要生理功能是胃纳脾运，纳运有序，保持动态平衡，机体才得以维持正常的生命活动。"胃实脾虚"证属于本虚标实，其本在脾虚。而脾虚是一个总体概念，可以细分为脾气虚、脾阳虚、脾阴虚。脾主运化，脾虚则运化无力，饮食水谷不能正常消磨吸收，因此，胃在受纳之后，常常出现因虚而滞，因滞而实的情况，所以，胃实多由于脾虚而起。但胃实反过来也会引起脾虚，胃为腑，宜传化物而不藏，当今时代，饮食失节，暴饮暴食现象屡见不鲜，胃的负担过重而令胃实，从而加重脾运负担，引起脾运无力，导致脾虚。胃实脾虚在临床上可表现为食欲减退、食少而脘腹胀满疼痛、嗳气呃逆吞酸等，治宜香砂六君子汤。

七、论脾阳与胃阳

以往医家对脾胃生理病理的论述，多从脾阳、胃阴入手，但脏腑各有阴阳，近年来对脾阴、胃阳的认识也逐渐发展和深入，笔者认为，脾胃阴阳各有差异，对其特性应分开梳理。

吴鞠通在《温病条辨》中提出："湿之入中焦，有寒湿，有热湿，有自表传来，有水谷内蕴，有内外相合。其中伤也，有伤脾阳，有伤脾阴，有伤胃阳，有伤胃阴，有两伤脾胃。伤脾胃之阳者十常八九，伤脾胃之阴者十居一二。彼此混淆，治不中窾，遗患无穷，临证细推，不可泛论。"吴氏提出的脾阳、胃阳之伤的异同，可谓是达人之见。以临床常见证而言，脾阳虚常以清阳不升、中气下陷，而见泄泻、乏力为主；胃阳虚常以浊阴不降、胃气上逆，而见恶心呕逆、纳呆、痞满为主。由于脾胃生理特性不同，脾阳虚、胃阳虚治疗用药，略有区别。脾喜燥恶湿，用药多温燥，胃喜润恶燥，用药多温润。如脾阳不足可用理中汤，药选干姜、白术、附子等；胃阳不足则可用小建中汤、六君子汤等，药用桂枝、半夏、茯苓等。

八、论脾阴与胃阴

与脾阳胃阳一样，脾阴胃阴的分论也是逐步发展而来的，明清以前，医家多重脾轻胃，重阳而略阴。尽管后世认为，张仲景麻子仁丸已经是治疗脾阴不足之方，但毕竟其著作中未曾明言。唯后世缪希雍提出"夜剧昼静，病属于阴，当补脾阴"，弥补了李东垣脾胃学说中重补脾阳而轻补脾阴之不足。清代吴澄《不居集·上集卷之十·理脾阴之法》中也提出："古方理脾健胃，多偏补胃中之阳，而不及脾中之阴。"

脾阴与胃阴之不足临床表现上有诸多相似之处，均有纳食异常、口干、舌红少苔等症状。但脾阴不足，症状表现为阴津、阴血生化乏源导致的虚损，如纳而不化，口淡无味，食少腹满，口糜肌软，大便溏稀，或便质稀却难解，面色无华，舌质淡或红，少苔，或边有齿痕，脉细数。胃阴不足，主要表现为口燥咽干，知饥少纳或不饥不纳，大便难解甚至便秘，舌红少苔或苔燥少津，脉弦数或濡。

脾阴虚当滋脾阴，胃阴虚当养胃阴，由于脾胃生理特性的不同，养阴之法又有不同。如叶天士提出"胃为阳土，宜凉宜润"，临证可用甘寒甘凉之品，如竹叶石膏汤、玉女煎、沙参麦冬汤、益胃汤等。而滋脾阴多选用甘温濡润之品，如吴澄所言"以芬香甘平之品培补中宫，而不燥其津液"，可选用缪希雍的资生丸，以山药、茯苓、白扁豆、太子参、白术、莲子、白芍、甘草、薏苡仁等甘平微温的药为主，具有益气健脾、生津养阴的功效。

第五节 脾胃学说的学术渊源及历史演变

一、源于《黄帝内经》

对于脾胃的认识，早在《黄帝内经》中就有诸多阐述，对脾胃的位置、性质、功能多有论述，为后世脾胃学说的发展奠定了坚实的理论基础。如在对脾胃的解剖进行阐述时，《灵枢·肠胃》中说："六腑传谷……唇至齿……齿以后至会厌……咽门……至胃长一尺六寸；胃纡曲屈，伸之长二尺六寸，大一尺五寸，径五寸，大容三斗五升。"对脾胃的解剖有了较为详细的描述。

对脾胃生理功能的论述也较为全面。《黄帝内经》认为，脾在五行属土，位居中焦，主受纳、运化水谷，滋养周身。对脾胃的生理功能的认识，《素问·灵兰秘典论》曰："脾胃者，仓廪之官，五味出焉。"《素问·玉机真脏论》曰："五脏者，皆禀气于胃。胃者，五脏之本也。"是对脾胃功能的高度概括。《素问·经脉别论》曰："食气入胃，散精于肝，淫气于筋。食气入胃，浊气归心，淫精于脉。……饮入于胃，游溢精气，上输于脾，脾气散精，上归于肺，通调水道，下输膀胱，水精四布，五经并行。"全面系统地描述了水谷精气的输布过程，是对脾胃运化水谷和运化水液功能较为全面的认识。《素问·五脏别论》曰："胃者，水谷之海，六腑之大源也。五味入口，藏于胃以养五脏气。"《灵枢·营卫生会》曰："中焦亦并胃中，出上焦之后，此所受气者，泌糟粕，蒸津液，化其精微，上注于肺脉，乃化而为血以奉生身，莫贵于此，故独得行于经隧，命曰营气。"指出脾所化水谷精微是生成营气、津液的物质基础，二者又是气血的主要组成成分，故言脾为生血之源。《素问·阴阳应象大论》指出脾"在志为思"，肯定了脾胃与精神活动方面的联系。《灵枢·脉度》曰："脾气通于口，脾和则口能知五谷矣。"《素问·阴阳应象大论》则直称"脾主口"，说明了口为"脾之窍"、口唇为"脾之官"之理。《灵枢·五癃津液别》曰："五脏六腑……心为之主……脾为之卫。"《灵枢·师传》曰："脾者主为卫，使之迎粮，视唇舌好恶，以知吉凶。"强调脾胃健旺，五脏之气皆能充养，对外能防御邪气入侵，对内能维持自身稳定。说明脾胃不仅具有运化水谷营养机体、维持生命的作用，而且具有保卫机体、抗邪防病之功，维持了机体本身及其与外界环境关系的相对稳定。对于脾胃的病理及脾胃病的诊断等，《黄帝内经》中也有相应的论述，如《素问·太阴阳明论》云："黄帝问曰：太阴阳明为表里，脾胃脉也，生病而异者何也？……故阳道实，阴道虚。故犯贼风虚邪者，阳受之；食饮不节，起居不时者，阴受之。阳受之则入六腑，阴受之则入五脏。入六腑，则身热，不时卧，上为喘呼；入五脏，则䐜满闭塞，下为飧泄，久为肠澼。"

二、孕育于仲景

东汉张仲景《伤寒杂病论》，继承了《黄帝内经》关于脾胃理论的思想，并创造性地将其贯穿伤寒外感病和内伤杂病辨证施治的全过程，对脾胃学说的形成做出了突出的贡献。《伤寒论》《金匮要略》诸方证中方方不离顾护脾胃，是对《黄帝内经》脾胃学说的总结和升华。《金匮要略》明确提出"四季脾旺不受邪"的观点，强调脾气健旺是人体抗病的基础，只有脾气健旺外邪才不易侵入人体而为病。倘若脾胃功能失职，则可产生多种疾病。如脾胃运化失司可导致水饮停滞，随处留积，在肠胃为"痰饮"，在胁下为"悬饮"，溢于肌肤为"溢饮"，上迫胸肺为"支饮"。后世李东垣"百病皆由脾胃衰而生"的观点与张仲景"四季脾旺不受邪"的观点是一脉相承的。"治未病者，见肝之病，知肝传脾，当先实脾。"为后世治未病理论提供了范例。张仲景还创造性地提出了脾家虚、胃家实的概念，并对脾家虚、胃家实进行了针对性的阐述，包括病机及治法方药等方面都有记载。脾家虚即太阴虚寒，须用理中汤之类温中散寒，胃家实乃胃热津伤，宜用白虎汤来清热生津。《伤寒论》以六经辨证为核心，如病在太阴，以"腹满而吐，食不下，自利益甚，时腹自痛"等为主症。太阴属土主湿，在脏为脾，此属脾阳虚衰、寒湿内生之里虚寒证。《伤寒杂病论》创立了一系列治疗脾胃病的有效方剂，至今仍广泛被中医医家所运用，为后世脾胃学说发展奠定了基础。

三、形成于金元

　　金元时期，众医家在《黄帝内经》《伤寒杂病论》等经典的基础上，对脾胃学说有了全新的认识。如金元四大家之一的李东垣在《脾胃论》中系统地提出了脾胃学说。李东垣为宋金时代河北真定人，中年后投身于医学。"从易州张元素学，尽得其法，而名乃出于元素上，卓为医家大宗。"（《四库全书总目提要·医家类》）当时战乱不断，疫病流行，民不聊生，李氏在传统的伤寒外感学说的基础上，发展了内伤学说。李东垣注重调理脾胃，认为"治未病"始终要重视脾胃的调养，以扶助正气抵抗邪气。在张元素的脏腑辨证思想影响下，李东垣总结《黄帝内经》《难经》等古典医著和仲景、元素、钱乙等前辈的经验，结合自己的临床实践，提出了"百病皆由脾胃衰而生"的著名论点，创立了脾胃学说，并充实、发展了中医学。他遵从《黄帝内经》"土者生万物"的理论，认为脾胃是元气之源，元气又是人身之本，脾胃伤则元气衰，元气衰则疾病所由生，因此，必须重视脾胃。李东垣著有《内外伤辨惑论》《脾胃论》《兰室秘藏》等书，其临证施治，特别强调脾胃的作用，"胃中元气盛，则能食而不伤，过时而不饥。脾胃俱旺，则能食而肥；脾胃俱虚，则不能食而瘦。或少食而肥，虽肥而四肢不举，盖脾实而邪气盛也。又有善食而瘦者，胃伏火邪于气分，则能食，脾虚则肌肉削，即食㑊也。叔和云：多食亦肌虚，此之谓也。夫饮食不节则胃病，胃病则气短精神少而生大热，有时而显火上行，独燎其面，《黄帝针经》云：面热者，足阳明病。胃既病，则脾无所禀受，脾为死阴，不主时也，故亦从而病焉。形体劳役则脾病，脾病则怠惰嗜卧，四肢不收，大便泄泻；脾既病，则其胃不能独行津液，故亦从而病焉"（《脾胃论·脾胃胜衰论》）。李氏临床强调升发脾胃之气的重要性，创造了不少以升阳益气为主的方剂，如补中益气汤、升阳益胃汤、升阳除湿汤等，并擅长用升麻、柴胡、葛根、黄芪等升提之品，成为补土派的显著特色之一。甘温之剂能益助脾胃之气，使之阳生阴长，益气能生血，气血相调，阴平阳秘，故虚热能除。李氏以甘温立法，治疗内伤杂症脾虚发热，实开中医治疗内伤发热之一大法门，对后世产生了深远的影响，其代表方剂补中益气汤以其卓越疗效被历代医家广泛应用。李东垣是中医"脾胃学说"的创始人，因为在五行当中脾胃属于中央土，因此李东垣的学说也被称作"补土派"。

四、发展于明清

明清时期，温补学派进一步发展了脾胃学说。薛己认为人有胃气则生，四时皆以胃气为本。"人以脾胃为本，纳五谷，化精液，其清者入荣，浊者入胃，阴阳得此，是谓之囊篰，故阳则发于四肢，阴则行于五脏，土旺于四时，善载乎万物，人得土以养百骸，身失土以枯四肢。"（《明医杂著·丹溪治病不出乎气血痰郁》）作为温补学派重要人物，薛己进一步强调"补火生土"，他根据肾、命门与脾胃的关系，认为在治疗脾胃病的过程中，除了直接调治脾胃，还当求之于肾、命门，故常用六味丸、八味丸加减。《明医杂著·续医论》云："然其所以致疾者，皆由气血方长而劳心亏损，或精血未满而纵情恣欲，根本不固，火不归经，致见症难名，虽宜常补其阴以制其火，然而二尺各有阴阳，水火互相生化，当于二脏中各分阴阳虚实，求其所属而平之。若左尺脉虚弱而细数者，是左肾之真阴不足也，用六味丸；右尺脉迟软或沉细而数欲绝者，是命门之相火不足也，用八味丸。至于两尺微弱，是阴阳俱虚，用十补丸，此皆资其化源也。"

李中梓主张脾肾兼补。其提出："经曰'治病必求于本'，本之为言根也，源也。世未有无源之流，无根之木。澄其源而流自清，灌其根而枝乃茂，自然之理也。故善为医者必责根本，而本有先天后天之辨，先天之本在肾……后天之本在脾……脾何以为后天之本？盖婴儿既生，一日不再食则饥，七日不食则肠胃涸绝而死。经云'安谷则昌，绝谷则亡'，犹兵家之有饷道也，饷道一绝，万众立散，胃气一败，百药难施。一有此身，必资谷气，谷入于胃，洒陈于六腑而气至，和调于五脏而血生，而人资之以为生者也，故曰后天之本在脾。"

张景岳提出"治五脏以调脾胃"的观点，为后世医家提出脾统四脏奠定基础。《景岳全书》云："脾胃为水谷之海，得后天之气也。何也？盖人之始生，本乎精血之原，人之既生，由乎水谷之养，非精血无以立形体之基，非水谷无以成形体之壮。……精血之司在命门，水谷之司在脾胃。故命门得先天之气，脾胃得后天之气也。……是可知土气为万物之源，胃气为养生之主。胃强则强，胃弱则衰，有胃则生，无胃则死。是以养生家必当以脾胃为先，而凡脾胃受伤之处，所不可不察也。……故凡欲察病者，必须先察胃气，凡欲治病者，必须常顾胃气。"在另一方面，他认为"善治脾者，能调五脏，即所以治脾胃也，能治脾胃，而使食进胃强，即所以安五脏也"。并且着重发挥了"治五脏以调脾胃"之法。

清代，叶天士提出重视胃阴的思想。叶氏比较系统地继承了东垣的主要学术经验，但同时又认为"盖东垣之法，不过详于治脾，而略于治胃耳"，因此创立了"胃阴学说"，"纳食主胃，运化主脾；脾宜升则健，胃宜降则和。又云：太阴湿土，得阳始运；阳明燥土，得阴自安。以脾喜刚燥，胃喜柔润也"，系统阐述了脾胃分治之理。

清代著名医家唐容川的《血证论》提出了滋补脾阴学说。他从阴阳、脏腑学说等方面论述了脾阴存在的客观性，指出了脾阴的实质及其作用，以中西汇通观点，说明脾阴之物质基础。治疗上取甘淡濡润之品以滋补脾阴。提出了脾阴虚、胃阴虚的辨证论治方案，补前贤之未备，丰富、发展了中医学的脾胃理论。

从脾胃学说在中医历史长河中的演变可以看出，历代先贤从临床实践的角度，不断完善脾胃学说的内涵与外延，使得脾胃学说日臻完善。

第二章
董建华脾胃病学术思想述微

　　笔者受业于恩师董建华教授，本书所论正是在传承董老脾胃病学术思想的基础上形成的。董建华教授，生于1918年，汉族，上海市青浦区人，中国工程院院士，著名中医学家，博士研究生导师。师从上海名医严二陵，专长于中医内科，尤其擅治脾胃病、温热病，对妇科、儿科、肿瘤科、精神神经科疾病治疗亦有很深造诣。笔者跟随董老学习，体会其论治脾胃病学术特点主要为注重脾胃通降，主张调和气血，强调心身同治，兹就董老学术思想简述如下。

第一节　通降论

脾胃为人体气机升降的枢纽，脾主升清，胃主降浊，昔贤李东垣撰《脾胃论》，主张补脾胃升清阳泻阴火，对脾升清多有论述。董老更加重视胃主降的功能，根据时代变化特点及临床经验，进而提出了脾胃通降论。

一、胃的生理特点集中在一个"降"字

胃为水谷之腑，"六腑者传化物而不藏"，以通为用，以降为顺。降则和，不降则滞，反升则逆，通降是胃的生理特点的集中体现。《伤寒论》指出："津液得下，胃气因和。"叶天士认为："脾宜升则健，胃宜降则和。"胃和的关键就在于胃气润降。降则生化有源，出入有序；不降则传化无由，壅滞成病。如《灵枢·胀论》中讲的"胃胀者，腹满，胃脘痛，鼻闻焦臭，妨于食，大便难"，就是胃失通降之故。所以《灵枢·平人绝谷》指出："胃满则肠虚，肠满则胃虚，更虚更满，故气得上下，五脏安定，血脉和利，精神乃居。"由此可见，"降"是胃的生理功能特点。只有深刻地认识这一特点，才能进一步了解它的病理病机所在，才能通过治疗来调整它的生理功能，使生理异常转化为正常而恢复健康。

二、胃的病理特点重点在一个"滞"字

胃为传化之腑，只有保持疏畅通降之性，才能完成纳食传导之功。肠胃为市，无物不受，易被邪气侵犯而盘踞其中。邪气犯胃，胃失和降，脾亦从而不运。一旦气机壅滞，则水反为湿，谷反为滞，血瘀、湿阻、食积、痰结、火郁等而引起种种胃痛，此乃邪正交争，气道闭塞，郁于中焦所致实滞；若脾胃虚弱，传化失司，升降失调，清浊相失，郁滞自从中生，则属于虚而夹滞。《素问·调经论》指出："有所劳倦，形气衰少，谷气不盛，上焦不行，下脘不通。胃气热，热气熏胸中，故内热。……厥气上逆，寒气积于胸中而不泻，不泻则温气去，寒独留，则血凝泣，凝则脉不通，其脉盛大以涩，故中寒。"就是在论证胃虚而夹滞的病机：当升者不得升，当降者不能降，郁滞于中，因而成病。所以胃脘痛不论寒热虚实，内有郁滞是共同的特征。寒则凝而不通，热则壅而失降，伤阳者滞而不运，伤阴者涩而不行。只有深刻地认识了这种特点，才能正确地辨证施治。

三、胃病的治疗要着眼于一个"通"字

胃主纳，就是摄取食物，纳入食物。纳入食物，是人体维持生命活动的重要手段。"人以水谷为本，故人绝水谷则死"，"纳谷者昌，失谷者亡"。但是纳入之后，又必须吸取精微，输出糟粕。出与入，是互相对立、互相排斥的，但又是相互依存的。有入有出，出而复入，吐故纳新，是人体维持生命活动的基本过程。有入无出，只出不入，生命均无法生

存。所以《素问·六微旨大论》强调指出："出入废，则神机化灭，升降息，则气立孤危。故非出入，则无以生长壮老已；非升降，则无以生长化收藏。是以升降出入，无器不有。"胃主纳，喜通利而恶壅滞，一旦得病，机枢不运，只入不出或少出，就无法再纳。因而临床治疗，着重疏通气机，使上下畅通无阻，当升则升，当降则降，应入则入，该出则出，则寒热自除，阴阳调和。所以，胃痛虽有寒热虚实之别，治疗亦有温清补泻之分，但总的都以开其郁滞、调其升降为目的，都要着眼于一个"通"字。所谓通，就是调畅气血，疏其壅塞，消其郁滞，并承胃腑下降之性推陈出新，导引食浊瘀滞下降，给邪以出路。胃腑实者，宜消积导滞，专祛其邪，不可误补；胃气虚者，气机不运，虚中有滞，宜补虚行滞，而又不可壅补。

四、通降十法

（一）理气通降法

本法适用于胃脘作胀，时轻时重的患者。若情志不遂，肝郁气滞，导致胃失和降；或因饮食不节，饥饱失常而使胃气壅滞，其中夹食、夹湿、夹痰虽间或有之，但以气滞为主者，治宜理气通降。董老治疗此证喜用香苏饮，在此方基础上，适当加入通降之品，如枳壳、大腹皮、香橼皮、佛手等，组成加味香苏饮，作为治疗气滞型胃痛的主方，疗效较好。

本方以苏梗、香附、橘皮为主药。苏梗入胃，顺气开郁和胃，治胃脘胀满有效；香附入肝，解郁理气止痛，治胸脘胀满作痛效果良好；橘皮理气和胃化湿，为脾胃宣通疏利的要药，具有能散、能燥、能泻、能补、能和之功，同补药则补，合泻药则泻，配升药则升，佐降药则降，它与苏梗、香附为伍，既能和胃气，又可疏肝止痛；配枳壳以破气消积，利膈宽中，能消胃脘胀满，通大小便；佐大腹皮下气行水，调和脾胃；香橼皮、佛手二药具有宽胸除胀止痛之功。以上诸药互相配合，可以加强行气、和胃、通降、疏肝、止痛的作用。气行血亦行，气机通降了，胃气运行正常，胃脘胀痛也就消失了。如遇偏寒者，可加良姜或荜澄茄，行气散寒止痛；伴胁胀者，加柴胡、青皮、郁金疏肝解郁消胀；食滞者加焦三仙消食导滞；兼痛者加金铃子、延胡索理气止痛；吞酸者加左金丸、乌贼骨、瓦楞子清热制酸。

【董老医案】宋某，男，46岁。胃胀多气，时伴隐痛，反复发作，将近1年，食后脘胀尤甚，不思饮食，二便正常。西医诊断：慢性胃炎，胃酸低。舌苔黄，脉象缓。病系气滞食阻，胃失和降，治宜理气和血通降，加味香苏饮主之。处方：香附10g，橘皮10g，鸡内金5g（炒），香橼皮10g，佛手5g，大腹皮10g，砂仁5g，焦三仙各10g，木香6g。服药6剂，胃脘胀痛明显好转，食欲增加。后又按原方加减续进10剂，胃胀基本控制。

（二）化瘀通络法

本法适用于瘀血胃痛。症见胃痛日久，久则入络，以痛为主，痛点固定。胃为多气多血之腑，外邪积郁于其中，气血必受其阻。一般初起在气，以胀为主；久则入络，以痛为主。当以化瘀通络止痛为治。病在气者，董老常用经验方金延香附汤治之。药用金铃子、延胡索、香附、陈皮、枳壳、大腹皮等。金铃子行气中之血滞，延胡索行血中之气滞，香附入肝，理气解郁止痛，主入气分，行气之中兼行气中血滞，为气中血药。金铃子、延胡索、香附三者配合，既能活血止痛，又能理气宽中（理胃气与调肝气）；陈皮理气和胃化湿，与金铃子、延胡索、香附为伍，既能活血止痛和胃，又能疏肝理气；配大腹皮与枳壳二味，取其下气消胀除满，通利大小肠。胃主通降，"胃宜降则和，腑以通为补"，通则不痛。此方治疗血瘀轻型胃痛，效果一般均佳。

【董老医案】贾某，男，40岁。间断胃病，已10余年，最近半年，饥时胃脘痞闷疼痛，得食则缓，胃中灼热，食少吐酸，腹胀，大便不爽，喜暖畏寒，舌暗红，苔薄白，脉弦滑无力。肝郁化火，气滞血瘀，久病入络，治宜理气化瘀通络。方用金延香附汤加减主之。处方：金铃子10g，香附10g，延胡索5g，枳实10g，大腹皮10g，黄连3g，吴茱萸1.5g，香橼皮10g，煅瓦楞10g，白芍10g，柴胡10g，良姜10g。上方加减连服20余剂，胃痛消失，大便畅通，饮食正常，临床治愈。

对于瘀久入络的瘀血型重证，董老喜用自拟猬皮香虫汤进行治疗，药用炙刺猬皮、炒九香虫、炒五灵脂、金铃子、延胡索、制乳香、制没药、香附、香橼皮、佛手等品。本方以炙刺猬皮、炒九香虫为主药。刺猬皮味苦性平，无毒，入胃与大肠二经，有逐瘀滞、疏逆气的作用，能祛瘀止痛，活血止血，《本草纲目》上记载其能治胃脘痛、肠风下血、痔瘘下血等症。九香虫味咸，性温，无毒，止痛止血，效果良好。再配五灵脂、金铃子、延胡索、乳香、没药等行气活血、化瘀止痛之品，是为了加强疗效。本方在临床中，治疗严重的瘀血型胃痛，如胃窦炎、十二指肠球部溃疡、急性胃痉挛、消化道出血等，都收到了良好的疗效。如兼胀者加大腹皮、枳壳，兼热者加栀子，阴不足者加沙参，便结加酒大黄，出血多者可加蒲黄、三七粉、乌贼骨、阿胶珠等化瘀止血。

【董老医案】于某，男，36岁。胃脘痛已有8年，两个月前受寒复发，痛势较剧，呈持续性。钡餐造影：十二指肠球部溃疡。曾服普鲁本辛等解痉药，痛势不减，饥时痛甚，得食亦不缓。剑突下压痛，不泛酸，大便干结，时有黑便。舌暗红，苔黄腻。隐血试验阳性。证属久痛入络，寒热错杂。拟化瘀通络，寒热并调。方用猬皮香虫汤加减主之。处方：炙刺猬皮5g，炒九香虫5g，炒五灵脂10g，金铃子10g，延胡索5g，砂仁3g，丹参15g，赤芍10g，生蒲黄10g，半夏10g，茯苓10g。上方进6剂，痛势大减。续进6剂，痛止，大便不畅，原方去刺猬皮、九香虫，加黄连3g、瓜蒌15g，再进6剂，药后纳增便调。守方进退调治月余，平如常人。随访5个月，疗效稳定。

（三）通腑泄热法

本法适用于胃中积热、大便干结、舌红苔黄者。胃为阳土，不论外邪或内积，一有所阻，则气机郁闭，热自内生，此为有余之火。燥热相结，传导失司，则大便干结。治以通腑泄热，给邪火以出路，取效最捷。常用处方：酒大黄、黄连、黄芩、枳壳、瓜蒌、大腹皮、香橼皮、佛手。气热口渴，大便不结者，去酒大黄，加生石膏、知母；阴伤合增液汤，服后大便不畅者可以续进。

【董老医案】梁某，男，54岁。胃脘痛史已有10余年，最近5年病情加重。胃镜及病理诊断：慢性萎缩性胃炎。胃脘隐痛，缠绵不休，胃酸甚低，纳食衰少，食则作胀，形体消瘦，面色萎黄。近日胃中灼热，口渴引饮，大便干结，舌红苔黄腻，脉弦。此乃胃痛日久，气滞化火，阴津内伤，先拟通腑泄热以祛邪，再予滋养胃阴以治本。津液来复，胃气下行，自有效验。处方：黄芩 10g，黄连 3g，酒大黄 3g，全瓜蒌 15g，枳壳 10g，竹茹 5g，石斛 10g，香橼皮 10g，佛手 5g，甘草 6g。上方进 6 剂，腑气已通，痛势亦缓，口渴大减，胃中觉舒，纳食渐增，舌红少苔。胃火已挫，津液未充，继以养阴通降为治。处方：石斛 10g，沙参 15g，麦冬 10g，乌梅 5g，甘草 5g，天花粉 10g，芦根 15g，香橼皮 10g，香附 10g，枳壳 10g，酒大黄 5g。上方加减进 12 剂，胃中灼热感解除，痛胀亦平，仍感口干口苦，大便时常干结，多食即觉胃中不适。守方加减调治 4 个月，胃痛未作，口和，纳食增加，面色转润，体渐丰盈。

（四）降胃导滞法

本法适用于胃失通降，胆汁上犯，湿热蕴结，食积阻滞。症见胃脘堵闷疼痛，口苦，舌红苔黄腻。胆木之气，有赖于胃气之降，才不得上逆，若饮食不节、饥饱失常、情志不遂等导致胃失和降，则胆汁逆而上犯，胃气愈加壅滞，食积胃脘，湿热蕴结。本证是胃失通降在先，胆汁上犯于后，降胃才是治本之图。治宜降胃导滞，药用苏梗、香附、陈皮、莱菔子、大腹皮、槟榔、焦三仙、连翘、荷梗、半枝莲。湿浊重者加半夏，热重加黄连，痰热加全瓜蒌，便秘加酒大黄，兼瘀加失笑散。

【董老医案】温某，男，47 岁。胃脘痛 10 余年，最近 1 个月，饮食不节，胃痛加重。胃镜诊断：胆汁反流性胃炎、十二指肠球部溃疡。纳食减少，食后堵闷作胀，嗳气口苦，上腹压痛，大便干结，尿黄，舌质暗红，苔黄腻，脉沉细。此乃胃气失降，胆气上犯，湿热蕴结，食滞不化。治宜降胃导滞，化湿清热。处方：苏梗 10g，香附 10g，陈皮 10g，大腹皮 10g，莱菔子 10g，焦三仙各 10g，连翘 10g，半夏 10g，半枝莲 30g，全瓜蒌 20g，黄连 3g。上方服 6 剂，堵闷大减，大便通畅。守方加减续进 30 剂，痛止，每餐能进食 200g，无堵闷感，舌苔正常。胃镜复查：胃窦部炎症较前有明显好转，已无糜烂，未见胆汁反流。继续调治两个月，症情稳定。

（五）滋阴通降法

本法适用于胃阴不足，症见隐隐灼痛，口干，纳少便干，舌红少苔。胃为燥土，邪客多热，易化燥伤阴。胃痛日久不愈，气郁化火，亦灼伤胃阴。胃阴一亏，胃失濡润，则失其和降。只有津液来复，胃气才能下行。治疗应以甘凉濡润（但又不可过用滋腻），佐以行气化滞之品最为灵验。董老常用自己配制的加减益胃汤，药用北沙参、麦冬、石斛、白芍、甘草、乌梅、丹参、香附、金铃子等。沙参甘苦微寒，有养阴清热之功，能补阴而制阳；麦冬甘而微苦微寒，既能养阴清心，又能生津益胃；石斛甘淡性凉，能滋阴养胃，清热生津。三药相伍，可治阴液耗伤或久病胃阴亏损。方中丹参、白芍和血柔肝，乌梅、甘草酸甘生津，金铃子、香附行气活血，疏肝止痛。诸药配合，能养阴以益胃，通降以止痛。

【董老医案】路某，男，54 岁。胃痛 30 余年，最近 3 年病情转重，屡经治疗，迄今未见效。胃镜及病理诊断：慢性萎缩性胃炎。近来胃脘胀痛频作，纳食甚少（每餐 50~100g），食则脘胀嗳气，胃中灼热，自觉有干燥感，口干津少，大便干结，倦怠无力。此为久病入络，营络枯涩，胃阴已伤，胃失濡降，先拟辛柔通络，服药 12 剂，痛势大减，精神大振。再以养阴通降缓图。处方：北沙参 15g，麦冬 10g，丹参 15g，玉竹 20g，白芍 10g，佛手 10g，香橼皮 10g，苏梗 10g，荷梗

10g，香附 10g，半枝莲 20g，陈皮 10g，三七粉 3g（冲）。上方进 12 剂，痛止，口干灼热均减，大便通畅，纳增（每日可食 500g）。效不更方，原法加减续进。继服 20 剂，体力增，精神佳，饮食香，唯稍有口干而已。胃镜复查：原胃窦部米粒大小之隆起及点状糜烂已全部消失。仍守原意，调治两个月，巩固疗效。

（六）辛甘通阳法

本法适用于脾胃阳虚，症见胃痛喜暖喜按，饥时痛甚，得食痛缓，舌暗苔薄，脉细弦或沉弦。胃病日久不愈，由实转虚，由胃及脾。中土虚寒，肝木来侮。由于气馁不能充运，营虚不能滋荣，此时非甘温不能扶其衰，非和营不能缓其急。宜以辛甘通阳、培土泄木为重点。若有形之滞填塞其中，宜先标后本，积去方可议补。治疗此证，董老常以自己配伍的加味黄芪建中汤为主，药用黄芪、桂枝、白芍、炙甘草、饴糖、良姜、大枣、金铃子、延胡索、陈皮。方中饴糖甘平补中缓急，辛温之桂枝温中散寒，二药合用，取辛甘化阳之义，共为主药。以酸苦微寒之白芍和营敛阴，甘平之甘草调中益气，二药合用，取酸甘化阴之义，甘苦相须，能缓急而止痛。姜、枣调和营卫，黄芪大补中气，金铃子行气通滞，延胡索活血止痛，陈皮理气和胃。诸药合用，使脾胃阴阳平调，营卫协和，气血通畅，脾运胃健。

【董老医案】张某，男，51 岁。胃脘疼痛已有 3 年，每至秋冬加重，曾因上消化道出血而 3 次住院治疗。入冬以来，胃痛又剧。胃镜及钡餐造影诊断：慢性浅表性胃炎、十二指肠球部溃疡。隐血试验阳性。症见胃痛甚剧，牵掣后背，饥时痛甚，嘈杂如饥，得食痛缓，嗳气泛酸，形寒怕冷，大便溏薄。

舌暗，苔薄黄，脉沉。此乃胃病及脾，中宫虚寒，营络枯涩，肝木来侮。治宜辛甘通阳，培土泄木，方用黄芪建中汤主之。处方：黄芪 15g，桂枝 10g，白芍 10g，炙甘草 5g，饴糖 30g，生姜 5g，大枣 7 枚（切），三七粉 3g（冲），炒五灵脂 10g，蒲黄 10g，酒当归 10g。上方进 6 剂，疼痛明显缓解，仍有胀感，去当归，加丹参 15g、降香 3g，又进 18 剂，痛止，泛酸嗳气亦除，纳增、无嘈杂感。嗣后守方加减调治 4 个月，胃痛未作，隐血试验阴性。

（七）升清降浊法

本法适用于中气下陷，症见体瘦纳少，食则不运，腹胀如坠，病久不愈。脾升胃降，合为后天之本。由于积劳积损，脾胃受损，清阳不升而下陷，浊阴不降而停滞，以致提摄无力，内脏下垂，脾虚运化无权，胃中水谷停滞不化，胃失和降，气机壅滞，此乃虚中夹滞。若一味补益升提，则胃气愈加壅滞；如单用疏理，则胃气愈加虚陷，胃亦随疏随滞。故应脾胃同治，升降并调，关键在于掌握分寸。若腹胀便稀，以升清为主；腹胀便干，以降浊为主。药用黄芪、党参、白术、甘草、酒当归、升麻、柴胡、大腹皮、枳壳。

【董老医案】王某，男，36 岁。胃脘腹胀 3 年，伴有隐痛。钡餐造影示：胃下垂（髂嵴下 6cm）。纳食衰少，食则作胀，有下坠感，站立及行走时尤甚，嗳气频频，偶有吞酸，四肢倦怠，形体消瘦，大便经常干结，不服泻药则数日一行。苔薄，脉弦细。证属中气不足，升降失调。"浊气在上，则生䐜胀"，标实之际，当先开胃，俟胃气得降，清阳自可升发。处方：太子参 10g，马尾连 6g，黄芩 6g，生姜 5g，酒大黄 3g，大腹皮 10g，枳壳 10g，炒莱菔子 10g，鸡内金 5g，香橼皮 10g，砂仁 3g。上方进 6 剂，胀减，纳增，大便调畅。守上方加减进 60 余剂，诸症均有好转。钡餐复查：胃在髂嵴连线 1cm 之内，升高 5cm。仍以前方加减调治 1 个月余，腹胀消失，胃纳已振。随访 1 年，病情稳定。

（八）辛开苦降法

适用于寒热错杂，症见胃痛，喜暖喜按，得温痛减，舌红苔黄。寒邪犯胃，胃阳被遏，气闭热自内生，但寒邪未尽，复又传脾，从阴寒化，成为上热下寒之证。纯用清热，则胃热未除而中寒更甚；一味温补则寒邪未散而胃火更炽。故宜寒热共用以和其阴阳，苦辛并进以调其升降。药用黄芩、黄连、半夏、党参、干姜、吴茱萸、枳壳、砂仁、陈皮。虚象不显者去党参，肠鸣便稀者加白术、扁豆，泛酸加乌贼骨、瓦楞子，痰热者合小陷胸汤。

【董老医案】王某，男，24 岁。胃脘胀痛 2 年余，伴肠鸣腹泻，受寒或饮食生冷，病情加重。近一个月来，胃痛较剧，泛恶酸水，口苦腹痛，大便溏薄，怕冷喜暖，舌红苔黄，脉象细滑。此乃胃中有热，肠中有寒，寒热错杂。治宜辛开苦降。处方：黄芩 10g，马尾连 6g，姜半夏 10g，党参 10g，炮姜炭 5g，木香，炒白术 10g，香附 10g，延胡索 5g，炒川楝子 10g，焦三仙各 10g。上方服 6 剂，胃痛止，腹痛亦减，大便转稠。守方加减调治一月余，大便成形，胃痛未作。随访 4 个月，疗效稳定。

（九）平肝降逆法

适用于肝胃不和，痰浊内阻，胃气上逆，症见嗳气频作，或恶心呕吐，大便干结，苔腻。胃气上逆，有寒热之分，虚实之异，但总以本虚标实为多见。若胃失和降，痰浊内阻，肝气冲逆，胃气壅滞，则上见嗳气、呕恶，浊阴盘踞则中见痛痞，腑气不行则下见便结。此乃虚实夹杂、本虚标实之证。胃虚宜补，痰浊宜涤，气逆宜降，补泻并用，两相兼顾。药用旋覆花、代赭石、半夏、生姜、党参、大黄、甘草、苏梗、香附。

【董老医案】侯某，女，42岁。胃痛已有5年，近两个月加重，不思饮食，便干。1周前因情志不畅，饮食不节，胃痛大作。钡餐造影：十二指肠球部变形，胃排空时间延长。嗳气频频，恶心呕吐，泛酸不止，不能进食，大便3日未行。前医曾予建中剂，痛势不减。舌暗，苔黄腻，脉细弦。证属肝胃不和，痰浊中阻，虚实并见，应平肝降逆。处方：旋覆花10g（包），代赭石20g（先煎），太子参10g，姜半夏10g，生姜5g，酒大黄3g，甘草3g，香附10g，苏梗10g，白芍10g，焦三仙各10g。上方进2剂，痛势大减，大便略稀，嗳气、呕吐均除。守方又进4剂，痛止，大便稠。续进6剂，诸症悉平，每餐能食150g，无不适。继服丸药以期巩固。

（十）散寒通阳

适用于寒邪犯胃，胃痛暴作，痛势较剧，喜暖喜按，苔薄白。身受外寒或饮食生冷，则寒积于中，胃中阳气被遏而不宣通，血因寒凝而不畅行，正邪交争，故胃痛暴作。素有胃病，复感寒邪，最多此症。此乃实证，治当温散宣通。药用良姜、香附、吴茱萸、苏梗、荜澄茄、陈皮、生姜、砂仁。若寒食交阻，酌加焦三仙；化热者加黄连，或改用辛开苦降法。

【董老医案】王某，男，27岁。胃脘痛已4年余，反复发作，苦楚难言。3日前受寒，胃痛骤起，痛势较剧，泛吐酸水，痛甚恶心欲呕，喜暖喜按。曾做钡餐造影检查无异常。舌暗苔薄，脉弦。证属寒邪犯胃，胃阳被遏，胃失和降。拟温中散寒，宣通阳气。处方：良姜 10g，香附 10g，苏梗 10g，陈皮 5g，香橼皮 10g，佛手 5g，炒川楝子 10g，延胡索 5g，煅瓦楞子 10g，乌贼骨 10g，马尾连 5g。上方服 6 剂，胃痛即止。守方又进 6 剂，已不泛酸，饮食如常。随访 4 个月，胃痛未作。

第二节　气血论

《灵枢·五味》指出："五脏六腑皆禀气于胃。"因而医家历来认为人以胃气为本，"有胃气即生，无胃气即死"。《灵枢·决气》中说："中焦受气取汁，变化而赤，是谓血。"脾胃又是血液的生化之源。由此可见，胃乃多气多血之腑，胃气血的状况如何，直接决定着胃的强盛衰弱。胃气血功能一旦发生了障碍，就会发生这样那样的病变。情志不遂、饥饱失常、劳累过度、冷热失节等内外因素，都能使胃的气血功能异常而发生种种病理变化。例如胃气壅滞不通，轻则为胀，重则为痛；胃气上逆则见反胃嗳气，胃气久郁化火则见烧心、吐酸或大便秘结等症；气滞久延，导致血瘀，必伤经络，或痛如针刺，或症见出血；若胃痛日久不愈，必然由实转虚，或伤及脾阳，致使升运失常而见阳虚之候，或损及胃阴，造成津少液涸而见阴虚之证。这种由实转虚的病变，当然与每个患者的体质强弱、治疗是否得当有关，但究其根源，起因还是在于胃气壅滞不通。所以，董老认为治胃病，抓根本，必须从调和气血入手，才能达到治愈目的。

根据胃脘痛的发展演变过程，董老在临床实践中把它分成气滞、血瘀和虚证（包括气虚和血虚）三种类型。本着郁结者解之，瘀积者行之，虚损者补之的原则，采取调气以和血、调血以和气、补气以温中以及和血以养阴的方法，分别制定了胀痛方、瘀痛方和虚痛方来调和胃中的气血，取得了较好的效果。

一、调气以和血

这种方法，主要用于气滞型胃痛证的治疗。引起胃气阻滞的原因，临床上常见的大致有两类：一是由胃本身引起的，诸如饮食冷热不节，饥饱失常；二是由于忧思恼怒，情志失调，肝气犯胃而影响了胃气的通降。气滞胃痛的临床表现，除了胃脘胀满外，常伴嗳气频作，大便不畅。如果是肝气郁结而犯胃，会伴有攻撑作痛、痛连两胁的感觉。气滞胃痛的关键虽然在气，但"气为血之帅"，"气滞血亦滞"，气的功能失常，必然会导致血的功能紊乱。所以治疗气滞胃痛常采取调气以和血的方法，通过调气（包括理气、行气）达到和血的目的。

调气的方剂是多种多样的，用哪个方比较合适？董老认为"香苏饮"一方，药少量轻（只有香附、苏梗、陈皮三味），不燥不腻，不寒不热，既能理气导滞，又能疏肝解郁，较为理想。董老在临床实践中，以此方为基础，适当加入通降之品，如枳壳、大腹皮、香橼皮、佛手等，组成胀痛方，作为治疗气滞型胃痛的主方，疗效较好。

【董老医案】宋某，男，46岁。胃胀多气，时伴隐痛，反复发作，时近1年，食后脘胀尤甚，不思饮食，二便正常。西医诊断：慢性胃炎。舌苔黄，脉象缓。病系气滞食阻，胃失和降，治宜调气和血。处方：香附10g，陈皮10g，枳壳10g，炒鸡内金 5g，香橼皮 10g，佛手 5g，大腹皮 10g，砂仁 6g，焦三仙各 10g，木香 6g。服 6 剂后，胃脘胀痛明显好转，食欲亦增。后以原方加减续进 10 余剂，胃胀基本控制。

二、调血以和气

这种方法，主要用于治疗血瘀型的胃病。气滞日久，必然会引起血瘀，出现胃脘又痛又胀而以痛为主的症状。此病关键虽然在血，但它的发生是由气滞引起的，血滞气亦滞，气行血亦行。所以治疗血瘀胃痛，董老常采取调血以和气的方法，通过调血行气，达到活血止痛、行气除胀的目的。

董老在长期的临床实践中体会到，其自制的金延香附汤（金铃子、延胡索、香附、陈皮、枳壳、大腹皮），治疗又痛又胀以痛为主的血瘀轻型胃痛疗效较好。如患者郁久化火，伴见烧心、吐酸者，可加黄连、吴茱萸清火解郁行气，入煅瓦楞化瘀止酸；如胃痛喜暖畏寒，可入良姜、甘松以行气散寒止痛；若心烦喜呕，舌红苔黄，有热象者，可入栀子、竹茹。

【董老医案】居某，男，42 岁。胃脘疼痛，已有多年，近 20 天疼痛加剧，呈阵发性，痛甚反射至肩背，呕吐酸水，空腹痛甚，口渴干苦，纳差，大便结，小便黄，经用中西药治疗 2 周，痛未缓解，经某医院钡餐检查，诊断为十二指肠球部溃疡，舌边紫，中心苔黄腻，脉弦。病属肝胃不和，气血瘀阻，治宜调血和气，疏肝止痛。处方：金铃子 10g，香附 10g，延胡索 5g，青陈皮各 5g，枳壳 10g，黄连 2.5g，吴茱萸 1.5g，乌贼骨 10g，煅瓦楞 12g，佛手片 5g，炒五灵脂 10g。上方加减连服 18 剂，疼痛消失，饮食正常，临床治愈。

血瘀轻型胃痛继续发展，瘀久入络，胃只痛不胀，或刺痛难忍，有的伴见大便隐血试验阳性。从疼痛的部位来看，大凡痛有定处的多为溃疡病，痛无定处的以慢性胃炎为多，此类症状，为血瘀胃痛的重证，当以化瘀止痛为主，用董老自制的猬皮香虫汤（炙刺猬皮、炒九香虫、炒五灵脂、金铃子、延胡索、制乳没、香附、香橼皮、佛手）调血以和气。凡出血多者，可加蒲黄炭、三七粉、乌贼骨、阿胶珠等以化瘀止血；或用白及粉单味，每服3~6g，日服2~3次。一般而言，瘀血型胃痛，痛势减轻或基本控制后，常有食少乏力等虚象，可用和胃健脾调补法治之，以枳术丸或者香砂六君子汤之类收功，切忌早补或峻补。因胃腑以通为补，如补之不当，又会引起气滞血瘀，而使老病复发。

【董老医案】郭某，男，38岁。1972年开始胃脘疼痛，经钡餐检查，诊断为十二指肠球部溃疡，胃脘刺痛反复发作。1976年9月来院诊治，当时症见空腹胃痛，刺痛拒按，痛有定处，伴烧心，吐酸，黑便，舌质微红，苔薄黄腻，脉弦细。病乃气滞血瘀，郁久化火，血络受伤，治以活血化瘀，调血和气。处方：炙刺猬皮5g，九香虫5g，佛手5g，延胡索粉5g（冲），金铃子10g，甘草5g，马尾连6g，白芍10g，香橼皮10g，煅瓦楞12g，吴茱萸1.5g。服药6剂，空腹胃痛大减，吐酸亦止。唯脘胀纳差，原方去芍药、甘草、吴茱萸、马尾连，加砂仁、香附、大腹皮等品行气宽中，开胃醒脾。又服3剂，胃脘痛基本消失，食欲亦增。1个月后，因饮酒病情又发，复用前法治疗，也取得同样效果。

三、补气以温中

这种方法，适用于脾胃虚寒证。胃痛久延不愈，由胃及脾，必然由实转虚，成为脾胃虚证。若见胃痛隐隐，喜暖喜按，肢冷便溏，或见泛吐清水，舌淡苔白，脉沉迟。此系久病耗气伤阳的脾胃虚寒证，治当补气以温中，散寒以止痛，可用董老制配的加味黄芪建中汤（黄芪、桂枝、白芍、炙甘草、饴糖、高良姜、大枣、金铃子、延胡索、陈皮）主之。

【董老医案】沈某，男，成年。患溃疡病多年，反复发作，近日胃痛隐隐，喜按喜暖，且伴食少，腹胀，时时嗳气，偶吐清水，乏力肢倦，大便溏薄，面色萎黄，舌淡苔白，脉弱。病系耗气伤阳，胃寒气逆，治宜补气以温中，散寒以止痛。处方：黄芪 10g，桂枝 10g，白芍 10g，炙甘草 6g，饴糖 30g（冲），高良姜 10g，大枣 4 枚，金铃子 10g，延胡索 10g，陈皮 10g。服药 3 剂，胃痛明显减轻，但稍遇寒冷又发，再服本方后诸症即解。

四、和血以养阴

这种方法，适用于脾胃虚热证。若胃痛日久不解，症见胃痛隐隐，灼热心烦，口燥咽干，舌红少苔或剥，脉细数，此乃瘀热日久伤阴损津的脾虚热证，治宜养阴益胃，和血止痛，可用董老配制的加减益胃汤（北沙参、麦冬、石斛、丹参、白芍、甘草、乌梅、香附、金铃子）主之。若患者胃胀反复不愈，且伴下坠之感，或有内脏下垂等脾气下陷的表现，此时就应该选用补中益气汤加枳壳，取其升补之力又有通降之意。

【董老医案】陈某，女，58 岁。因患萎缩性胃炎久治不愈来院治疗。诊见：胃痛隐隐喜按，不能进食，时有头昏，甚则晕倒，形体消瘦，心烦急躁，舌红无苔而干，脉沉细无力。此乃胃病日久，气血均虚，阴伤尤甚。治宜养阴益胃，和血止痛。处方：沙参 10g，麦冬 10g，花粉 12g，石斛 10g，乌梅 5g，甘草 5g，生地黄 12g，玄参 10g，金铃子 10g，延胡索粉 5g（冲），香附 10g。上方加减连服 20 余剂，病势缓解，食欲增加，舌亦转润，且生薄苔，烦急症状亦除。

中医学理论认为：通则不痛，气血调和也；痛则不通，气血瘀滞也。胃脘痛胀，归根结底，也是气血不通造成的。上面讲的调气以和血、调血以和气、补气以温中、和血以养阴的种种方法，实际上都是一种通法。诚如清人高士宗在《医学真传》中说的："通之之法，各有不同，调气以和血，调血以和气，通也；上逆者使之下行，中结者使之旁达，亦通也；虚者助之使通，寒者温之使通，无非通之之法也。"治疗胃病采取多种通法，目的是使胃气通降，这完全符合胃气主降、胃宜降则和、腑以通为补的原则。

第三节　心身论

一、理论基础

（一）七情内伤的情志致病观

喜、怒、忧、思、悲、恐、惊，中医谓之"七情"。情绪的表达是人体正常的生理表现，正如《素问·气交变大论》云："有喜有怒，有忧有丧，有泽有燥，此象之常也。"然而，情绪的过激或过度抑制，会导致人体气血紊乱，阴阳失调。《素问·举痛论》云："百病生于气也。怒则气上，喜则气缓，悲则气消，……思则气结。"即说明了中医学的情志致病观。《黄帝内经》将七情内伤与脏腑相对应，提出喜伤心、怒伤肝、思伤脾、悲伤肺、恐伤肾，并在"心为五脏六腑之大主"的理论基础上，提出"悲哀愁忧则心动，心动则五脏六腑皆摇"的观点，阐明七情内伤首伤心神的致病特点。故张景岳强调"情志之伤虽五脏各有所属，然求其所由，则无不从心而发"。

（二）形神相随的心身一体观

《黄帝内经》创立"五脏神"理论，认为"心藏神，肺藏魄，肝藏魂，脾藏意，肾藏志"，心、肝、脾、肺、肾五脏，分担并支配着与精神、意识、认知、思维等心理活动相关的神、魂、魄、意、志，为中医心身一体观的建立奠定了基础。心身一体观强调形体与精神的和谐平衡，"形者神之体，神者形之用"，"无形则神无以生，无神则形不可活"。《素问·上古天真论》亦有"形体不敝，精神不散"之论，并以"恬淡虚无，真气从之，精神内守，病安从来"的"以神养形法"作为养生原则。可见心身一体、形神合一是人体健康状态的体现。

（三）移情易性的心身同治观

《黄帝内经》在心身一体观的认识基础上，初步形成了心身同治的思想，强调精神因素在疾病治疗中的作用。如《素问·汤液醪醴论》言："精神不进，志意不治，故病不可愈。"《灵枢·本脏》亦云："志意和则精神专直，魂魄不散，悔怒不起，五脏不受邪矣。"疾病诊断中强调问诊以知患者所苦，即"闭户塞牖，系之病者，数问其情，以从其意"（《素问·移精变气论》）。治疗上则"告之以其败，语之以其善，导之以其所便，开之以其所苦"（《灵枢·师传》）。这种移情易性、以情胜情的方法，经后世医家张从正、朱震亨等发挥，得以具体应用。如《医学正传》中记载的朱丹溪的理论："怒伤于肝者，为狂为痫，以忧胜之，以恐解之。喜伤于心者，为癫为痫，以恐胜之，以怒解之……"

二、董建华"心身同调"理论的核心

董老继承传统心身理论，在脾胃病的临证方面十分重视对患者心身的调节。他提出"心身同调"理论，其核心是强调情志因素对脾胃功能的影响，重视疏达肝木气机，具体如下。

（一）脾升胃降，中焦气机顺畅

胃为水谷之海，主受纳、腐熟水谷，为传化之腑。胃以降为顺，以通为用；不降则滞，反升则逆。脾为胃之使，主运化。脾以升为顺，以运为贵；不升则滞，反降则陷。总之，脾胃乃人体气机升降之枢。若升降适宜，则中焦气机顺畅，出入有序，生化有源；如升降反常，则传化失司，灾害至矣。《素问·六微旨大论》云："故非出入，则无以生长壮老已；非升降，则无以生长化收藏。"《素问·阴阳应象大论》云："清气在下，则生飧泄，浊气在上，则生𪽏胀。"华岫云说："脾胃之病，虚实寒热，宜燥宜润，固当详辨，其中升降二字，尤为紧要。"

（二）肝气宣达，脾胃升降和顺

肝为风木之脏，喜条达，主疏泄；脾为至阴之脏，性善静，但必赖肝之疏泄，始职司运化；又胆附于肝，肝之余气泄于胆，聚而成精；肝气疏达，精气泄于肠胃，以助胃腑腐熟水谷之用。故肝木疏泄，能使脾气升发，脾之精微上归于肺，并使胃气下降，将腐熟之水谷畅达而入小肠。此为"木气动，生气达，故土体疏泄而通也"。

厥阴之脉，夹胃属肝，上贯膈，布胁肋；又冲脉隶于阳明，肝主冲脉，故肝胃之气相通，肝经调畅，胃气和顺。此《素问·宝命全形论》云："土得木而达。"若肝失疏泄，木气郁结，则脾气不升，胃气不降，壅滞为病，或疏泄太过，横逆而犯，脾胃受戕，升降无度；或脾胃虚弱，肝木乘之，气乱为病，故《黄帝内经》又说："土恶木也。"

肝木失调，脾胃受之。虽临床症状重在脾胃，然其病机实在于肝。用疏调肝木法，使气和而顺，脾胃自安。如张景岳所说："善治脾者，能调五脏，即所以治脾胃……如肝邪之犯脾者，肝脾俱实，单平肝气可也。"

（三）疏调肝木，调整脾胃气机

董老在治疗脾胃病时，对肝郁伤及脾胃者，注重从调肝入手，以调整脾胃气机升降。

1. 辨证要点

（1）情志变化　古人在长期的医疗实践中，观察到人的情志活动与肝的疏泄功能密切相关，情志不遂，嗔怒不息，操持谋虑，易致肝木不调；若木不条达，郁则激，激则横，横则失其和畅，又易致情志抑郁或心烦喜怒。

（2）两胁或少腹胀痛　肝乃厥阴之脉，过阴器，抵少腹，上贯膈，布胁肋。肝气横逆，疏泄无权，郁于本经，常见两胁、少腹气胀或痛，是以胀痛为特点，此由气机郁滞则胀，气滞不通则痛。

（3）妇人经血不调　肝藏血，主疏泄，厥阴通过任脉与胞宫相连，司血海、调胞脉，又肝主冲脉，故"女子以肝为先天"。肝气郁结，气血瘀滞，或肝气横逆，气血乖争，均可导致妇女月经不调。

2. 治则分型 "木郁达之"乃调肝之大法，疏气令调，脾胃自安。但肝气不条有横逆、郁结、因虚、因实，欲使肝气条达，或泻有余，或补不足，或疏调郁滞，或平降亢逆，方法各异，当审证权宜而应变。如李中梓说："疏其血气，非专以攻伐为事，或补之而血气方行，或温之而血气方和，或清之而血气方治，或通之而血气方调，正须随机应变，不得执一定之法，以应无穷之变也。"现从10个方面，说明董老运用疏调肝木法，以调整脾胃气机的经验与具体应用。

（1）疏肝解郁和胃　适用于脘腹作胀，攻撑连胁，时轻时重，甚则胀痛，按之则舒，食少不饥，常与情志变化有关，舌淡红，苔白，脉弦。

肝郁气滞，木郁土壅，脾胃失于升降，则气机不行，壅阻于中，故而脘腹作胀。宜疏肝理气，伸其郁，导其滞，使中焦气机通畅，上下无碍，则胀可消，食可进。"肝欲散，急食辛以散之。"疏肝常用辛香之品，既能理肝气，散肝郁，又能调理脾胃气机。并佐酸味药，使其散中有收，开中有合。方以四逆散加减，白芍、柴胡、香附、郁金、枳壳、陈皮、苏梗、甘草。痛甚加金铃子、延胡索，偏寒加荜澄茄、高良姜，郁而化热加牡丹皮、山栀。

（2）平肝降逆止呕　适用于肝气横逆犯胃，症见恶心、呕吐，或嗳气频作，呃逆少食，胸胁满闷，大便干结，舌红苔腻，脉弦滑。

反胃作呕，多由肝气冲逆、胃失和降所致。肝气横逆犯胃，则清气遏而不升，浊气逆而不降。故降胃之法，当平降肝木之气，则呕逆自止。然肝气冲逆之因，有因阴寒客于肝经，上犯阳明胃腑，出现干呕、吐涎沫者；有因情志怫郁，肝气横逆，动膈而呕者，故其治疗大法虽同，遣方用药各异。方以旋覆代赭汤加减，旋覆花、代赭石、生姜、大枣、白芍、柴胡、香附、枳壳。因寒者加吴茱萸；因热者加芩、连；便干者加酒大黄。

（3）滋阴疏肝和胃　适用于肝阴不足之肝胃不和。症见胸胁胀满不舒，食少不饥，或胃脘痞胀，噫气心烦，口咽发干，大便不爽，失眠多梦，舌红少苔，脉弦细。

肝以血为体，气为用；血主濡润，气主温煦，共奏营养和生发之效。若肝阴不足，肝失所养，变柔为刚，气横所指，胃当其冲，只有滋养肝血，肝气才能复其条达畅茂之性，脾胃随之而复升降之机。若单用疏肝、平肝，一概克伐，则犯虚虚之戒。宜酸甘合用，既能化阴养肝，又能健脾柔肝，是为养肝之妙法。并少佐疏肝之品，以顺肝木条达之性，发其郁遏之气。方选一贯煎加减，白芍、当归、沙参、生地黄、川楝子、郁金、陈皮、甘草。失眠加炒枣仁，阴虚生火加牡丹皮。

（4）益气疏肝健脾　适用于气虚肝郁之肝脾不和。症见胸胁满闷而胀，腹满不食，食则胀甚，完谷不化，兼有肢体懈怠，气短无力，妇女月经延期量少，舌淡苔白，脉沉细或沉弦少力。

肝为刚脏，体阴用阳。肝之阳气，主升发疏泄，肝阳气衰，肝用难展，升发疏泄无权，则失其条达之力，进而传脾。唐容川曰："肝气虚，则水泛脾经。"以辛甘合用，化生阳气，则肝气充盛，疏泄得力。少佐补血之品，以养肝体而助肝用。此属因虚致郁，与单纯肝郁有别。方以黄芪建中汤加减，黄芪、桂枝、白芍、柴胡、茯苓、炙甘草、香附、陈皮。

（5）抑肝扶脾止痛　适用于肝气横逆、乘克脾土之泄泻。症见胸胁苦满，心下痞塞，脘腹胀痛，痛则泄泻，泻后痛减。每因抑郁恼怒或情绪紧张而发作，舌红苔黄，脉弦。

气机不利，肝失条达，横逆犯脾，失其健运，清阳不升，浊阴不降，清浊相干，隧道壅滞，脘腹胀痛，精气合污下降，而见泄泻。只有平肝木之横逆，才能复脾土升运之职。方以痛泻要方加减，白芍、防风、柴胡、茯苓、白术、枳壳、陈皮、甘草。

（6）培土抑木止泻　适用于脾虚肝乘之腹泻。症见大便清稀，完谷不化，肠鸣时作，脘腹胀痛，痛无定处，病程较长，伴有面黄少华，倦怠乏力，舌淡苔白，脉沉弦无力。

脾胃虚弱，肝气乘之，治当扶土为主，抑肝为辅，若单以扶土为事，难奏全效。平其贼寇，缓其肝急，实为扶土又一途径。此与上法抑肝为主，病机先后不同，虚实有异，两相对照，应予区别。方以柴芍六君子汤加减，柴胡、白芍、党参、茯苓、白术、半夏、陈皮、香附、甘草。

（7）疏肝理气化痰　适用于肝气郁结、痰湿阻滞之梅核气。症见咽中不适，似有物梗阻，胸闷善太息，舌红苔腻，脉弦滑。

肝木怫郁，乘其中土，脾气阻遏，津液不布，反聚为痰。若郁久化火，则炼液成痰，痰气交结，阻滞气机。故治痰先理气，气顺痰自消。宜疏肝解郁，佐燥湿祛痰。肝气得展，痰湿亦化，咽梗可去。方以四逆散合半夏厚朴汤加减，白芍、柴胡、半夏、香附、郁金、厚朴、枳壳、陈皮、苏梗、金铃子。痰热加黄连、竹茹，胸闷加瓜蒌。

（8）清肝散郁和胃　适用于肝郁化火、肝火犯胃证。症见胃脘灼痛，呕吐不食，泛酸嘈杂，口苦口干，腹满便秘或溏泻，舌红苔黄，脉弦滑而数。

肝气郁结，久而化火，或肝旺气横，"气有余便是火"，肝火拂逆，顺乘阳明，则脾之精微不行，浊液不降，以从木气而化酸。叶天士云："泄厥阴以舒其用，和阳明以利其腑。"治以苦辛为主，以酸佐之。苦能清热，辛能散郁，酸敛横逆之势。苦辛相合，泄肝之用；酸苦相合，泄肝之热。又苦辛能通降，可复胃腑通降之职，其气即安。方以左金丸合金铃子散加减，吴茱萸、黄连、黄芩、白芍、半夏、金铃子、延胡索、苏梗、香附、陈皮。

（9）疏肝除湿散满　适用于肝气郁结、湿浊中阻之鼓胀。症见腹胀，叩之如鼓，按之不坚，食后作胀，嗳气不爽，苔厚腻，脉弦滑。

肝气郁遏日久，势必乘制脾土，脾胃运化失职，升降不调，水湿停留，壅于中焦。方以柴胡、白术、苍术、茯苓、半夏、车前子、陈皮、香附。湿从热化加茵陈、藿香。

（10）化瘀疏肝和络　适用于肝脾不和，见证日久，用疏肝诸法不应，营气痹窒，络脉瘀阻，胸胁脘腹之痛久不除，其痛如刺，痛点固定，或大便色黑，甚或吐血，舌暗或紫，脉弦或涩。

《血证论》说："运血者即是气。"肝主藏血，木气冲和条达，则血脉流畅。胃为多气多血之腑，肝疏土达，升降调畅，血行不瘀。若肝失疏泄，气滞不畅，则血瘀不行，胃络受阻，不通则痛，当疏肝理气，以复脾胃升降之机，活血化瘀，以行胃络之瘀血。方以金铃子散合失笑散加减，金铃子、延胡索、炒灵脂、生蒲黄、香附、青陈皮、枳壳、丹参、乌贼骨。顽固性疼痛加九香虫、刺猬皮。

第三章
太极升降论

　　笔者在传承董老脾胃病学术思想的基础上，经过自身数十年临床实践，对中医学理论有了进一步的认识，对"医易同源"有了深刻的体会。中医理论广博艰深，在学习易学思想之后，方知大道至简，中医理论根源皆在太极阴阳变化之中。

第一节 《周易》与中医

一、《周易》在中华文明中的地位

《周易》是我国古代群经之首，是中国思想文化的渊薮。《周易·系辞下传》中说："《易》之为书也，广大悉备。有天道焉，有人道焉，有地道焉。"一部《周易》，对我国古代自然科学和社会科学的形成和发展，都产生了深远的影响。可以说，《周易》是华夏千年文明的基础。

班固说："易道深矣，人更三圣，世历三古。"据传上古圣人伏羲氏"则天法地，取象比类"，画卦以类万物之情；中古圣人文王"极深研几，穷理尽性"，演易而系吉凶之辞；近古圣人孔子"韦编三绝，续作《十翼》"，最终完成《周易》。

《周易》对中华文化的深刻影响体现在其对儒家、道家思想的促进作用。"内用黄老，外示儒术"是王朝统治者的秘诀。儒学以《周易》为德之准心，儒家无不潜心于《周易》。道家之宗《老子》，也以《周易》为圭臬，"一部《道德经》就是《易经》的注文"。"道生一，一生二，二生三，三生万物"便是脱胎于《周易》的"生生之谓易"。儒学与道学，前者遵《周易》"乾刚之阳动"，后者效《周易》"坤顺之柔静"，儒、道的思想更体现出《周易》的伟大。

历史上，先秦时期，《周易》首先被孔子发现并被列为六经之一。汉代，儒学地位提高，《周易》被奉为六经之首。魏晋时期，《周易》被列为三玄之冠。隋唐时期，《周易》被定为十三经之首。宋元时期，《周易》被奉为理学的经典。明清时期，《四库全书》将易著列入诸经之首。纵观历史，不难发现，即使朝代更替，《周易》在中华文明中的核心地位始终未曾动摇。

二、古代医家对医易结合的认识

前贤说："《周易》道天地之经以藏其度，而《素问》极天人之变以阐诸经。"医易同源，医易一理。《周易》示人以宇宙万物的准则，《周易·说卦传》云："昔者，圣人之作《易》也，将以顺性命之理，是以立天之道曰阴与阳，立地之道曰柔与刚，立人之道曰仁与义。"易学思维与智慧对中医学产生了深远的影响。《黄帝内经》作为中医理论奠基的经典，汇集了诸多医家的思想智慧，在其形成的数百年中，医学家们吸收了《周易》的精华，首先把阴阳五行的哲学思想与医学相结合，使之成为中医理论的基础。其次，法《周易》之象，创造了独特的中医藏象学说，为中医脏腑辨证理论的形成与发展奠定了基石。最后，在《周易》太极阴阳气化理论的基础上，发展了五运六气学说和气机升降学说。

汉代，医易专论虽不多，但从医籍中仍然可以管窥《周易》思想对中医的影响。如被称为方书之祖的《伤寒杂病论》，自始至终，无不体现着《周易》的辩证法思想。有学者认为，六经脱胎于《周易》六爻、象数。《伤寒论》之六经所表述的是六种"象"，而病象的演进则是"六爻之动"的模拟。

隋唐，巢元方的《诸病源候论》——中医学第一部病因病机的专著，把《周易》阴阳消长盛衰的规律，融入医学中。他吸取《周易》的阴阳观念，应用于人体的生理及病理之中，并以八卦配合方位表示邪气的刚柔，更可贵的是把《周易》的阴阳刚柔理论应用于导引养生。

唐代著名医家孙思邈，十分重视医易关系，"不知《易》，不足以言大医"，这句名言，1300年来，一直为医家所尊崇。在其巨著《备急千金要方》与《千金翼方》中，医理与"易"理融会贯通，在不少篇章中渗透了易为医之体、医为易之用的思想。

著名医学家王冰在整理研究《黄帝内经》的过程中，十分重视以《易》释《内经》，在不少地方，他直接引用《周易》原文诠释《黄帝内经》。如《黄帝内经》中多次提到"道"，如"阴阳者，天地之道也"。王冰在条下注曰："谓变化生成之道也。《老子》曰：万物负阴而抱阳，冲气以为和。《易·系辞》曰：'一阴一阳之谓道。'此之谓也。"类似注文，不下19条，充分体现了王冰应用"易"理发展医理，颇有成就。

宋代，林亿在《新校正》中，体现了其易学造诣之深。首先，他准确地指出了王冰引用《周易》中所出现的失误，同时他也引《周易》来解释中医的一些基本概念。如："阳生阴长，阳杀阴藏。"（《素问·阴阳应象大论》）王冰注："天以阳生阴长，地以阳杀阴藏。"林亿《新校正》云："详阴长阳杀之义，或者疑之。按《周易》八卦布四方之义，则可见矣。坤者，阴也，位西南隅，时在六月七月之交，万物之所盛长也，安谓阴无长之理？乾者，阳也，位戌亥之分，时在九月十月之交，万物之所收杀也，孰谓阳无杀之理。以是明之，阴长阳杀之理可见矣。"《黄帝内经》认为，阳可主杀，阴可主长；王冰则认为天之阳主生而地之阳主杀，地之阴主藏而天之阴主长，与《黄帝内经》之意佰别，林亿则以《周易》为依据，论证《黄帝内经》"阳杀阴藏"是合理的。

金元时期，刘完素提出"易教体乎五行八卦，儒教存乎三纲五常，医教要乎五运六气，其门三，其道一"。他强调易、儒、医同为一源，并主张"相须以用而无相失"，阐述了医易结合的思想。同为金元四大家之一的朱丹溪，曾提出著名的"相火论"，其言："太极，动而生阳，静而生阴。阳动而变，阴静而合，而生水、火、木、金、土，各一其性。惟火有二：曰君火、人火也；曰相火、天火也……天主生物，故恒于动，人有此生，亦恒于动；其所以恒于动，皆相火之为也。"无不体现着《周易》的太极思想。

明清时期，医易结合理论的发展更为显著，如孙一奎提出的"命门动气说"，赵献可的"命门真主说"，张介宾的"医易义"等。这一时期，医学著作宏多，诸多医家由易入医，从易理阐述医理，将医易结合展现得淋漓尽致。

三、易理与医理

明代医家张景岳曰："虽阴阳已备于《内经》，而变化莫大乎《周易》。"《周易》是中医基础理论的源头，"不知《易》，不足以言大医"，易理与医理有诸多相通之处。

（一）太极易理与医之阴阳

阴阳学说是中医学理论的核心，《黄帝内经》中的开阖枢理论、五行学说、五运六气学说、气机升降学说等无一不是以阴阳为基础发展而来的。太极作为易学的精髓，可以认为是中医阴阳学说的根基。《周易·系辞上传》云："易有太极，是生两仪，两仪生四象，四象生八卦。"太极中寓含了一分为二，合二为一，动中有静，静中有动的阴阳对立统一观，这种阴阳消长变化而化生万物的辩证思维，被中医用于认识阐述复杂的人体生理病理机制。"一阴一阳谓之道"，《黄帝内经》中的"阴阳者，天地之道也，万物之纲纪，变化之父母，生杀之本始，神明之府也""重阴必阳，重阳必阴""寒极生热，热极生寒""阴在内，阳之守也，阳在外，阴之使也"等众多观点，皆体现着太极易理对中医学的深远影响。故张景岳要言不烦地指出：《易》具医之理，医得《易》之用"，"医而明此，乃知生生化化，皆有所原"。

（二）易之大象与医之藏象

"易者，象也。""象"不可形却可见，老子说"大象无形"（《道德经·四十一章》），象是《周易》的重要思维形式。《黄帝内经》法《周易》之象，创造了独特的中医藏象学说。所谓"藏"，即内脏；"象"即在外的征象。由于外象是内脏的征象，故以象便能测脏，这是中医藏象学说在诊断学上的应用。中医藏象学说以取类比象、观外测内的方法阐释人体生理病理规律及其相互关系。藏象学说体现着《周易》思维：其一，把天象和藏象相联系，如《素问·六节藏象论》云："心者生之本……通于夏气。"其二，形象和神象相统一，如五神藏理论，即五神内藏于五脏，通过五神的征象，可以内象五脏的状况。其三，法卦象议病象，如法《周易》既济、未济卦议心肾不交病理，法乾、坤卦议阴阳偏盛病理，法巽卦以观肝病等。

（三）易卦与组方

中医方剂有着严格的配伍规律，古有七方十剂，其中不乏受易学思维影响的方剂。从方剂的命名或组方规律可见一斑。如交泰丸治疗火水未济之心肾不交，"生川连五钱，肉桂心五分，研细，白蜜丸，空心淡盐汤下。治心肾不交，怔忡无寐，名交泰丸"，体现了地天泰卦的上下交通之意。明代龚廷贤《万病回春》中的坎离既济丸，滋肾水降心火，主治阴虚火动、劳瘵之疾，取"坎离交媾，龙虎回环"之意，故名"坎离既济丸"。罗天益《卫生宝鉴》有三才封髓丹，汪昂在《医方集解》中释义："此手足太阴、足少阴药也。天冬以补肺生水，人参以补脾益气，熟地以补肾滋阴。以药有天地人之名，而补亦在上中下之分，使天地位育，参赞居中，故曰三才也。"汪氏认为药有天（天冬）、地（熟地黄）、人（人参）之名，体现在上（肺）、中（脾）、下（肾），取法于《周易》之三才卦象。唐宗海在《医易通说》中说："医家配合方药，当仿互体之义。药分君臣，如卦之正体；又有佐使，如卦之互体。"可见，古人组方用药也是深受《易经》影响。易理与医理还有许多相通之处，古代名医如张景岳、孙一奎等都是兼通医、易的大家，为我们留下了宝贵的学术思想。

（四）《周易》太极思维的整体观、动静观、平衡观

太极是中华文明史中不可替代的文化元素，也是中华民族的重要思维方式。《易纬·乾凿度》说："易始于太极。太极分而为二，故生天地。天地有春秋冬夏之节，故生四时。四时各有阴阳刚柔之分，故生八卦。八卦成列，天地之道立，雷风水火山泽之象定矣。"周敦颐在《太极图说》中说："无极而太极。太极动而生阳，动极而静，静而生阴，静极复动。一动一静，互为其根。分阴分阳，两仪立焉。阳变阴合，而生水火木金土。五气顺布，四时行焉。五行一阴阳也，阴阳一太极也，

太极本无极也。五行之生也，各一其性。无极之真，二五之精，妙合而凝。乾道成男，坤道成女。二气交感，化生万物。万物生生而变化无穷焉。唯人也，得其秀而最灵。形既生矣，神发知矣。五性感动而善恶分，万事出矣。"

太极思维对中医学理论的发展产生了重要的影响。《周易》将宇宙万物视为整体，一切事物都是相互联系、相互影响的。《周易》的爻、卦构成了一个有机的整体，而阴阳作为这一整体中的基本元素，又存在着相互对立、相互统一、相互交感的关系。中医学则以此为基础，形成了天人一体、形神一体、脏腑一体的整体观，同时又强调因时制宜、因地制宜的时空整体观。有学者认为，《周易》之易，实为"变易"，《周易》的思维是运动的、变化的。六十四卦反映了阴阳盛衰的变化。《周易·系辞》曰："易穷则变，变则通，通则久。"又说："生生之谓易。""六爻之动，三极之道也。"可见，《周易》认为宇宙万物的规律是衡动。《素问·天元纪大论》曰："太虚寥廓，肇基化元，万物资始，五运终天。"宇宙的产生在于阴阳的生生化化。人体也是如此，男女媾精，阳化气、阴成形，整个生命过程就是阴阳的变动。

阴阳的相互对立、盛衰消长不是简单的对抗，《周易》的精妙正是认识到了阴阳之间还存在着相互交感、相互制约的平衡。《周易·系辞下传》说："阴阳合德，而刚柔有体。"如既济卦体现了水火的制约平衡，泰卦体现了乾坤阴阳的交感平衡。正是这种平衡，维持了整体的运动。《黄帝内经》中也有大量的表述体现了这种动态的平衡思想，如"阴在内，阳之守也，阳在外，阴之使也"，"阳根于阴，阴根于阳"，"阴平阳秘，精神乃治"，"阴阳离决，精气乃绝"。

总之，太极思维核心在于阴阳的运动变化，而变化之中又彰显着不变。其对宇宙规律的认识体现了整体观、动静观和平衡观。

第二节　升降理论源流

一、升降理论肇始于《黄帝内经》

中医升降理论起源于《黄帝内经》。《素问·六微旨大论》载："帝曰：其升降何如？岐伯曰：气之升降，天地之更用也。帝曰：愿闻其用何如？岐伯曰：升已而降，降者谓天；降已而升，升者谓地。天气下降，气流于地，地气上升，气腾于天，故高下相召，升降相因，而变作矣。"点明了天地之间气的升降变化。进而《素问·阴阳应象大论》又说："清阳出上窍，浊阴出下窍；清阳发腠理，浊阴走五脏；清阳实四肢，浊阴归六腑。"说明人体正常生理活动过程中的阴阳升降。在病理状态中，由于阴阳反作，气机升降出入紊乱，导致"清气在下，则生飧泄；浊气在上，则生䐜胀"的病证。由此，提出了"出入废则神机化灭，升降息则气立孤危。故非出入，则无以生长壮老已；非升降，则无以生长化收藏"的著名论断，成为指导后世临证的法则。针对人体气机升降出入功能紊乱的病理变化，利用药物升降浮沉之性，进而治愈疾病，是中医升降理论的实践。中药升降浮沉理论是其中的重要代表。《素问·阴阳应象大论》曰："阴味出下窍（属沉降），阳气出上窍（属升浮）。味厚者为阴，薄为阴之阳。气厚者为阳，薄为阳之阴。味厚则泄，薄则通。气薄则发泄，厚则发热。"又说："辛甘发散为阳，酸苦涌泄为阴。"为中药之升降浮沉作了简明的总结概括。

二、《伤寒杂病论》升降学说

《伤寒杂病论》云："师曰：子之所问，道之根源。脉有三部，尺寸及关。荣卫流行，不失衡铨。肾沉、心洪、肺浮、肝弦，此自经常，不失铢分。出入升降，漏刻周旋，水下百刻，一周循环。当复寸口，虚实见焉。变化相乘，阴阳相干。风则浮虚，寒则牢坚；沉潜水滀，支饮急弦；动则为痛，数则热烦。"张仲景在脉法中提及升降理论，在其后的方药论述中虽未明确论及升降，但在方药配伍中对升降学说多有体现。如理中汤，药由白术、干姜、人参、炙甘草组成，彭子益指出："此方白术燥中土之湿，干姜温中土之寒，参草补中气之虚。中土温运，胃经复下降之常则吐止，脾经复上升之常则泻止。胃气降则上部气降，头自不痛。脾气升则下部气升，自能行动。中气运而整个升降复，是以诸病皆愈也。"又如小柴胡汤，本为少阳病表里枢机不利所设，药由柴胡、黄芩、半夏、生姜、人参、大枣、炙甘草七味组成。方中人参、大枣、炙甘草可以补中，脾胃为升降之枢纽，中气足才能升降清浊。柴胡、黄芩药对，柴胡升散，而黄芩苦降，合用则一升一降以利枢机。半夏、生姜，半夏本为止呕，但性味辛温升散，故为降中有升；生姜本为辛散，功能发散风寒，但亦能止呕，故为升中有降。全方培护中气，药中有升有降，使枢机得利。其余如麻黄汤、桂枝汤、承气汤、半夏泻心汤等，体现升降思想的仲景名方不胜枚举。

三、唐宋时期的升降学说

唐宋时期医家对气血升降、水饮升降以及情志对升降的影响等多有阐述。

孙思邈《眼科秘诀》云："夫人之双目，象天之日月、地之源泉。天气不下降，地气不上升，二气不能交感，则天气之变异，阴阳激剥，日月昏蔽，故天不降甘露，元阳为虐，而江河之甘泉不通。人之一身，气血升降，水火既济，则万病不生矣。"强调了人体健康的根本在于气血升降的正常。宋代庞安时《伤寒总病论》记载："伤寒汗后，咳噫不止，是阴阳气升降欲作汗，升之不上，降之不下，故胃气上逆而咳噫无休止者，宜良姜汤。"《圣济总录》更是多次论及"升降"，如："天气胜运，则运化郁，运胜在泉，则地气郁，或六气临胜己之位，则六气亦郁，凡有所郁，则进退升降，皆不能也。""内外调畅，升降无碍，耳目聪明，身体轻强，老者复壮，壮者益治。圣人谓呼吸精气，独立守神，然后能寿敝天地，调和阴阳，积精全神，然后能益其寿命，盖大而天地，小而人物，升降出入，无器不有，善摄生者，惟能审万物出入之道，适阴阳升降之理，安养神气，完固形体，使贼邪不得入，寒暑不能袭，此导引之大要也。""水饮非升降不能传导。非阳气不能销铄，肾虚多唾者，缘肾藏不足，阳气虚微，而又阴寒凝结，停滞于胸膈之间，不能销铄水饮，上溢于齿牙，故喜唾也。"窦材《扁鹊心书》则记载了情志对升降的影响："凡忧思太过，心血耗散，生冷硬物损伤脾胃，致阴阳不得升降，结于中焦，令人心下恍惚。"《仁斋直指方》也记载了指迷七气汤，用于治疗七情相干，阴阳不得升降，气道壅滞，攻冲作痛的病证。

四、宋金元易水学派的升降学说

金元时期，金元四大家开创了中医学理论的新局面，四大家中的李东垣，以及东垣之师张元素对升降学说的发挥最为突出。易水学派宗师张元素在《黄帝内经》药物气味理论的基础上，明确指出药物有升降浮沉之性，他将药物分为风升生、热浮长、燥降收、寒沉藏、湿化成五类，每味药物以其性味之别各具升降浮沉之性。李东垣师承张元素，学术上有独到见解。他认为自然界的一切事物都处于一种无休止的升降浮沉的运动变化之中，如《脾胃论·天地阴阳生杀之理在升降浮沉之间论》中论及天地之气的升降浮沉："升已而降，降已而升，如环无端，运化万物，其实一气也。"从天地来看，季节的转换是阴阳升降常见的表现形式之一，古人云：春生夏长，秋收冬藏。阴阳升降，四季交替，循环往复，无有终始。自然界云雨的形成亦是阴阳升降的体现，《素问·阴阳应象大论》云："故清阳为天，浊阴为地；地气上为云，天气下为雨；雨出地气，云出天气。"

人生存于自然万物之中，属于自然的一部分，人身之理便是自然之理，同样符合升降浮沉的自然之法，此即中医学取类比象之法，李东垣深知此理，云："万物之中，人一也，呼吸升降，效象天地，准绳阴阳。盖胃为水谷之海，饮食入胃而精气先输脾归肺，上行春夏之令，以滋养周身，乃清气为天者也；升已而下属膀胱，行秋冬之令，为传化糟粕，转味而出，乃浊阴为地者也。"脾胃居属中焦，位于人体中央，与水谷精微的化生输布、体内糟粕的传化通降有着密切联系，是人体阴阳气机升降运动的枢纽。胃为水谷之海，饮食进入胃中，消化吸收的精气上输于脾，脾气散精上归于肺，上行的精气象征春生夏浮的阳气，输布营养于周身，就是清气上升为天的意思；清升必然导致浊气下降，肺气清肃，必然通调水道下输膀胱，胃主降浊，食物变化产生的糟粕部分排泄于大肠。

李东垣从天地气机的升降论及人体，认为脾胃为人体升降的枢纽，撰《脏气法时升降浮沉补泻之图》《调理脾胃治验治法用药若不明升降浮沉差互反损论》等多篇医论来阐述脾胃升降学说之理，并且创制了补中益气汤、升阳散火汤、升阳益胃汤、升阳除湿防风汤、升阳汤、升阳除湿汤等体现升降思想的方剂。李东垣论脾胃升降，更重视阳气的升发，他认为只有阳气升发，阴气才能潜降，因此着重研究升举脾阳之法，对升降学说的影响十分深远。

五、明清时期的升降学说

清代叶天士对李东垣的脾胃学说推崇备至，《临证指南医案》中提道："脾胃之论，莫详于东垣，其所著补中益气、调中益气、升阳益胃等汤，诚补前人之未备。"充分肯定了李东垣的脾胃理论。而叶氏对脾胃的升降又有独到的见解，"盖东垣之法，不过详于治脾，而略于治胃耳"，强调在临床辨证中不应拘泥于东垣的补中升阳健脾之法，遇胃热或胃阴虚之人应辨证论治采用滋阴降胃之法，"甘平或甘凉濡润，以养胃阴，则津液来复，使之通降而已矣"。叶天士还在《临证指南医案》中明确指出脾升胃降的理论："脾宜升则健，胃宜降则和。"可以说叶氏丰富和发展了李东垣的脾胃学说。

说到脾胃气机升降理论的发展，还有一位清代著名医家黄元御不得不提及，先生在其著作《四圣心源》中提出"一气周流，土枢四象"，认为脾胃为肝、心、肺、肾功能的轴，特别重视中土气机升降，认为人秉天地之阴阳而生，阴阳之交，是谓中气。中气左旋，则为己土，己土为脾，脾土左旋，谷气归于心肺，升发之令畅，肾水温生而化肝木，肝藏血，肝血温升，升而不已，温化而为心火；中气右转，则为戊土，戊土为胃，胃土右转，谷精归于肾肝，收敛之政行，心火清降而化肺金，肺藏气，肺气清降，降而不已，清化而生肾水。其中中气为阴阳升降的枢轴，肝、心、肺、肾为四维，四脏的生理功能在脾胃中气的协调作用下，使脏腑气机阴阳升降有序，从而脏气相互滋生，功能相互引发。

清末民国年间著名医学家彭子益，继承发展了先哲"圆运动"的理论，其著作《圆运动的古中医学》对后世的脾胃气机升降理论亦有较深远的影响。彭子益认为中焦脾胃气机乃成一升降浮沉的圆运动："土气有运化作用。胃经土气的运化作用，由上而下，脾经土气的运化作用，由下而上，以成一圆运动。"又云："人身的中气，在胸下脐上之际，而分布于整个人身之间。中气如轴，四维如轮。轴运轮行，轮运轴灵。轴则旋转于内，轮则升降于外。"

六、近现代医家对升降理论的认识

金陵医家张简斋曾曰："病治必明升降开阖，方为上工。"所谓升降开阖无非气机也，其治疗咳血，认为气机上逆作咳，则血不循经络随气而升，故治咳血必先治咳。治疗咳血的原则以通降为用，着力顾护脏腑。针对脾胃气机升降失常，气机运行不畅则生痰、生湿，从而阻滞气机，致脏腑功能失和，清阳不升、浊阴不降而发为腹泻、便秘等病证，张简斋常宗《黄帝内经》升降之道，不仅明确脏腑升降出入之表现，亦熟知中药升降浮沉之特性，补泻同用，开合相配。

民国医家张锡纯，其所著《医学衷中参西录》被誉为中医"第一可法之书"。张氏在临证中也十分注重气机升降。其对升降理论有深刻的认识："不但此也，人之呼吸循环，自然之天机也，为其为自然之天机，故亦有先天存乎其中，而能于元气稍有补益。藉曰不然，可征之儒者之读书与教员之宣讲。夫儒者当幼学之时，镇日读书不辍，及长而谋举业，又必选诗文数百篇，日夜高声朗诵，未闻有伤气者。至为教员，其每日登堂宣讲之时间，远少于读书之时间也，其宣讲之声远小于读书之声也，乃至因宣讲而伤气者，竟往往有之，此固极精细之问题也。盖读书必有声调，当其呼气外出之时，必心力下降以镇其气，而后其声悠长，又必须丹田上升以助其气，而后其声高远，此际之一升一降而心肾交矣。内炼家会合婴儿姹女之功，即交心肾之功，亦即补助元气之功也。是读书者之于元气，旋伤而旋能补之，此所以不伤气也。至宣讲则但用胸中之气，其心气不降，肾气不升，有伤损而无补助，此所以多伤气也。由此推之：寻常呼吸，凡当呼气外出之时，其心肾亦必微有升降（每呼气外出之时，心必下降，肾必上升，是以内炼家有呼气为补之说，细心体会皆能自觉），虽升降之力甚微，心肾亦必相交而有益于元气。盖元气虽坐镇中宫统摄气化，而其统摄之力时时必需，即时时暗耗；端赖自然之呼吸，心降肾升，以息息补助，此造化之妙，纯为天机之自然，故亦可谓后天之先天。道书谓'呼吸分明了却仙'，诚为见道之言也。果参透呼吸升降之奥旨，顺呼吸之自然，而少加以人力主持，俾心降肾升之力息息互相凝结，有不延年益寿者乎？拙著《衷中参西录》第二卷敦复汤后，载有论吸升呼降之理，以辅药饵所不逮，用之治人多矣。其理原可与此互相发明，无非本呼吸之自然以推衍之也。尝观《抱朴子》有炼气之法，先自鼻间吸气满腹，停片时，又自鼻间吸气少许，遂即自鼻间徐徐呼出所吸之气。气出时愈慢愈好，若以纸条粘鼻尖下，当鼻孔出气之时，其纸不动方佳。愚向不知此法之用意，今乃知此即交心肾之功，亦即呼气为补之功。欲明此理者，可按此法行之，以默参心肾升降之机，自知愚言为不谬也。"其创制的一系列新方如升陷汤、参赭镇气汤等都体现了对升降理论的妙用。

孟河医家丁甘仁，对气机升降理论也十分熟稔。姑举一例先生病案："始患痔漏，继则不寐，痔漏伤阴，阴伤及气，气阴不足，气不能配阳，阴虚及阳，故为不寐。不寐之因甚多，而大要不外乎心肾。离中一阴，是为阴根，阴根下降，是生水精。坎中一阳，是为阳根，阳根上升，则为火母。坎离交济，水火协和，阳入于阴则为寐，阳出于阴则为寤也。肾阴不足，水不济火，心火不能下通于肾，肾阴不能上济于心，阳精不升，水精不降，阴阳不交，则为不寐，此不寐之本也。肝为乙木，内寄阳魂，胆为甲木，内含相火。平人夜卧，魂归于肝，阳藏于阴也。肾阴亏耗，水不涵木，肝不能藏其阳魂，胆不能秘其相火，神惊火浮，亦为不寐，此不寐之兼见也。离处中宫，坎居下极，位乎中而职司升降者，脾胃也。胃以通为补，脾以健为运，脾失健运，胃失流通，中宫阻塞，不能职司升降，上下之路隔绝，欲求心肾之交，不亦难乎。故《经》云：胃不和则卧不安。胃不和者，不寐之标也。道书云：离为中女，坎为中男，而为之媒介者，坤土也，是为黄婆，其斯之谓乎。错综各说，奇偶制方，益气以吸阳根，育阴以滋水母，升戊降己，取坎填离，益气即所以安神，育阴亦兼能涵木，标本同治，以希弋获。是否有当，即正高明。"本案体现了先生对升降理论精妙的论述，从理论到治法，十分详尽。

京城四大名医之一的施今墨先生，临床善于应用对药，其中不乏升降理论的体现。如大黄、荆芥穗伍用，原出自明代孙一奎的《赤水玄珠》，方名倒换散，治癃闭，大便不通，少腹急痛，肛门肿痛。大黄苦寒，其性重浊，主沉降，其力猛而善行，为攻下之要药；荆芥味辛芳香，性温不燥，气质轻扬，长于升散，入手太阴、足厥阴气分，其功能长于发表散邪，祛经络中之风热。大黄以降为主，荆芥以升为要。二药伍用，一升一降，相互制约，相互促进，清升浊降，共收清热通便之功。又如晚蚕沙、皂荚子相配，出自清代吴鞠通《温病条辨》宣清导浊汤。用于治疗湿温久羁，弥漫三焦，神昏窍阻，少腹硬满，大便不下。盖晚蚕沙祛风除湿，活血定痛，和胃化浊；皂荚子降浊润燥，润肠通便，祛风消肿。晚蚕沙以升清为主，皂荚子以降浊为要。二药伍用，可用于治疗头昏头晕、胃胀、腹痛，证属清浊升降失调者及大便硬结、排便困难或大便初硬后溏者。

第三节　中医经典中的调节脾胃升降理论

一、张仲景《伤寒杂病论》调寒热复脾胃升降理论

脾胃升降功能的正常与否，与寒热关系最为密切，可以说寒热是升降的重要体现，调寒热是恢复升降平衡的主要方法。《伤寒杂病论》开辟了寒热并用的先河，诸多寒热并用方

剂至今仍然是消化系统疾病治疗中的效方，因此笔者总结了临床运用张仲景《伤寒杂病论》调寒热复脾胃升降理论的体会。

《灵枢·师传》中首次记载有关脾胃病寒热错杂的论述："胃中寒、肠中热则胀而且泄，胃中热、肠中寒则疾饥，小腹痛胀。"由于脾胃的生理特性，脾喜燥恶湿，胃喜润恶燥。脾胃可单受其所恶、因湿或燥邪所伤：湿困脾阳，寒从中生；燥伤胃阴，热由中起，而分别导致寒热之证。此外脾胃也可寒热同病，因脾阳、胃阴各自特性而表现为寒热错杂之证。《黄帝内经》所云"热者寒之，寒者热之"，乃治疗之常法，因此寒热并用类方剂在临床中被广泛应用。笔者针对脾胃系疾病寒热错杂病机，常运用的寒热并用类经方有：栀子干姜汤、半夏泻心汤、附子泻心汤、生姜泻心汤、甘草泻心汤、黄连汤、乌梅丸、麻黄升麻汤、干姜黄芩黄连人参汤、大黄附子汤、连理汤等，在临床上取得良好的疗效，兹介绍体会如下。

（一）栀子干姜汤

《伤寒论》第80条曰："伤寒，医以丸药大下之，身热不去、微烦者，栀子干姜汤主之。"本方用于伤寒经医者误用丸药攻下，表邪未解，而反入里，郁热停于胸膈，攻下损伤脾胃阳气，出现中焦虚寒，下利腹痛。用苦寒之栀子清上焦郁热以除烦，伍辛热之干姜温中焦虚寒以止利。栀子与干姜的组合是《伤寒论》中最小的寒热并用组合，主治在里的上热中寒之证，笔者在临床中，常常使用栀子干姜汤治郁火胃痛，每收捷效，同时对于胆石症急性发作、胆道蛔虫病并发感染所引起的胃脘部疼痛，如证属实热者，用此方配合金铃子散亦有良好的止痛作用。

（二）半夏泻心汤

寒热并用的泻心汤类方包括半夏泻心汤、生姜泻心汤、甘草泻心汤、附子泻心汤以及黄连汤等。从药物配伍来看，寒热并用的泻心汤类方主要由三组药物组成：一是黄芩、黄连苦寒通降泄热，二是干姜、半夏辛散开痞散结，三是人参、甘草、大枣甘温补益脾胃。三者组合使得泻心汤类方寒热互用、辛开苦降、攻补兼施，共奏平调寒热、和中消痞之功，是一类调理脾胃、寒热并用的良方。

半夏泻心汤是《伤寒杂病论》中寒热并用的经典方，《伤寒论》第149条云："伤寒五六日，呕而发热者，柴胡汤证具，而以他药下之，柴胡证仍在者，复与柴胡汤。此虽已下之，不为逆……但满而不痛者，此为痞，柴胡不中与之，宜半夏泻心汤。"《金匮要略》载："呕而肠鸣，心下痞者，半夏泻心汤主之。"半夏泻心汤由半夏、黄芩、干姜、人参、甘草、黄连、大枣组成。方中既有辛温之半夏、干姜，又有苦寒之黄芩、黄连，以及甘补之人参、甘草、大枣。本方清上温下，辛开苦降，蠲痰消痞，为治疗心下痞的主方，也被后世称为辛开苦降法的代表方。半夏泻心汤主治肠鸣、下利、心下痞，其病机为本虚标实，寒热错杂，以黄连清胃热、止下利，半夏降逆和胃，主治心下痞，为君药；黄连与半夏相配可清热降逆；干姜佐半夏味辛开痞；黄芩佐黄连味苦泄热；人参、甘草、大枣补益脾胃而治本虚。本方临床用于慢性胃炎、胃食管反流病等证属寒热错杂所致的胃脘胀满、烧心反酸、胃脘喜温喜按等症状具有较好疗效。

（三）附子泻心汤

《伤寒论》第 155 条曰："心下痞，而复恶寒汗出者，附子泻心汤主之。"本条文所论述的是心下痞兼见恶寒汗出，乃邪热聚于里，体表阳虚失温煦于外，故用附子泻心汤泻热消痞，温经回阳。本方由大黄、黄连、黄芩、附子组成，在《伤寒论》中，对其煎煮方法有所要求：三黄以开水浸渍少顷取汁，以去其重浊之味，取其清扬之气。附子一味另煎取汁。将上述药汁混合，分两次温服。本方以三黄祛邪热以消痞，以炮附子温阳固表，章虚谷言："熟附达下不凝上，三黄泻上不伤下，邪去而阳气保固。"本方与半夏泻心汤的区别是半夏泻心汤主中虚痰气痞证，症以痞、利、呕为主，本方以附子合三黄，如《医宗金鉴》所言"意在泻痞之意轻，扶阳之意重也"，临床上用于功能性消化不良等疾病出现痞证兼见畏寒或表虚汗出患者，疗效较好。

（四）生姜泻心汤

《伤寒论》第 157 条曰："伤寒汗出，解之后，胃中不和，心下痞硬，干噫食臭，胁下有水气，腹中雷鸣，下利者，生姜泻心汤主之。"生姜泻心汤是在半夏泻心汤中减去干姜二两，加入生姜四两而成，重在以生姜辛散和胃，治太阳病误下后，脾胃升降不利，水饮内停，腹中雷鸣；同时脾之清阳下陷，可见痞利兼见的病证。方中以生姜为君药，辛散水饮，和胃散寒；以半夏、黄芩、黄连为臣药，其中半夏降逆止呕、消痞散结，黄芩、黄连苦寒泄热，三者合用开痞塞之结，助君药运脾和胃、散水饮痞结；佐以大枣、人参扶中补虚，干姜温中散寒，炙甘草调和诸药。全方温而不燥，寒而不凝，共奏温散水气、补益脾胃、散痞清心之效。笔者在临床上用于素体脾虚湿盛，水气内停，水热互结所致的痞满具有较好疗效，对功能性消化不良、腹泻型肠易激综合征疗效确切，可明显减轻患者胃脘胀满、胃肠鸣响等症状。

（五）甘草泻心汤

《伤寒论》甘草泻心汤出自第 158 条，其云："伤寒中风，医反下之，其人下利日数十行，谷不化，腹中雷鸣，心下痞硬而满，干呕，心烦不得安。医见心下痞，谓病不尽，复下之，其痞益甚。此非结热，但以胃中虚，客气上逆，故使硬也。甘草泻心汤主之。"甘草泻心汤着眼于谷不化之胃气虚弱与实热内结的矛盾点，故组方时在半夏泻心汤基础上，重用炙甘草为君药至四两，以炙甘草、人参、干姜、大枣甘温培土，中土得补则客气无上逆之处；黄连、黄芩合用，苦寒清热燥湿消湿热之结，偏于补中止泻；半夏辛苦燥湿降逆，可散痞结之邪。全方共奏培中固土、降逆开痞之效，治疗太阳病误下中虚气逆之证。笔者在临床上以甘温培中、苦寒清泄之甘草泻心汤治疗脾胃气虚证型慢性胃炎或复发性口腔溃疡等疗效较好。

（六）黄连汤

黄连汤出自《伤寒论》第 173 条，其云："伤寒，胸中有热，胃中有邪气，腹中痛，欲呕吐者，黄连汤主之。"全方由黄连、炙甘草、干姜、桂枝、人参、半夏、大枣七味药组成。方中主以苦寒之黄连，清热燥湿，力主上焦之热；次以辛热之干姜，发诸经寒气，健运脾阳，温中焦之虚寒；桂枝辛温散寒，宣通上下之阳气，亦能入肝经，解郁除烦；半夏降逆止呕而和胃，引阳入阴；炙甘草、人参、大枣，健运脾胃，复中焦升降之机。全方清上温下，调和脾胃，是治疗上热下寒的代表方剂。本方主治中焦枢纽升降失常，阴不得升，阳无以降而致上热下寒的病证。临床上腹泻型肠易激综合征、复发性口腔溃疡、溃疡性结肠炎或慢性胃炎见寒热错杂证时可用此方。

（七）乌梅丸

乌梅丸首见《伤寒论》第338条，其云："伤寒，脉微而厥，至七八日肤冷，其人躁无暂安时者，此为脏厥，非蛔厥也。蛔厥者，其人当吐蛔。今病者静，而复时烦者，此为脏寒，蛔上入其膈，故烦，须臾复止，得食而呕，又烦者，蛔闻食臭出，其人常自吐蛔。蛔厥者，乌梅丸主之。又主久利。"乌梅丸由乌梅、桂枝、细辛、蜀椒、黄连、黄柏、干姜、附子、人参、当归组成，治疗寒热错杂、上热下寒而致的胃脘疼痛、肠鸣下利等。方中乌梅味酸，能涩肠止泻，又入厥阴经能柔肝止痛，为方中君药。桂枝味辛甘性温，可温经散寒止痛；蜀椒、细辛辛温，与桂枝配伍，辛甘化阳，温补脾肾之阳；黄连、黄柏苦寒，清热泻火、止泻止利；附子、干姜辛热之药，为阳中之阳，入脾肾经，温补脾肾之阳；人参归脾、肺、心、肾经，为补脾气之要药；当归有补益气血之功，可养血、止血，能治疗黏液脓血便。在方剂学中，乌梅丸归类为杀虫剂，但柯韵伯在《伤寒来苏集》中提出："乌梅丸为厥阴主方，非只为蛔厥之剂。"诸多医家逐渐认识到乌梅丸主治厥阴病，认为乌梅丸乃厥阴病代表方，主治寒热虚实错杂之证，并非简单的杀虫剂。乌梅丸在临床应用中，如能抓住厥阴病的特征，往往能收到意想不到的效果。笔者临床中见中重度溃疡性结肠炎患者，症状见腹泻次数频繁，黏液脓血便明显，伴腹痛、里急后重、全身怕冷等症状，可辨证为湿热瘀阻、脾肾阳虚证，此类患者往往西药治疗效果不佳，临床使用乌梅丸能充分发挥止利作用，快速控制病情。

（八）麻黄升麻汤

麻黄升麻汤出自《伤寒论》第 357 条，其云："伤寒六七日，大下后，寸脉沉而迟，手足厥逆，下部脉不至，咽喉不利，唾脓血，泄利不止者，为难治，麻黄升麻汤主之。"本方由十四味药组成，方中麻黄、升麻辛散祛邪，石膏、知母清泻胃热，黄芩清肺热，玉竹、当归、芍药、天冬养血活血排脓；中焦虚寒，方中茯苓、桂枝、白术、甘草暗合苓桂术甘汤，伍干姜温脾化饮。全方寒热并用，外散内清，温脾化饮，用于治疗伤寒大下之后，损伤中焦阳气，中焦虚寒，固摄不及，久泻伤阴，阴水无法上济，上焦阳气闭郁，郁久化火，火灼津伤，阴亏火盛，化毒入血，灼伤脉络，出现"咽喉不利，唾脓血"等肺热脾寒的症状。肺与大肠相表里，本方寒热并用，攻补相兼，可外解太阳寒邪，内清阳明之热，下温太阴之寒，又配有滋养肺阴之品，笔者在临床上运用此方化裁治疗慢性肠炎效如桴鼓。

（九）干姜黄芩黄连人参汤

干姜黄芩黄连人参汤出自《伤寒论》第 359 条，其云："伤寒本自寒下，医复吐下之，寒格，更逆吐下；若食入口即吐，干姜黄芩黄连人参汤主之。"《伤寒论本旨》注解："食入口即吐者，阻在上脘，阴阳不相交通，故以干姜、芩、连寒热并用，通其阴阳，辛苦开泄以降浊，人参补正而升清，则中宫和而吐利可止矣。"本方中黄连、黄芩苦寒清上焦热，干姜温中散寒、健运脾阳，人参补气升清，全方共奏清上温下、健脾补虚之功，适用于脾寒胃热夹虚证。黄连汤、泻心汤等寒热并用类方可以看作是本方的衍生。本方临床中用于急慢性胃肠炎、消化性溃疡等疾病具有良好疗效。

（十）大黄附子汤

大黄附子汤记载于《金匮要略·腹满寒疝宿食病脉证第十》，其云："胁下偏痛，发热，其脉紧弦，此寒也，以温药下之，宜大黄附子汤。"方由大黄、附子、细辛三味药组成。方中大黄味苦性寒，可荡涤肠胃、通利水谷；附子味甘辛性热、细辛味辛性温，可散寒止痛、温通脾肾。全方共奏温里散寒、通便止痛之功。《金匮玉函要略述义》云："大黄附辛相合成剂，性味融和，自为温利之用。"笔者体会本方寒热并投，刚柔并用，不仅培肾阳之本，又能荡涤肠胃、通泻浊毒，适用于老年脾肾阳虚、寒积里实之便秘等疾病，临床上具有很好疗效。

二、李东垣《脾胃论》补脾胃泻阴火升清阳法恢复脾胃升降理论

李杲，字明之，晚号东垣老人，宋金时真定（今河北正定）人，为金元四大家之一。东垣年少聪慧，习儒好医，博学强记，20余岁时因其母患病失治于庸医之手，痛悼而立誓学医，后捐金帛师从著名医家张元素，尽得其学。在其师思想影响下，结合《内》《难》、仲景等前贤学术经验，力纠时弊，阐发《黄帝内经》土者生万物理论，创立脾胃学说，提出"百病皆由脾胃衰而生"的论点，创升阳泻火和甘温除热治法，被后世尊称为补土派，著有《脾胃论》等。补脾胃泻阴火升清阳法

是李东垣学术思想的主要体现，该法对于恢复脾胃升降极其重要，笔者亦受其启发，用之临床疗效颇佳，现总结如下。

（一）论百病究因脾胃

李东垣创立脾胃学说，提出人以胃气为本，"脾胃之气既伤…而诸病之所由生也"（《脾胃论·脾胃虚实传变论》），认为人体脾胃伤损可内生百病。

1. 上承《内》《难》，法继前贤 李东垣在《脾胃论·〈内经〉仲景所说脾胃》一文中言："著论处方已详矣……复以《内经》仲景所说脾胃者列于下。"在《内外伤辨惑论·序》中其言："仆幼自受《难》《素》于易水张元素先生，讲诵既久，稍有所得……撰《内外伤辨惑论》一篇。"可见其脾胃学说是源于经典，并受张仲景和其师张元素的影响而形成的。如其援引《素问·平人气象论》云："人以水谷为本，故人绝水谷则死，脉无胃气亦死。"《素问·经脉别论》云："食气入胃，散精于肝，淫气于筋。食气入胃，浊气归心，淫精于脉……饮入于胃，游溢精气，上输于脾。"《脾胃论·〈内经〉仲景所说脾胃》云："仲景云：人受气于水谷以养神，水谷尽而神去。故云安谷则昌，绝谷则亡，水去则荣散，谷消则卫亡，荣散卫亡，神无所依。"即是明证。同时，李氏创立升阳散火、甘温除热的治疗大法也是受其师"运气不齐，古今异轨，古方新病，不相能也"革新思想的影响。此外，其所处的时代环境对他的学说形成也有一定影响，时值金元战乱，百姓朝饥暮饱，起居不时，寒温失所，东垣所见，因内伤误治为外感而殁者众多，这些都是其学说形成的因素。

2. 脾胃元气不相离，又司气机升降 李东垣强调人以胃气为本，认为脾胃与人体元气关系密切，故云："夫元气、谷气、荣气、清气、卫气、生发诸阳上升之气,此六者,皆饮食入胃,谷气上行,胃气之异名,其实一也。"(《内外伤辨惑论·辨阴证阳证》)"元气之充足,皆由脾胃之气无所伤,而后能滋养元气。"(《脾胃论·脾胃虚实传变论》)元气又名真气,来源于人身先天之精,而元气的充盈依赖于后天水谷精微即胃气的滋养。脾胃受损则元气病,是其立论的重要依据。

同时,李氏认为脾胃与人体其他脏腑密切相关,是一身升降之枢纽。这一认识来源于《黄帝内经》五行生克和升降理论,其云:"天以阳生阴长,地以阳杀阴藏。""清阳出上窍,浊阴出下窍。"又云:"清气在下,则生飧泄。浊气在上,则生䐜胀。"李氏进一步阐发升降思想,认为自然万物的变化不过升降浮沉,"天地阴阳生杀之理"都在升降浮沉之间。一年四季,以春为始,春夏地气升浮,万物由萌芽而蕃秀,时至秋冬,则天气肃降而收藏,万物凋零而败落。一年之气的升降唯长夏土气居于中央,为四时变化升降浮沉的枢纽。而在人体,脾胃属土位于中州,则是人体一身气机升降的枢纽。故而他提出:"在人则清浊之气皆从脾胃出。"(《脾胃论·阴阳升降论》)"盖胃为水谷之海,饮食入胃,而精气先输脾归肺,上行春夏之令,以滋养周身,乃清气为天者也;升已而下输膀胱,行秋冬之令,为传化糟粕,转味而出,乃浊阴为地者也。"(《脾胃论·天地阴阳生杀之理在升降浮沉之间论》)李氏重视脾胃升清降浊的作用,认为若脾胃升降功能失常,则诸病皆起。

3. 诸事有过,皆损脾胃 李东垣强调脾胃与元气的密切关系,及脾胃在人身中的枢纽作用,由此提出"百病皆由脾胃衰而生"的观点,李氏认为"变化百病,其源皆由喜怒过度,饮食失节,寒温不适,劳役所伤"(《内外伤辨惑论·辨阴证阳证》),在其著作中,主要涉及脾胃的致病因素包括以下几种。

饮食劳倦："夫饮食不节则胃病，胃病则气短，精神少而生大热，有时而显火上行，独燎其面。……胃既病，则脾无所禀受。……故亦从而病焉。形体劳役则脾病，脾病则怠惰嗜卧，四肢不收，大便泄泻。脾既病，则其胃不能独行津液，故亦从而病焉。"（《脾胃论·脾胃胜衰论》）"有脾胃以受劳役之疾，饮食又复失节，耽病日久，事息心安，饱食太甚，病乃大作。"（《内外伤辨惑论·辨阴证阳证》）

外邪所伤："天地之邪气，感则害人五脏六腑，及形气俱虚，乃受外邪。不因虚邪，贼邪不能独伤人，诸病从脾胃而生明矣。"（《脾胃论·脾胃虚实传变论》）

七情过极："喜、怒、忧、恐，损耗元气，资助心火。火与元气不两立，火胜则乘其土位，此所以病也。"（《脾胃论·脾胃虚实传变论》）

医者误治："人以胃土为本……粗工不解读，妄意施用，本以活人，反以害人。"（《脾胃论·脾胃虚实传变论》）"举世医者，皆以饮食失节，劳役所伤，中气不足，当补之证，认作外感风寒，有余客邪之病，重泻其表，使荣卫之气外绝。"（《内外伤辨惑论·辨阴证阳证》）

李东垣秉《内》《难》之旨，承仲景、洁古思想，阐发土为万物之本，强调人以胃气为本，提出"百病皆由脾胃衰而生"的观点，进一步说明饮食劳倦、外邪、七情过极、医者误治等均可损伤脾胃而影响人体元气及气机升降，为其脾胃学说奠定了生理病理理论基础。

（二）述病机新立阴火

在明确了内生百病与脾胃的关系后，李氏又提出"阴火"以阐明脾胃内伤的致病病机，但因其著作中多处涉及阴火，如

"心火者，阴火也""下元阴火""阴血伏火""肾为阴火""肾间阴火沸腾"等，其表述有所不同，致使后世对阴火究竟为何莫衷一是。正确把握阴火的内涵，是深入理解李氏脾胃学说的关键，对提高临床内伤病诊治水平也有重要指导作用。由于李氏并未明确指出阴火的定义，笔者认为，探求阴火的本质，可以先从其产生机理分析，进而可明确其内涵。

1. 阴火的产生 李氏对阴火的产生有详尽的论述。"若饮食失节，寒温不适，则脾胃乃伤；喜、怒、忧、恐，损耗元气。既脾胃气衰，元气不足，而心火独盛。心火者，阴火也，起于下焦，其系于心，心不主令，相火代之；相火，下焦胞络之火，元气之贼也。火与元气不两立，一胜则一负。脾胃气虚，则下流于肾，阴火得以乘其土位……此皆脾胃之气不足所致也。"（《脾胃论·饮食劳倦所伤始为热中论》）可见阴火的产生根本原因是脾胃受伤，元气不足。

究其产生机理，各家又有不同意见，主要在于对论中心火、相火、下焦胞络之火的理解差异。笔者认为李氏阐释阴火机理在"心火者，阴火也，起于下焦"和"脾胃气虚，则下流于肾，阴火得以乘其土位"两句。第一，其说明了阴火的起源在下焦。第二，阴火的产生是由于脾胃气虚，精微不布，下流于肾；肾中相火失制，上犯脾土，复损元气。李氏认为脾胃是人身升降之枢纽，脾主升清，胃主降浊，脾胃功能正常，升降有度，则"清气在上，浊气在下"而无病，若脾胃升降功能失常，脾不主升而不能布散精微，则会阴阳逆乱，清气不升，浊气不降，本潜藏于肾中的相火才有机上乘。脾胃虚衰，元气不足，为何会产生火热？李氏云："脾胃气虚，不能升浮，为阴火伤其生发之气，荣血大亏，荣气不营，阴火炽甚，是血中伏火日渐煎熬，血气日减，心包与心主血，血减则心无所养，致使心乱而烦，病名曰悗……故加辛甘微温之剂生阳气，阳生则阴长。"（《内外伤辨惑论·饮食劳倦论》）可见，脾胃气虚，复被相火克伐生气，人身气血生化无源，"荣气不营"，血中生伏火，进一步煎熬阴血，故而，阴火是因脾胃虚衰，元气不足，营阴亏损而产生的。

2. 阴火内涵　在明确阴火产生机理后，对阴火的内涵则容易把握。笔者认为，东垣所说阴火其实是阴中之火。火本属阳，东垣却名之为阴，似乎矛盾，《景岳全书》云："以精气分阴阳，则阴阳不可离；以寒热分阴阳，则阴阳不可混。"或可解释此说，阴火之阴实际是就人体精气而言，故此处的阴指的是人体内广义范围的阴精，而此处的火异于六淫之火，也非五行之火，而是东垣借以阐明内生热病的原因。《黄帝内经》云："诸热瞀瘛，皆属于火。"故东垣将脾胃内伤形成的热证病机定位为火。

明确阴火为阴中之火，对其不同表述便易理解。如"饮食失节，寒温不适，脾胃乃伤，此因喜、怒、忧、恐，损耗元气，资助心火。火与元气不两立，火胜则乘其土位"（《脾胃论·脾胃虚实传变论》），此处的心火当属于阴火，而不等于阴火，因元气耗损，中焦不能"受气取汁"，心血化生不足，而心火旺盛。"时显热燥，是下元阴火蒸蒸发也，加真生地黄二分，黄柏三分"（《脾胃论·脾胃虚弱随时为病随病制方》），此处阴火乃因下元真阴不足产生，其用药亦是佐证。"脾胃气虚，不能升浮，为阴火伤其生发之气"（《内外伤辨惑论·饮食劳倦论》），此处阴火应是肾中之相火。"阴火乘土位，清气不生，阳道不行，乃阴血伏火"（《脾胃论·脾胃虚则九窍不通论》），此处伏火当是阴血不足所生之火。由此可见，将阴火理解为阴中之火，则不必惑于阴火是相火还是心火等论，对东垣的不同表述也可进一步理解。

3. 阴火证候 脾胃虚衰，元气不足，阴火内生，是脾胃内伤生百病的基本病机，致病过程中涉及其他脏腑，东垣在《脾胃论·脾胃胜衰论》中提出了阴火致病的传变规律，即"至而不至，是为不及，所胜妄行，所生受病，所不胜乘之"。如心与小肠乘脾胃则烦躁闷乱，或四肢发热，或口干、舌干、咽干；心火旺肝木实可见身体沉重，走疰疼痛，或母病生内障等。若阴火上冲则会气喘、烦热、头痛、口渴、脉洪；若阴火不上冲，脾胃元气损伤，则其人四肢不收、嗜卧、怠惰、精神不足。由此可知，阴火致病，可见脾胃元气不足的证候，也可见火热证候，并因其致病部位的不同而表现不同。针对阴火致病的病因和致病特点，李氏以补脾胃、升阳气、泻阴火为大法组方用药，开甘温除大热之先河。

（三）制新法用药有度

李东垣依据脾胃内伤致病的特点，重视脾胃升降功能，主张升发脾胃阳气，同时又注意潜降阴火，确立了升阳散火、甘温除热的治疗大法，并提出了诸多制方用药的运用法度，颇具特色。

1. 升阳散火 脾胃虚弱，元气不足，其气常下流于肾，而致阴火上冲，故李东垣提出升脾胃之阳，散降阴火的治疗方法，最能体现这一治法的方剂当属李氏所创补脾胃泻阴火升阳汤，药用柴胡、黄芪、炙甘草、苍术、羌活、升麻、人参、黄芩、黄连、石膏。方中以柴胡为君以升阳，黄芪、人参、炙甘草为臣补益脾胃之气，又用苍术、羌活、升麻以除湿散火，黄芩、黄连、石膏以泻阴火，诸药同用达到补益脾胃、升阳散火的功效。针对脾胃虚弱元气不足、阳气不升、阴火上乘的主要病机，分别运用益气、升阳、泻阴火的治法，条条对应，症症相扣。笔者认为这是李东垣脾胃学说的核心方剂，能够全面体现其治疗脾胃病时补脾胃、升阳气、降阴火的学术思想。

李东垣这一治法另一个代表方是升阳散火汤，本方在《内外伤辨惑论》《脾胃论》《兰室秘藏》中均有记载，由升麻、葛根、独活、羌活、白芍药、人参、炙甘草、柴胡、防风、生甘草组成。《脾胃论·治法用药若不明升降浮沉差互反损论》记载"治男子妇人四肢发热，肌热，筋痹热，骨髓中热，发困热如燎，扪之烙手，此病多因血虚而得之，或胃虚过食冷物，抑遏阳气于脾土，火郁则发之"。本方以人参、甘草培补元气，又以升麻、葛根、柴胡、羌活、独活、防风等风药以助阳气之升浮，解阳气之郁滞。柴胡发散少阳之火，升麻、葛根发散阳明之火，羌活、防风发散太阳之火，独活发散少阴之火。全方主以风药升阳散火，辅以补药益气健脾，少佐白芍酸敛之品泻肝而益脾，且令散中有补，发中有收，共奏益气、升阳、散火之功，使郁火得散、阳气得升、气虚得补。

2. 甘温除热 甘温除热是李氏又一治疗大法，其代表方剂是补中益气汤和当归补血汤，前者用于气虚发热，后者用于血虚发热。李氏依据《黄帝内经》"劳者温之，损者温之"提出"辛甘温之剂，补其中而升其阳，甘寒以泻其火"来治疗此类内伤发热之证，开甘温除热之先河。补中益气汤中以黄芪为君，辅以人参、甘草以补益元气；用升麻、柴胡引清气上升，陈皮理胸中之气机，辅以当归以生阴血助降阴火，盖元气充足，阴血化生，阴火可消，身热可退。当归补血汤中黄芪五倍于当归，两者均为甘温之品，合用补气生血，力在生血，亦是甘温除热之妙用。

3. 脾胃虚五常法 李东垣认为脾胃是元气化生之源，提出脾胃病的五个常用治方。如胃病湿胜者，见四肢不收，怠惰嗜卧，或大便泄泻，可用平胃散；土不生金，肺脾气虚，见四肢发热、自汗，或大便泄泻，或皮毛枯槁者，用黄芪建中汤；若因脾胃不足，阳虚不生阴血，从四物汤摘取一二味，使阳生阴长；脾胃衰弱，气短脉弱，治以四君子汤；脾湿下流，下焦气化不行，或渴或小便不利，摘取五苓散一二味，化气利湿。这五个常用法所治病证，是脾胃虚的常见证，临床见此等证候，可从中加减选用。

4. 四时用药加减 人与自然相应，五脏四时主令各有不同，故李东垣强调顺应自然规律，即"脏气法时升降浮沉"的规律补泻用药，在《内外伤辨惑论》中列有"四时用药加减法"，《脾胃论》中列有"脏气法时升降浮沉补泻之图"，示后人以用药之灵机活法。如春月天温，于补中益气汤中加佛耳草、款冬花各五分；春初犹寒，少加辛热之益智仁、草豆蔻；夏月咳嗽，加五味子、麦冬；夏月热盛，加黄芩、黄连；秋凉及冬月咳嗽，加带节麻黄；口干嗌干，加葛根以引胃气上行；腹痛，加芍药、甘草缓急止痛；木克土之腹痛恶寒，选小建中汤；胁下痛加柴胡、甘草。此外，李氏尚有除风湿羌活汤、通气防风汤、升阳顺气汤、升阳补气汤、清暑益气汤、双和散、神圣复气汤等诸多方剂，从这些方中，可见李氏在治疗其他脏腑之病时仍以脾胃为重点。其临证用药，根据四时及脏腑功能灵活制方，体现了中医辨证论治的精髓。

5. 用药有所宜禁 李东垣指出"凡治病服药，必知时禁、经禁、病禁、药禁"，要顺应四时升降之理，汗下吐利之宜及分经用药。阳气有余阴气不足之病，饮食用药要切忌助阴泻阳，其他如助火损元气之品亦当禁。"察其时，辨其经，审其病，而后用药"是运用准则。此外，他还强调，凡内伤饮食之人，予药不可峻利，辛辣气薄之药，无故也不可乱服，否则更伤脾胃之气，真元败坏，促人寿期。必用消导药时，李氏提出用荷叶裹烧饭为丸，其制法别具一格，李氏解释："荷叶之一物，中央空虚……其色青，形乃空，清而象风木者也，食药感此气之化，胃气何由不上升……更以烧饭和药……滋养谷气而补令胃厚，再不至内伤。"故其后枳术丸类方必用此炮制方法，可谓匠心独运。

李东垣治疗脾胃病所用的升阳散火、甘温除热法则，及其提出的用药加减、宜禁等，既是其脾胃学说的核心内容，也为后世脾胃病的辨治提供了效法。

（四）培中元将息有法

李东垣认为胃气为人身之本，是充养元气的源泉，故"胃气不可不养"。在《脾胃论》下卷分列"脾胃将理法""摄养""远欲""省言箴"以示脾胃元气保养之法。"损其脾者，调其饮食，适其寒温"，李氏强调饮食起居对调养脾胃的重要性。饮食方面，五谷为养，五果为助，忌食大辛大咸；衣着方面要注意适应外界天气变化，同时"安于淡薄，少思寡欲，省语以养气，不妄作劳以养形"（《脾胃论·远欲》），达到积气成精、积精全神的目的。对于已病之人服药，他提出淡渗之药不可久服，按四时用药法度增减，无伐生生之气。依法将息调理，脾胃功能正常，水谷精微化生有源，人体胃气充盈，则元气有所滋养，病不生焉。

（五）思考与体会

李东垣提出"百病皆由脾胃衰而生"的观点，认为脾胃健运是元气充盈和气机升降正常的基础，确定了脾胃为一身枢纽的重要地位。其从阴火立论，阐述内伤热病的病机特点，并由此创立升阳散火、甘温除热的治疗法则，临床主要运用补脾胃降阴火升阳汤和补中益气汤加减治疗脾胃内伤、元气衰弱引起的疾病，并提出内伤外感的详细辨证要点，从脉、寒热、渴等多种角度提出十三辨，完善了内伤辨证理论体系，还提出摄生、省言、远欲的脾胃保养之法，更示人以脾胃之重要。李氏以脾胃学说留芳后世，成为补土派创始人，其学术思想对后世也产生了深远影响，即便在当代，其脾胃学说仍然具有重要的实用价值，深入研究脾胃学说的思想精华，具有现实指导意义。

三、黄元御《四圣心源》一气周流理论调节脾胃升降理论

黄元御，名玉路，又字坤载，号研农，别号玉楸子，山东昌邑人，清代医家，于乾隆十五年（公元 1750 年）"考授御医"，因其医术甚为精湛，乾隆皇帝亲题"妙悟岐黄"匾额赐予黄氏。黄氏一生著述颇丰，有《素问悬解》《灵枢悬解》《难经悬解》《伤寒悬解》《金匮悬解》《伤寒说意》《四圣心源》《四圣悬枢》《素灵微蕴》《长沙药解》《玉楸药解》《玉楸子堂稿》（已亡佚）等十二部医著，以及《周易悬象》《道德悬解》二书。《四圣心源》体现了其主要学术思想，黄氏十分推崇《内》《难》《伤寒》《本经》等古代经典医著，继承阴阳、五行、六气、气化等学说，并将这些学说精髓融贯于一体，发详其意，总结出"左路木火升发，右路金水敛降，中焦土气斡旋"的"一气周流理论"。研究黄元御的"中土"思想，对脾胃病辨治具有重要意义。

（一）中土枢轴，源于"天人合一"

黄元御依据《黄帝内经》天人相应思想，参以己见，提出"一气周流，土枢四象"的学术思想，强调中气在人体中的主导性和重要性。在《四圣心源》中，黄氏从阴阳变化、五行生克、脏腑生成、气血原本、精神化生、营气运行、卫气出入等方面深入详细地阐述了其对天人相参、阴阳五行、气运动观的认识和运用。阴阳变化方面，黄氏依据《周易·系辞上传》中所说的"易有太极，是生两仪，两仪生四象"以及《素问·阴阳应象大论》所说的"阴阳者，天地之道也，万物之纲纪，变化之父母，生杀之本始，神明之府也。治病必求于本。故积阳为天，积阴为地。阴静阳躁，阳生阴长，阳杀阴藏。阳化气，阴成形……故清阳为天，浊阴为地"等理论，认为阴阳二气始为一气，此一气即太极，太极所生之两仪即阴阳。既分阴阳，则有清浊，清升而浊降，升即为阳，降即为阴，阳气上升，浊气下降，清阳浊阴上下异位，清浊之间便是中气，此中气正是清阳浊阴升降的枢轴。在中气枢轴运动的作用下，清气向左旋转，上升而化为火，浊气向右旋转，下降而化为水，向上化火则热，向下化水则寒。向左旋转上升的清气刚刚升到一半，尚未化而为火之时，其化为木，木之气性温，如果性温的木气不停地上升，其积攒的温性之气升极而化为火。向右旋转下降的浊气刚刚降到一半，尚未化而为水之时，其化为金，金之气性凉，若是性凉的金气不断地下降，其积攒的凉性之气降极而化为水。总之，水、火、金、木四象来自中气的变化。五行生克方面，《四圣心源》云："春之温生夏之热，夏之热生秋之凉，秋之凉生冬之寒，冬之寒生春之温。土为四象之母，实生四象，曰火生土者，以其寄宫在六月火令之后，六月湿盛，

第三章 太极升降论

91

湿为土气也……故曰火生土，土生金也。"气血源本方面，黄氏提出肝藏血，肺藏气，而气源于胃，血本于脾。肝木即肾水之温升也，故肝血温暖而性生发。肾水温升而化木者缘于己土之左旋也，是脾为生血之本。心火清降而化金者，缘戊土之右转也，是以胃为化气之源。可以看出，黄氏对人体的生理认识，是源自对自然的思考，是天人合一思想的具体体现。

（二）一气周流，土枢四象

"一气周流，土枢四象"是后世对黄元御学术思想的总结概括。"一气"即中土之气，"周流"指人身之气左升右降，如环无端。"一气周流"的学术思想根本上源于《黄帝内经》天人相应的气化理论。《素问·六微旨大论》云："出入废则神机化灭，升降息则气立孤危。故非出入，则无以生长壮老已；非升降，则无以生长化收藏。"气机升降是万物生化的根本，而黄元御认为人体气机升降的根本在于中气浮沉，其言："土为四象之母""四象即阴阳之升降，阴阳即中气之浮沉。分而名之，则曰四象，合而言之，不过阴阳。分而言之，则曰阴阳，合而言之，不过中气所变化耳"。在黄元御"一气周流"理论中，"土寄中央"，将中气提高到阴阳枢轴的地位，强调"土枢四象"，进而勾勒出了以中土为轴、阴阳气机左升右降的一气周流，为阐释人体生理病理奠定了理论基础。中土脾胃为枢，己土为脾，左旋温暖而生肝木，肝木上升化热而为心火，肾水亦随肝脾左升，上济心火使心火不亢；戊土为胃，右转清凉而化肺金，肺金下降化寒则成肾水，心火亦随肺胃右降，下温肾水使肾水不寒。五脏以中土作枢，四象作轮，肝肾之气随脾左升，心肺之气随胃右降，一身之气升降有序，无往不贯，荣周不休，则百病不生。若中焦脾胃虚衰或其他四脏不足，或为邪所扰，不仅会使本脏气化功能失常引发疾病，还会影响气机运行波及他脏，进而使全身气机紊乱。由此可见，黄元御的一气周流思想中，脾胃是占据核心地位的。

（三）注重阳气，突出左路升发

黄元御重视人体阳气的作用，其在《素灵微蕴·藏象解》中云："物生于春夏，而死于秋冬，人之大凡，阳盛则壮，阴盛则老，及其死也，神魂去而精魄存，气虽亡而质仍在也，于此可悟阴阳之贵贱矣。"又云："阳性动而阴性止，动则运而止则郁，阳盛而生病者，千百之一，阴盛而生病者，尽人皆是，此凡物之大情也。"在其重阳思想指导下，黄氏提出土湿水寒木郁是诸多疾病的关键病机。中土在一气周流中起着枢轴斡旋之用，"湿则中气不运，升降反作，清阳下陷，浊阴上逆，人之衰老病死，莫不由此"。湿气困遏脾中清阳的升发，左路的升腾就失去了斡旋的动力，导致"水泛土湿，木气不达，则生意盘塞，但能贼土，不能生火以培土，此土气所以困败也"。"一切内外感伤杂病，尽缘土湿也。"在一气周流中，"己土上行，阴升而化阳，阳升于左，则为肝"，"厥阴风木生于肾水而长于脾土，水土温和，则肝木发荣，木静而风恬，水寒土湿，不能生长木气，则木郁而风生"，"故风木者，五脏之贼，百病之长，凡病之起，无不因于木气之郁，以肝木主生，而人之生气不足者，十常八九，木气抑郁而不生，是以病也"。可见黄氏对左路之阳升发的重视。

（四）培护中气，斡旋气机升降

重视中土、左路升发之气是黄氏主要学术思想，在其处方用药方面也有所体现。"中气者，和济水火之机，升降金木之轴。""中气旺则胃降而善纳，脾升而善磨，水谷腐熟，精气滋生，所以无病……中气衰则升降窒，肾水下寒而精病，心火上炎而神病，肝木左郁而血病，肺金右滞而气病。"其治中气虚之"黄芽汤"，方中人参3钱、甘草2钱、茯苓2钱、干姜2钱。黄氏注曰：中气之治，崇阳补火，则宜参、姜，培土泻水则宜甘、苓。此为治四维之根本。治阴虚之"地魄汤"，方中甘草2钱、半夏3钱、麦冬3钱、芍药3钱、五味子1钱、玄参3钱、牡蛎3钱。注曰：人知金水之亏，而不知胃土之弱。胃以阳体而含阴魄，旺则气化而阴生。此所以补阴之妙法。治阳虚之"天魂汤"，方中甘草2钱、桂枝3钱、茯苓3钱、干姜3钱、人参3钱、附子3钱。注云：人知其木火之衰，而不知其脾土之弱。脾以阴体而抱阳魂，旺则血生而神化。此所以补阳之妙法。由此可见黄氏对中土的重视。

基于土湿水寒木郁的病机认识，黄元御的用药思路主要体现如下。在其方中，可见其每以甘草、干姜温中、补中土之气；茯苓利湿，桂枝升达木气。水寒严重则加附子、蜀椒等；中气之亏则加人参、黄芪等；水湿之旺则加薏苡仁、白术等；肝木失荣，木郁风胜，则加白芍、当归、何首乌等滋肝清风。另外针对右路肃降，黄氏常用半夏、麦冬、杏仁、枇杷叶、竹茹等。其论治根本在于顾护中气，以恢复一身气机的左升右降。

总之，黄元御中土为轴、四象为轮的一气周流思想，将人体脏腑、气血的生理功能贯穿起来，形成了一个完整的辨治体系。笔者总结的太极升降论受黄元御一气周流理论的启发，是对其思想的完善与发展。

四、吴鞠通《温病条辨》等清利湿热法调节脾胃升降理论

湿热理论萌芽于《黄帝内经》，如"溽暑湿热相薄，争于左之上，民病黄疸而为胕肿。""湿热不攘，大筋软短，小筋弛长，软短为拘，弛长为痿"等论述，指出湿热与内伤杂病如水肿、痿证等密切相关。后世湿热理论在理法方药方面不断发展完善，至明清时已自成体系，吴鞠通《温病条辨》首创三焦辨证论治湿热，薛生白《湿热病篇》是湿热温病理论专著，吴又可创达原饮治疗湿热疫病，自此湿热理论已发展成熟。

湿热证是脾胃病临床上最为常见的证型之一，以脾胃功能失调为主要病机。脾胃失调，内湿停聚，复感受外来之湿热病邪，邪气乘虚而入，与内湿相引，同类相召，发为湿热证。笔者基于吴鞠通等诸多温病医家有关湿热理论的阐释及清利湿热法的应用，结合自己多年的临床经验与体会，拟从脾胃湿热证的生理病理、病因病机、分型治疗、用药体会及治疗禁忌五个方面对从"湿热"论治脾胃病作一全面论述，以期对临床实践有一定的参考价值。

（一）脾胃的生理病理

脾胃湿热证的形成与脾胃的生理病理特点密切相关。脾胃在生理上经脉相连，表里络属；胃纳脾运，纳化相因；脾升胃降，升降有度；脾湿胃燥，燥湿相济。在病理上胃主受纳、和降，病则浊阴不降，多燥、多实、多热之证；脾主运化、升清，病则清阳不升，多湿、多虚、多寒之证。脾胃一阴一阳、一表一里、一纳一运、一升一降、一燥一湿，相反而相成，共

同担负着化生水谷精微、濡养五脏六腑、四肢百骸的作用。脾胃升降的功能至关重要。脾喜燥恶湿，宜升则健；胃喜润恶燥，宜降则和。反之，脾胃气机升降失司则为病。在正常的生理情况下，脾升胃降枢机和畅，清升浊降，阴平阳秘，则胃肠功能正常而协调有序。

（二）脾胃湿热证的病因病机

脾胃湿热证的病因不外乎内外两端，内外因亦可相互作用。正如薛生白在《湿热病篇》中所言："有先因于湿，再因饥劳而病者，亦属内伤夹湿，标本同病。""太阴内伤，湿饮停聚，客邪再至，内外相引，故病湿热。"

内因可有饮食失宜、情志失调、劳逸失度、先天禀赋体质等因素。如酒食过量、嗜食膏粱厚味，碍胃伤脾，酿生湿热而致脾胃湿热证。思虑伤脾，脾失健运，水湿内停而湿热内生；多怒伤肝，肝木失于疏泄，脾土气机不畅，水谷之津失于运化，湿聚郁久而湿热由生。劳逸过度，耗伤脾胃之气，《脾胃论·脾胃胜衰论》曰："形体劳役则脾病……脾既病，则其胃不能独行津液，故亦从而病焉。"故易致湿热证内生。若其人脾胃素虚，体内水湿失于运化，郁而化热，导致湿热内生；若体肥多湿，阻碍中焦脾胃运化，亦可导致脾胃湿热；另有酒客之体里湿素盛，外邪入里，里湿为合而成脾胃湿热。

外感湿热、暑湿和寒湿之邪亦可致脾胃湿热证。湿属阴邪，其性黏滞，与阳热之邪相搏，胶着难解。脾胃同属中土，而湿为土气，与脾胃属同气相求，故湿热病邪侵入人体，易直趋中焦脾胃，阻碍脾胃气机，纳运失司，升降失常。暑热易侵入阳明，湿易困阻脾胃，因此暑湿相搏，易于阻滞脾胃气机。若外感寒湿之邪郁于体内，体内阳气得不到振奋伸展，阳聚日久化热，可导致寒湿热化而成脾胃湿热。

湿热蕴于脾胃，阻滞中焦，阻碍气机的升降以致脾失健运，胃失和降，出现胃脘胀闷、疼痛、纳呆、嗳气、恶心呕吐、便秘或泄泻。另外湿热蕴于中焦脾胃，尚能蒸上、旁达或下注影响其他脏腑组织，如湿热上蒸扰窍出现头重如裹、耳鸣、目昏、咽痛、喉肿、口腔溃疡等症状；湿热上蒸蒙神可出现但欲寐，或神志时清时寐；湿热上蒸熏肺可出现胸闷、咳嗽、多痰白黏。湿热旁达肝胆可出现胁胀、胁痛、黄疸等症；湿热旁达筋节可出现关节沉重或关节肿痛等症；湿热旁达肌肤可出现身重、水肿、湿疹、痤疮粉刺等症。湿热下注膀胱可出现少腹胀满，小便灼热、短涩、疼痛；湿热下注大肠可出现大便干结或大便黏滞等症；湿热下注女子胞可出现带下黄浊臭秽。另湿热滞络从化，热盛可入营动血，导致神志昏蒙，手足厥逆，日轻夜重，烦躁不宁，舌绛红光或鲜红起刺；热极寒化可损伤阳气，出现周身寒冷、汗出胸痞、口渴不欲饮、舌白脉细等症。

（三）脾胃湿热证的分型治疗

1. 湿热在表 临床上若患者外感邪气致病，病位以在表为主，兼及脾胃中焦，病机主要为湿温郁遏卫气，且湿重热轻。出现恶寒无汗、身热不扬、肢体困倦、肌肉烦疼、面色垢腻、口不渴或渴不欲饮、胸闷脘痞、大便溏而不爽、舌苔白滑或腻、脉濡缓或沉细似伏等症。可以理气化湿、疏表和中为法。方选用藿朴夏苓汤，其药物组成为：杜藿香，真川朴，姜半夏，赤苓，光杏仁，生薏苡仁，白蔻末，猪苓，淡香豉，建泽泻。此方重在祛湿，芳化、温化、渗化三法并用。

病案举隅：赵某，男，38 岁，2017 年 7 月 17 日初诊。

主症：感冒 3 天，恶寒身热，微微汗出，体温不高；次症：胸闷纳呆，周身困重，大便不成形。舌脉：舌质红，苔黄腻，脉弦滑。

西医诊断：上呼吸道感染；中医诊断：感冒。

中医辨证：湿热困表。

治法：芳香化湿，理气和中。

处方：藿朴夏苓汤加减。藿香 10g，厚朴 10g，陈皮 10g，半夏 9g，茯苓 15g，枳实 10g，竹茹 15g，杏仁 10g，白蔻仁 10g，炒薏仁 15g，泽泻 10g，猪苓 15g，炒白术 15g，神曲 15g，炙甘草 6g。14 剂，水冲服。

2017 年 7 月 31 日二诊：恶寒身热基本消失，纳食尚可，大便正常，小便平，周身困重缓解，舌质红，苔薄黄腻，脉细。守上方加羌活 10g，14 剂，水煎服，药后诸症消失。

若为夏季暑湿感冒，临床表现为面垢身热汗出，但汗出不畅，身热不扬，身重倦怠，头昏重痛，或有鼻塞流涕，咳嗽痰黄，胸闷欲呕，小便短赤，舌苔黄腻，脉濡数。可以清暑祛湿解表为法，方选新加香薷饮。药物组成：香薷、金银花、鲜扁豆花、厚朴、连翘（水五杯，煮取二杯。先服一杯，得汗止后服；不汗再服；服尽不汗，再作服）。方中香薷辛温发汗解表，能散阴邪而发越阳气；金银花、连翘辛凉发表，引邪外出；鲜扁豆花芳香发散，兼保肺中津液；厚朴和中化湿，散中焦之邪。共奏宣肺、清热、祛湿、透邪之功。

若病机为外感暑湿秽浊，邪在卫气，肠胃失调，出现发热恶寒、头痛胸闷、腹痛拒按、呕吐、肠鸣泄泻、口淡、舌苔白腻、脉濡缓等症，可以解表化湿、理气和中为法，方选藿香正气散。药物组成：藿香、紫苏、白芷、大腹皮、茯苓、白术、陈皮、半夏曲、厚朴、桔梗、甘草。方中藿香芳香化浊，理气和中；紫苏、白芷解表邪，利气机；厚朴、大腹皮燥湿除满消滞；半夏、陈皮、桔梗理气化痰；茯苓、白术、甘草和中健脾化湿。共奏解表、化湿、和中、消滞之效。

2. 湿热在半表半里 若湿热郁阻少阳，出现寒热如疟，午后加重；湿热滞留中焦，气机不畅，则见口苦膈闷、吐酸苦水或呕黄涎水而黏、胸胁胀痛、舌红苔黄腻、脉濡数等症，可以和解少阳、清热化湿为法，方选蒿芩清胆汤。药物组成：青蒿、淡竹茹、仙半夏、赤茯苓、黄芩、生枳壳、广陈皮、碧玉散。方中青蒿清暑热以透邪，黄芩化湿热以利胆，共为君药；竹茹、陈皮、半夏、枳壳理气降逆，和胃化痰，均为臣药；赤茯苓、碧玉散淡渗利湿，并导胆热下行，为佐、使药。全方有清胆热、化痰湿、畅气机之功。

病案举隅：胡某，女，58岁，2015年9月10日初诊。

主症：少腹间断性疼痛4年余，疼痛时有便意，便后腹痛消失，大便不成形。次症：反酸烧心。舌脉：舌质红，苔黄腻，脉弦滑。

西医诊断：腹泻型肠易激综合征；中医诊断：腹痛。

中医辨证：湿热郁滞少阳，热重于湿。

治法：芳香化湿，清宣透热。

处方：蒿芩清胆汤加减。青蒿15g，黄芩15g，陈皮10g，半夏9g，茯苓15g，枳实10g，竹茹15g，滑石15g，炙甘草6g，青黛3g，浙贝母15g，蒲公英15g，川楝子9g，延胡索10g，徐长卿30g，炒白术30g。14剂，水冲服。

二诊：两少腹痛减轻，偶有烧心，无嗳气反酸，纳食尚可，大便正常，小便平，易汗出，舌质红，苔黄腻，脉细。守上方加蒲黄10g、合欢皮15g、小茴香6g、龙胆草10g。14剂，水煎服。

三诊：两少腹痛偶作，无烧心嗳气，偶有反酸，纳食尚可，大小便平，舌质淡，苔白，脉细。守一诊方加海螵蛸30g、浙贝母加至30g、炒蒲黄10g、槟榔6g、龙胆草10g。14剂，水冲服。药后诸症消失。

若湿热郁遏膜原，病在半表半里，正邪交争，阳气受阻，不能布散，临床表现为寒热往来，身痛有汗，四肢沉重；湿浊内阻中焦，气机不通，则出现恶心呕逆，胸腹满闷，舌苔白腻甚或满布垢浊，苔如积粉，脉缓。可以开达膜原、辟秽化浊为法，方选达原饮。药物组成：槟榔、厚朴、草果仁、知母、芍药、黄芩、甘草。方中槟榔能消能磨，除伏邪，为疏利之药，又除岭南瘴气；厚朴破戾气所结；草果辛烈气雄，除伏邪盘踞。三味协力，直达其巢穴，使邪气溃败，速离膜原，是以为达原也。热伤津液，加知母以滋阴；热伤营气，加白芍以和血；黄芩清燥热之余；甘草为和中之用。

病案举隅：贾某，女，41岁，2016年7月13日初诊。

主症：右中下腹隐痛6个月余，无牵扯痛。次症：嗳气反酸烧心，胸闷喜太息，心烦易怒，月经量少。舌脉：舌质红，苔白厚如积粉，脉滑。

西医诊断：功能性腹痛（？），反流性食管炎（？）；中医诊断：腹痛，吐酸。

中医辨证：湿热阻遏膜原。

治法：宣化湿浊，理气止痛。

方药：达原饮加减。柴胡10g，枳壳10g，厚朴10g，青皮10g，黄芩15g，桔梗10g，草果15g，槟榔10g，荷叶15g，炙甘草10g，白芍15g，川楝子9g，延胡索9g，徐长卿30g，合欢皮15g，玫瑰花15g，生白术15g，浙贝母10g，蒲公英10g。14剂，配方颗粒，水冲服。

药后右中下腹疼痛明显减轻，嗳气仍存，反酸烧心减少，月经量少，舌质红，苔白厚，脉滑。仍用上方加减，药物如下：柴胡10g，枳壳10g，厚朴10g，青皮10g，黄芩15g，桔梗10g，草果15g，槟榔10g，荷叶15g，炙甘草10g，白芍15g，川楝子9g，延胡索9g，徐长卿30g，旋覆花15g，代赭石15g，威灵仙15g，浙贝母15g，蒲公英15g。14剂，配方颗粒，水冲服，药后诸症基本消失。

3.湿热弥漫三焦

（1）湿重于热　若病机为湿重热轻，湿遏卫阳，而出现恶寒无汗、身热不扬、肢体困倦、肌肉烦疼、面色垢腻、口不渴或渴不欲饮、胸闷脘痞、大便溏而不爽、舌苔白滑或腻、脉濡缓或沉细似伏等症，可以芳香辛散、宣化表里湿邪为法，方选三仁汤。药物组成：杏仁、飞滑石、白通草、白蔻仁、竹叶、厚朴、生薏苡仁、半夏。方中杏仁辛开苦降，开肺气，启上闸；白蔻仁芳香化浊，与厚朴、半夏同用，燥湿化浊之力颇强；薏苡仁、滑石、通草皆甘淡渗湿之品，使湿邪从下而去；用竹叶、滑石略事清热。全方具有开上、畅中、渗下之功。

病案举隅：林某，女，51岁，2017年5月23日初诊。

主症：恶心欲呕，口吐清水，有异味，牙龈发黏。次症：上肢困重，全身潮热，睡眠不佳，大便质黏。舌脉：舌淡，苔白腻，脉滑。

西医诊断：非萎缩性胃炎伴糜烂；中医诊断：呕吐。

中医辨证：中焦湿热。

治法：清热化湿，理气和中。

处方：三仁汤加减。苦杏仁10g，豆蔻10g，生薏苡仁15g，厚朴10g，通草6g，滑石15g，半夏9g，淡竹叶15g，青蒿15g，黄芩15g，青黛3g，枳实10g，竹茹15g，茯苓15g，陈皮 15g，皂角刺 10g，蚕沙 15g，炙甘草 6g。14 剂，颗粒剂，水冲服。

二诊：患者恶心、口中异味减轻，纳食稍增，大便不爽，舌淡，苔白腻，脉细。仍清热化湿、理气和中为主，守上方加焦山楂 10g、焦麦芽 10g，再服 14 剂后诸症消失。

（2）热重于湿　若病机为热重于湿，火毒炽盛，临床表现为大热烦躁，口燥咽干，错语不眠；或热病吐血、衄血；或热甚发斑，或身热下利，或湿热黄疸；或外科痈疡疔毒；小便黄赤，舌红苔黄，脉数有力等。可以清热解毒为法，方选黄连解毒汤。药物组成：黄连、黄芩、黄柏、栀子。《医方集解》云："三焦积热，邪火妄行，故用黄芩泻肺火于上焦，黄连泻脾火于中焦，黄柏泻肾火于下焦，栀子通泻三焦之火，从膀胱而出。盖阳盛则阴衰，火盛则水衰，故用大苦大寒之药，抑阳而扶阴，泻其亢盛之火，而救其欲绝之水，然非实热，不可轻投。"加减化裁：便秘者，加大黄泻下焦实热；吐血、衄血、发斑，加玄参、生地黄、牡丹皮以清热凉血；黄疸者，加大黄、茵陈清热祛湿退黄；疮疡肿毒者，加蒲公英、连翘以清热解毒。

4. 湿热阻滞脾胃

（1）湿热熏蒸气分　若病机为湿热蕴蒸气分，热重于湿，而出现胸脘烦闷、胃脘胀满、恶心呕吐、口渴、小便短赤、舌苔黄腻、脉滑等症，可以苦辛通降、化湿清热为法，方选连朴饮。药物组成：厚朴、川连姜汁炒、石菖蒲、制半夏、香豉炒、焦山栀、芦根。方中黄连清热燥湿，厚朴行气化湿，共为君药。石菖蒲芳香化湿而悦脾，半夏燥湿降逆而和胃，增强君药化湿和胃止呕之力，是为臣药。山栀、豆豉清宣胸脘之郁热；芦根性甘寒质轻，清热和胃，除烦止呕，生津行水，皆为佐药。

病案举隅：崔某，女，69岁，2017年3月30日初诊。

主症：上腹部疼痛，两胁胀满闷痛。次症：嗳气，偶反酸烧心，纳食差，食后胀满，大便黏腻不通畅，小便平。舌脉：舌暗，苔微黄腻，脉细。

西医诊断：非萎缩性胃炎伴糜烂；中医诊断：胃痛。

中医辨证：湿热中阻。

治法：清化湿热，理气和中。

处方：连朴饮加减。黄连6g，厚朴10g，芦根30g，半夏9g，栀子10g，石菖蒲15g，陈皮10g，茯苓15g，浙贝母30g，蒲公英30g，枳实10g，竹茹15g，瓜蒌30g，川楝子9g，延胡索10g，炙甘草6g。14剂，颗粒剂，水冲服。

二诊：药后上腹疼痛偶作，右腋侧疼痛，偶有嗳气，反酸烧心不明显，纳食欠佳，大便不干，小便平，舌暗，苔黄腻，脉细。仍以清化湿热、理气和中为主，守上方加徐长卿30g、焦三仙各10g、藿香10g、玫瑰花15g，14剂，后诸症消失。

（2）湿热阻滞中焦　若病机为中焦湿热阻滞，而出现身热、胸痞、汗多、舌红、苔白腻等症，《伤寒类证活人书》有云："湿温者不可表也。两胫逆冷，胸腹满，头目痛苦、妄言，必多汗者，湿温证也……白虎加苍术汤。"可以清热祛湿为法，方选白虎加苍术汤。药物组成：知母、炙甘草、石膏、苍术、粳米。《本事方释义》有云："知母气味苦寒，入足阳明；甘草气味甘平，入足太阴；石膏气味辛寒，入手太阴、足阳明；苍术气味苦辛温，入足太阴；白粳米气味甘平，入手足太阴。此治暑湿相搏而为湿温病者。以苦寒、辛寒之药清其暑；以辛温雄烈之药燥其湿，而以甘平之药缓其中，则贼邪、

第三章　太极升降论

正邪皆却，病自安矣。"

5. 湿热上蒸咽喉　若病机为湿温时疫，邪在气分，湿热并重，而出现发热、肢酸、倦怠，胸闷腹胀，身目发黄，口渴、咽颐肿痛，小便短赤，甚或泄泻、淋浊，舌苔白或厚腻或干黄等症，可以利湿化浊、清热解毒为法，方选甘露消毒丹。药物组成：飞滑石、淡黄芩、绵茵陈、石菖蒲、川贝母、木通、藿香、连翘、白蔻仁、薄荷、射干。方中重用滑石、茵陈、黄芩，其中滑石利水渗湿，清热解暑，两擅其功；茵陈善清利湿热而退黄；黄芩清热燥湿，泻火解毒。三药相合，正合湿热并重之病机，共为君药。湿热留滞，易阻气机，故臣以石菖蒲、藿香、白豆蔻行气化湿，悦脾和中，令气畅湿行；木通清热利湿通淋，导湿热从小便而去，以益其清热利湿之力。热毒上攻，颐肿咽痛，故佐以连翘、射干、贝母、薄荷，合以清热解毒、散结消肿而利咽止痛。

6. 湿热上蒸，扰窍蒙神　若病机为湿热上蒸，扰心蒙神，而出现胸腹灼热、烦躁不寐、神识时昏时清、夜多谵语、脉数舌绛等症，可以清营透热、化浊开窍为法，方选菖蒲郁金汤。药物组成：石菖蒲、炒栀子、鲜竹叶、牡丹皮、郁金、连翘、灯心、木通、淡竹沥（冲）、紫金片（冲）。方中石菖蒲、郁金、淡竹沥、紫金片开窍辟秽、清心凉血，牡丹皮、连翘、栀子、灯心透营转气清热，鲜竹叶、木通清热利尿、引邪外达。

7. 湿热下注大肠　若病机为湿热迫肠，分清泌浊功能失常而发为泄泻，临床表现为身热下利，胸脘烦热，口干作渴，喘而汗出，舌红苔黄，脉数或促。可以清热燥湿、厚肠止利为法，方选葛根芩连汤。药物组成：葛根、黄芩、黄连、甘草。方中葛根辛甘而凉，入脾胃经，既能解表退热，又能升脾胃清阳之气而治下利，故为君药。黄连、黄芩清热燥湿、厚肠止利，故为臣药；甘草甘缓和中，调和诸药，为佐使药。

若病机为湿热与气血相搏结于大肠而发为久痢，临床表现为腹痛，里急后重，身热，下利赤白脓血，肛门灼热，口渴欲饮，小便短赤，舌红苔黄腻，脉弦滑带数。可以清热燥湿、解毒止痢为法，方选白头翁汤。药物组成：白头翁、黄连、黄柏、秦皮。方中白头翁清热解毒，凉血止痢，为治痢的要药，配以黄连、黄柏清热燥湿，泻火解毒，秦皮清热凉血止痢。

病案举隅：吴某，女，31岁，2016年8月21日初诊。

主症：腹痛腹泻，每日7~8次，黏液脓血，里急后重。次症：肛门灼热疼痛，小腹怕凉，纳食尚可，口渴欲饮，小便平。舌脉：舌红，苔黄腻，脉弦滑带数。

西医诊断：溃疡性结肠炎，左半结肠，中度，活动期。中医诊断：久痢。

中医辨证：寒热错杂，湿热瘀阻。

治法：清热化湿，温中健脾，化瘀止血。

处方：白头翁15g，黄连6g，黄柏10g，秦皮10g，砂仁3g，炮姜10g，木香6g，陈皮10g，炒白术30g，炒白芍30g，苦参15g，地榆炭15g，槐花炭15g，三七6g，白及30g，炙甘草6g。14剂，颗粒剂，水冲服。

二诊：患者大便3~4次，有少量黏液脓血，腹痛里急后重明显减轻，守上方加减，治疗3个月诸症消失，复查肠镜：溃疡性结肠炎缓解期。

若病机为湿浊久羁，郁而化热，阻于大肠，耗液伤津发为便秘，因湿浊久羁，邪郁气结，肠道传导失常闭塞不通，则少腹硬满，大便黏滞不畅；热邪郁闭于内，上扰心神则神昏；舌苔浊腻、脉象沉实为湿热稽留之征。可以宣泄湿浊、通利二便为法，方选宣清导浊汤。药物组成：猪苓、茯苓、寒水石、晚蚕沙、皂荚子。方中寒水石色白性寒，由肺直达肛门，宣湿清热，合淡渗利湿之猪苓，甘少淡多之茯苓，以渗湿利气；蚕沙、皂荚子逐有形之湿。

病案举隅：吴某，男，61 岁，2014 年 10 月 22 日初诊。

主症：大便黏滞不畅 2 个月。次症：左下腹胀满不适，排便不畅，质黏不爽，睡眠欠佳。舌脉：舌红，苔白腻，脉滑。

西医诊断：功能性便秘。中医诊断：便秘。

中医辨证：大肠湿热。

治法：宣泄湿浊，通利大便。

处方：苦杏仁 10g，生薏苡仁 15g，厚朴 10g，枳实 10g，生白术 15g，茯苓 15g，泽泻 15g，法半夏 9g，陈皮 15g，皂角刺 10g，晚蚕沙 15g，威灵仙 15g，全瓜蒌 30g，炙甘草 6g。14 剂，颗粒剂，水冲服。

二诊：患者大便通畅，稍有黏滞，腹部胀满消失，排气较多，舌红苔白腻，脉细。仍宣泄湿浊，通利大便为主，守上方加槟榔 10g，再服 14 剂后诸症消失。

若病机为饮食积滞、湿热内阻，阻于大肠发为便秘，临床表现为脘腹胀痛、不思饮食、大便秘结或痢疾里急后重。可以消积导滞、清利湿热为法，方选枳实导滞丸。药物组成：枳实（炒）、大黄、黄连（姜汁炙）、黄芩、六神曲（炒）、白术（炒）、茯苓、泽泻。方中大黄为君，攻积泻热，使积热从大便而下；枳实为臣，行气消积，而除脘腹之胀满；佐以黄连、黄芩清热燥湿，又能厚肠止痢；以茯苓、泽泻利水渗湿，且可止泻；用白术健脾燥湿；神曲消食化滞，使食消而脾胃和。

8. 湿热旁达肝胆　若病机为湿热蕴结肝胆，疏泄失常，临床表现为头痛目赤、胁痛、口苦、阴肿、阴痒、小便淋浊或妇女带下黄臭等、舌红苔黄腻、脉弦数有力。可以清利肝经湿热、清泻肝胆实火为法，方选龙胆泻肝汤。药物组成：龙胆草、栀子、黄芩、木通、泽泻、车前子、柴胡、甘草、当归、生地黄。方中龙胆草大苦大寒，既能清泻肝胆实火，又能清利肝经湿热，故为君药。黄芩、栀子苦寒泻火，燥湿清热，共为臣药。泽泻、木通、车前子渗湿泄热，导热下行；实火所伤，损伤阴血，当归、生地黄养血滋阴，使邪去而不伤阴血，共为佐药。柴胡疏畅肝经之气，引诸药归肝经；甘草调和诸药，共为佐使药。

病案举隅：郑某，女，53岁，2015年10月22日初诊。

主症：舌边疼痛10年余。次症：心烦易怒，胸闷善太息，右胁肋胀满，纳食尚可，睡眠尚可，大便干结，小便正常，月经正常。舌脉：舌质红，苔黄腻，脉弦数。

西医诊断：舌炎；中医诊断：舌痛。

中医辨证：肝经湿热证。

治法：清利肝经湿热。

处方：龙胆泻肝汤加减。龙胆草10g，栀子10g，黄芩15g，柴胡10g，车前子10g，生地黄15g，竹叶15g，泽泻15g，通草6g，当归10g，炙甘草6g，全瓜蒌10g。14剂，颗粒剂，水冲服，日1剂，早晚服。

二诊：药后舌边疼痛明显缓解，大便不干，心烦易怒明显缓解，纳食尚可，睡眠尚可，偶有耳鸣腰酸，舌质红苔白，脉细。守上方加夏枯草10g、川牛膝15g，14剂，颗粒剂，水冲服。

三诊：舌边疼痛消失，无心烦易怒，耳鸣腰酸减轻，纳食尚可，大便正常，小便平，舌红苔白，脉细，上方加减继进，病情痊愈。

若病机为湿热蕴结肝胆，胆汁外溢，湿热并重，临床表现为一身面目俱黄、黄色鲜明、发热、无汗或但头汗出、口渴欲饮、恶心呕吐、腹微满、小便短赤、大便不爽或秘结、舌红苔黄腻、脉沉数或滑数有力。可以清热、利湿、退黄为法，方选茵陈蒿汤。药物组成：茵陈、栀子、大黄。方中重用茵陈为君药，茵陈苦泄下降，善清热利湿，为治黄疸要药。臣以栀子清热降火，通利三焦，助茵陈引湿热从小便而去。佐以大黄泻热逐瘀，通利大便，导瘀热从大便而下。

若病机为湿热蕴结肝胆，胆汁外溢，热重于湿，临床表现为一身面目俱黄、黄色鲜明、发热，小便短黄或赤如茶色，伴有发热、口干、纳差、腹胀、便溏、胁痛口苦、舌苔黄腻、脉弦数。可以清热、利湿、退黄为法，方选栀子柏皮汤。药物组成：栀子、黄柏、炙甘草。方中栀子、黄柏苦寒之品，可清热利湿，湿热去则黄退；炙甘草和中，以缓苦寒之性，不使苦寒之药损伤脾胃。

（四）湿热证用药体会

1.调理脾胃气机，气化则湿热易化 脾主运化水湿，湿邪又易困脾，在湿热病中，往往呈湿盛脾困之态，临床常用茯苓、薏苡仁、白术等健脾祛湿之品；若脾困不升则每易导致胃失和降，出现纳呆脘闷等症状，临床常用砂仁、白蔻仁、山楂、神曲、麦芽等醒胃消导之品；若湿邪黏浊，阻滞三焦气机，出现全身困重、脘腹胀满等症状，临床常用厚朴、枳实、大腹皮、苏梗、藿香梗、郁金等理气行滞之品。

2.湿热重在治疗湿，分为宣、化、燥、利四种祛湿法

（1）宣湿法 运用芳香宣透或微苦而辛之品，宣畅肺气，恢复"肺为水之上源"的功能，疏通肌腠，使邪从表解，津液得以上下输布，湿邪消除。宣湿法适用于湿热偏重于上焦者，症见身热午后较甚、汗出不解或发热恶寒无汗、身重头痛、小便短少、苔白腻、脉濡缓等。临床常用杏仁、白芷、青蒿、苏叶、香薷等药物。

（2）化湿法　化湿法是用气味芳香的药物醒脾、运脾，促进脾胃运化，消除湿浊。化湿法适用于湿浊中阻、脾为湿困之证。脾喜燥而恶湿，土喜暖而爱芳香。香可通气，能行中焦之气机，还可以解除因湿浊引起的脘腹痞满、嗳气吞酸、呕吐、泄泻、食少体倦、舌苔白腻、脉濡缓等脾胃气滞症状，临床常用藿香、佩兰、白豆蔻、郁金等药物。

（3）燥湿法　湿为阴邪，其性黏滞，湿邪中阻，易伤脾阳，更碍气机。气滞、阳虚又使湿邪内生，加重湿病。湿不自化，气机调畅则湿邪易化。燥湿法是用味苦性温的药物，燥脾土、健脾运，适用于湿浊内盛、脾为湿困、运化失常所致病证。临床常用半夏、苍术、草果、厚朴、大腹皮等药物。

（4）利湿法　利湿法用甘淡之品以通利水道，渗泻水湿，使湿邪从小便而出。利湿法适用于湿热下注，小肠泌别失职，症见大便稀溏、小便短赤者，临床常用滑石、通草、猪苓、泽泻、车前子、茯苓、薏苡仁等药物。

（五）湿热证治疗禁忌

临床上治疗脾胃病属湿热证者，需注意以下情况。

1.慎用甘温　对于湿热脾虚的患者，甘温之药能益气健脾，但同时甘温之药也可加重湿热困阻脾胃的局面，使痞满等症状加重；甘温也能益气化热，徒增热势。所以盲目使用甘温，可能导致脾虚未减而湿热反增。

2.慎用汗法　湿热病邪亦属温邪，温邪因本身具有伤津耗液之虞，故凡汗法等会损耗人体津液的治疗方法，皆需谨慎使用，以防耗津亡阴，而致证变。薛生白在《湿热病篇》中提道："湿病发汗，昔贤有禁，此不微汗之，病必不除，盖既有不可汗之大戒，复有得汗始解之治法，临证者当知所变通矣。"湿热之邪蕴于上焦，郁阻肌腠，宜使用芳香宣化之品，以宣透肌腠，通达腠理，令微汗而从汗解，不可使之大汗出。

3. 禁温补　中焦湿热未去之时，若误用附子、肉桂、人参、鹿茸等大辛大热、大温大补之药，则热可成火，火酿成毒，若火毒之势成，则后果不堪。

4. 禁滋润　若湿热胶结不化，虽已伤津，而仍舌苔厚腻，头重肢倦，湿热不化者，则滋润养阴之品却反成壅滞之害，其两阴相合，锢结不解，病难速愈。正如《温病条辨》所云："润之则病深不解。"

5. 禁攻下　湿热之邪蕴结胃肠，忌用大剂苦寒攻下，一方面湿热黏滞难去，应缓化而去，大剂攻下，走而不守，致宿垢不行，反行稀水；另一方面苦寒能伤脾胃之阳，易使清气下陷，湿热冰伏，日久难愈，而成坏证。如吴鞠通在《温病条辨》中所云："下之则洞泄。"

6. 饮食禁忌　脾胃主饮食物的受纳腐熟及输布水谷之精，若饮食过食肥甘厚味，嗜食饮冷烟酒，脾胃再伤，运化受损，难以吸收，则药力难达其所，致药物疗效不如预期。

湿热病的治疗过程及恢复期中，应特别注重饮食的清淡稀软，适凉温，禁油腻、生冷、烟酒、甜硬难以消化等物，以防其再伤脾胃，助长病势，甚至令病势死灰复燃。

第四节　太极升降论的核心内涵

在传承董建华教授脾胃病"通降论"学术思想基础上，笔者根据《周易》太极八卦理论重新梳理气机升降学说并有所领悟，总结了以太极升降论治疗脾胃病的经验，并由此提出太极升降论这一学术思想。

一、整体思想

太极升降的核心思想是以太极阴阳的变化思维，从整体观、动静观、平衡观的角度，认识人体脏腑气机的升降规律，即：肝、脾、肾左升，心、肺、胃右降，脾胃为枢纽，心肾上下相济。以太极思维把握气机升降的关键在于认识到气机升降并非单一的、机械的运动，而是寓动于静、脏腑密切相关、升已而降、降已而升的过程。与传统的肝升肺降理论相比，从太极阴阳整体、动态地理解气机升降，避免了单纯从脏腑角度理解气机升降的局限性，突出了人体生理病理过程中的整体性特点。从太极升降的思维来看，五脏六腑均可影响脾胃的气机升降，因此在临床诊治脾胃病时，需要从整体出发，以"胃生理主降，因滞而病，以通为治"的通降理论为指导，遵循太极思维以调整脾胃升降气机为核心，方能整体把握疾病发生发展的规律。

气机的升降出入运动是人体生命活动和脏腑功能的基本表现形式。生理上，脾主运化，其性升清，升则清阳得升，元气充沛，气血化源充足，阴火得以潜降。肝主疏泄，其性升发，升则气机调畅，气血流通，脾胃得助，生机向上。肾主藏精，其性潜藏，肾水上济心火，使心火不亢，达到心肾相交的状态，故脾、肝、肾气机主以左升。胃、胆同属六腑，腑以通为用、以降为和，降则腑气得通，糟粕得泻。心居上焦，为阳中之阳脏，心火下降以温肾水，使肾水不寒，心肾相交，水火既济，阴阳相交，则五脏安和。肺主气，其气以降为顺，降则气机下达，水道通利，故胃、心、胆、肺气机主以右降。

脾胃作为气机升降之枢纽，是太极升降的中轴。五行之中，脾属土，为阴中之至阴，土爰稼穑，引申为具有生化、受纳等作用。脾运化水谷精微以保证人体正常生命活动的功能符合"土爰稼穑"之理。长夏之季，蕴育生化，万物华实，故脾与长夏同气相求而相应。胃具有向下运动以维持胃肠道通畅的生理特性，胃气下降与脾气上升相反相成，必须要在脾胃之气升降协调的前提下两者才能够共同完成水谷饮食消化吸收的过程。《临证指南医案》提出："脾宜升则健，胃宜降则和。"脾胃并居于人体之中央，两者气机升降相因，为脏腑气机升降的枢纽。脾气上升则可以将水谷精微向上输布的同时还有助于胃气之通降；胃气下降则可以将受纳之水谷及食物残渣通降下行的同时也有助于脾气之升运。李杲在《脾胃论》中特别强调了脾胃生长和升发的一面，并且在临床治疗脾胃病的过程中常常善于应用柴胡和升麻之品以遂其生升之性而升发脾之阳气。朱丹溪《格致余论》中提道："脾具坤静之德，而有乾健之运，故能使心肺之阳降，肾肝之阴升，而成天地之交泰，是为无病之人。"故而，人体气机的升降运动都有赖于脾胃气机升降的枢纽作用。

肝肺龙虎回环，左升右降。肝在五行属木，通于春气，为阴中之阳。肝主疏泄，其作用是调畅气机。肝主疏泄的生理功能正常，则肝气调畅通达全身气机，使气机的升降出入运动能够协调平衡。清代林珮琴在《类证治裁》中提道："凡上升之气，自肝而出。"肝气的生发能够启迪诸脏，使五脏安定，生化不息。正如《杂病源流犀烛》中所论述："肝和则生气，发育万物，为诸脏之生化。"肺属金，为阳中之阴，金曰从革。肺主气司呼吸，通过肺气的宣发和肃降作用，吸入外界清气，排出体内浊气，人体必须经过这个吐故纳新的过程才能维持人体正常的生命活动。肺气宣降功能协调则清洁、肃降即输布代谢水液的功能才能正常。肺主司气的运行，肺有节律性呼吸，平稳而顺畅，和缓而有度，方能使一身之气的升降出入运动协调而有序。肝气以升发为宜，肺气以肃降为顺，此为肝肺气机升降的特点所在。《素问·刺禁论》云："肝生于左，肺藏于右。"对应太极方位，肝属木，对应东方青龙，肺属金，对应西方白虎。故肝气在左主升主动，人体五脏六腑之气血都有赖于肝胆之气而升发。肺气在右主杀主降，为气之本。肝与肺左升右降，形成龙虎回环之势，对脏腑气机的升降运动起到了重要的调节作用。

心肾水火相交，坎离互济。心居上属阳，为阳中之阳，在五行属火。心为君主之官，主血脉，心之气机升而有降、降而有升则全身血脉运行正常。正所谓"主明则下安，主不明则十二官危"。肾在下属阴，为阴中之阴，五行属水。潜藏下降为肾之本性，而升腾气化又为肾之功能，有升则有降而出入有常，若肾之气机升降失常则发为疾病。心与肾两脏有着水火相济与升降相因之能，心与肾两者的关系主要在于心肾相交，心火必须下降于肾，使肾水不寒；肾水必须上济于心，使心火不亢。因此，心火与肾水合济是全身气机升降的源动力，也是气机运动的根本。

二、脾胃为气机升降之枢纽

《周易》阐释了宇宙万物间的普遍规律，构建了以太极为中心的整体、衡动、平衡的认知思维。《周易·系辞上传》云："易之为书也不可远，为道也屡迁，变动不居，周流六虚，上下无常，刚柔相易，不可为典要，唯变所适。"强调了万事万物都处于动态运动过程中。中医学承袭了《周易》的运动观，并在后世对该理论进行了质的提升，建立了人体气机升降理论。《类经附翼》记载："易者，易也，具阴阳动静之妙；医者，意也，合阴阳消长之机。虽阴阳已备于《内经》，而变化莫大乎《周易》，故曰天人一理者，一此阴阳也，医易同源者，同此变化也。"提出医易同源的观点，指出医易共通点所在，即阴阳的运动变化。笔者从事消化系统疾病诊治三十余载，在临床上，对人体气机升降运动变化多有参悟，参考《周易》的太极八卦理论，并结合历代医家经验，总结提出了太极升降论治疗脾胃病的学术观点。盖脾胃位居中焦，是气机升降的枢纽，因此在脾胃病的诊疗过程中，要重视阴阳之气的升降运动。然而，脏腑气机是一个运动的整体，脾胃气机升降又受其他脏腑的影响，因此笔者提出运用太极思维，整体、运动、平衡地看待气机升降，以指导脾胃病的治疗。现结合临床诊治的治验病例，阐释太极升降论在消化系统疾病中的运用。

1.脾与胃的生理关系 《灵枢·经脉》云："胃足阳明之脉，……其支者，从大迎前，下人迎，循喉咙，入缺盆，下膈，属胃，络脾。""脾足太阴之脉，起于大指之端，……入腹，属脾，络胃。"《素问·太阴阳明论》曰："脾与胃以膜相连。"指出了脾与胃解剖上的紧密联系。

脾胃的主要功能就是纳化，胃主受纳，脾主运化。《诸病源候论·脾胃诸病候》云："脾者脏也，胃者腑也，脾胃二气相为表里，胃受谷而脾磨之，二气平调则谷化而能食。"准确地描述了饮食物受纳于胃，运化于脾，而形成水谷精微并得输布的过程。《临证指南医案》亦提出，"纳食主胃，运化主脾；脾宜升则健，胃宜降则和"，指出二者同居中焦，相互协调，才能共同完成水谷的消化吸收，敷布营养。胃的受纳和腐熟，为脾之运化提供了原材料，而脾主运化，消化来自胃中的饮食物，转化为水谷精微，从而为胃继续受纳腐熟提供能源支持，因此，纳化相因，两者密切合作，最终完成饮食物的消化和精微的输布。

脾胃居中央，斡旋阴阳，升清降浊，是人体气机升降运动的枢纽。脾为脏属阴，其性主升；胃为腑属阳，其性主降。正如《张氏医通》所云："胃之土，体阳而用阴，脾之土，体阴而用阳。"故脾气主升，胃气主降。《素问·经脉别论》曰："饮入于胃，游溢精气，上输于脾，脾气散精，上归于肺，通调水道，下输膀胱，水精四布，五经并行，合于四时五脏阴阳，揆度以为常也。"记载了脾具有将津气上注于心肺，通过肺气之化、心气之变将精微物质转输布散以营养全身的特点。《素问·五脏别论》曰："六腑者，传化物而不藏，故实而不能满。所以然者，水谷入口，则胃实而肠虚，食下，则肠实而胃虚。"从生理角度描述了胃具有通降下行的功能特性。《灵枢·五味》曰："水谷皆入于胃，……谷气津液已行，荣卫大通，乃化糟粕，以次传下。"说明胃气下降能够促进体内糟粕的排泄。《临证指南医案》云："脾胃体用各异，太阴湿土，得阳始运；阳明燥土，得阴自安。以脾喜刚燥，胃喜柔润也。"脾属阴脏，以阳为用，脾阳健则能发挥其运化的生理功能，因此，脾喜燥而恶湿；胃属阳腑，依靠阴液的滋润，胃阴充足则发挥其受纳腐熟的功能，因此，胃喜润而恶燥。脾属阴土、湿土，喜燥用阳，以制水为事，湿胜则伤脾；胃属阳土、燥土，喜润用阴，用者易损，易津亏胃燥。因此脾湿胃燥，燥湿相济，脾胃功能才能正常，才能完成饮食水谷的消化吸收。

综上，脾胃一阴一阳、一纳一运、一升一降、一燥一湿，相反相成，共同担负着化生水谷精微、濡养五脏六腑、四肢百骸的作用。脾胃升降的功能至关重要。在正常生理情况下，脾升胃降枢机和畅，清升浊降，阴阳平秘，则胃肠功能正常而协调有序。若脾胃升降失常，则内而五脏六腑，外而四肢九窍，都会发生种种病症。

2. 脾与胃的病理关系 《素问·太阴阳明论》曰："太阴阳明为表里，脾胃脉也，生病而异者何也？……故阳道实，阴道虚。""阳道实，阴道虚"对胃病多实、脾病多虚的病机趋向作了高度概括。胃主受纳、和降，病则浊阴不降，而生多燥、多实、多热之证；脾主运化、升清，病则清阳不升，而生多湿、多虚、多寒之证。常见以下 3 种证型。

（1）脾胃湿热证 《素问·痹论》云："饮食自倍，肠胃乃伤。"饮食不节，暴饮暴食，食滞胃腑，阻滞气机，脾胃升降失常，胃失和降，胃气上逆，脾失健运，水谷不得运化，水停为湿，湿聚日久化热，而成脾胃湿热之证。症见：胃脘胀满疼痛，食后更甚，嗳气频作，或见反酸烧心，甚则恶心呕吐，大便黏腻不爽，或见肛门灼热，舌红、苔黄腻，脉滑数。治疗当以清热化湿、理气消胀，可用连朴饮加减。

（2）脾虚胃滞证 饮食不节，劳累过度，思虑伤脾；或者年老体衰，久病耗伤脾气，造成脾气不足，生化乏源，肢体失养；脾虚不运，食积胃脘，气机停滞，胃失和降，而成脾虚胃滞之证。症见：腹胀纳呆，食后胀甚，呕恶嗳气，倦怠乏力，肠鸣矢气，舌淡、苔厚腻，脉滑。治疗当以健脾和胃、理气消胀，可用香砂六君子汤加减。

（3）寒热错杂证　贪凉饮冷，损伤脾阳，寒自内生，使胃中湿浊、饮食停滞，日久郁而化热，形成脾寒胃热证；或食滞胃腑，阻滞气机，郁而化热，或寒热杂投，损伤胃腑，累及于脾，成为胃热脾寒证，中焦寒热错杂，脾胃升降失常，气机痞塞，脾气不升，胃气不降。症见：心下痞满，反酸烧心，或呕恶，胃脘恶凉，喜温喜按，大便稀溏，甚则肠鸣下利，舌淡或红、苔白腻或薄黄腻，脉沉滑。治疗当以平调寒热、健脾和胃，可予半夏泻心汤加减。

三、人体气机是肝、脾、肾左升，心、肺、胃右降

（一）脾胃与肝的气机升降

1. 脾胃与肝的生理关系　《灵枢·经脉》云："肝足厥阴之脉，起于大指丛毛之际，……抵小腹，夹胃。"提示肝与胃紧密相关，二者相互影响。《素问·宝命全形论》云："土得木而达。"中焦脾胃之土，得肝木之条达才能发挥其正常的纳化功能。《血证论》云："木之性主于疏泄，食气入胃，全赖于肝木之气以疏泄之，而水谷乃化；设肝之清阳不升，则不能疏泄水谷，渗泄中满之症，在所不免。"另肝体阴而用阳，肝之疏泄功能有赖于肝阴的充足。脾胃为后天之本，气血生化之源，脾胃运化饮食水谷，化生精微物质，输布全身，亦荣养肝

脏，所以说"木得土而荣"。因此"土得木而达"是指胃的受纳腐熟、通降和顺，脾的运化升清、化生精微，有赖于肝气的疏泄、升发、条达；"木得土而荣"是指肝之疏泄功能有赖于脾胃化生的阴血滋养。土、木二者须臾不可分离，共同合作才能保持脾胃气机的升降出入有序进行，完成饮食物的消化吸收。

2. 脾胃与肝的病理关系

（1）肝气郁结，木郁土壅 情志不畅，郁郁寡欢，可致肝气郁结，木不疏土，胃气壅滞，而成肝郁气滞、木郁土壅之证。

（2）肝胃气逆，木旺乘土 恼怒伤肝，或肝气逆乱，则疏泄太过，乘犯胃腑，导致胃气上逆，而成肝胃气逆、木旺乘土之证。

（3）胃病及肝，土壅木郁 外感邪气、饮食劳倦，使中焦气机失常，胃失和降，导致食、湿、痰、火、瘀结聚于中焦，中焦气机阻滞，土壅侮木，影响肝的疏泄，出现肝失疏泄、土壅木郁之证。

（4）肝郁化热，肝胃郁热 《素问·至真要大论》云："诸呕吐酸，暴注下迫，皆属于热。"指出吐酸当属肝气郁滞，日久化热，火热横逆犯胃所致。肝郁日久化热，火热横逆犯胃而成肝胃郁热之证。情志失调为引发脾胃病的首要因素。肝疏泄太过或不及，均可影响脾胃气机的升降，引起消化道功能障碍。临床表现为上腹灼热疼痛、嗳气频作、反酸烧心、心烦易怒、胸闷善太息、纳食欠佳等，每因情志不畅而加重。

（二）脾胃与肺的气机升降

1. 脾胃与肺的生理关系 《灵枢·经脉》云，"肺手太阴之脉，起于中焦，下络大肠，还循胃口，上膈属肺"，而胃之大络又"贯膈络肺"。《灵枢·营气》曰："谷入于胃，乃传之肺，流溢于中，布散于外。"肺之朝百脉、通调水道功能的发挥，有赖于胃之受纳腐熟、脾之运化升清，正如何梦瑶《医碥》所云："饮食入胃，脾为运行其精英之气，虽曰周布诸脏，实先上输于肺，肺先受其益，是为脾土生肺金，肺受脾之益，则气愈旺化水下降，泽及百体。"胃受纳水谷，肺布散精微，两者具有协同作用。

2. 脾胃与肺的病理关系　胃气和顺通降，可以助肺气肃降下行，黄元御在《四圣心源》中提道，"金水之能收藏者，阳明戊土之阴降也"。肺气的肃降功能有赖于胃气通降；肺气肃降，可以助胃气通降。肺为华盖，位居至高，其性为降，且人体气机运行中，肝左升，肺右降，气机升降有序，有助于胃气通降。又肺与大肠相表里，肺气肃降则大肠蠕动正常，糟粕之物可顺利排出，亦可助胃降。若肺失肃降，则胃气上逆；若胃气上逆，亦可影响肺气宣降。《素问·咳论》曰："聚于胃，关于肺。"姚止庵注："聚者壅也，关者闭也，言气壅闭于肺胃也。"脾胃气机升降失常则饮食湿浊聚于胃而成痰，上渍于肺，肺脏受邪，清肃失司，可见咳嗽、上气喘满、咽喉不利等肺气不降症状。脾胃受损，后天之本亏虚，生化乏源，日久气血化源不足，土不生金，肺失所养，致肺气亏虚而咳。治疗总以宣肺和胃、理气通降为法，可用香苏散合麻黄杏子厚朴汤加减。

（三）脾胃与心的气机升降

1. 脾胃与心的生理关系　《灵枢·五癃津液别》曰："五脏六腑，心为之主。"心脏的功能正常，其他脏腑功能才能协调，维持人的正常生命活动。另外有"心火生脾土"之说，意指脾胃的运化功能有赖于心阳的温化，正如《医碥》所云："脾之所以能运化水谷者，气也，气寒则凝滞而不行，得心火以温之，乃健运而不息，是为心火生脾土。"

2. 脾胃与心的病理关系 《素问·举痛论》云："思则心有所存，神有所归，正气留而不行，故气结矣。"如果思虑过度，劳伤心神，致气机阻滞于中，碍及脾胃，则会导致脾胃气机升降失常。《素问·逆调论》曰："胃不和则卧不安。"因脾胃虚弱，心失所养，或脾胃失运，痰湿水饮留聚，痰湿日久化热，导致痰热扰动心神，出现心慌心悸、心烦易怒、坐立不安、头晕乏力、失眠多梦等症。临床上脾胃病往往伴有抑郁、焦虑状态，心、肝、胃同调，常能取得良效。

（四）脾胃与大肠的气机升降

胃肠同为六腑之一，六腑以通为用。胃失和降，可影响大肠传导功能；腑气不通，反过来可影响胃的和降功能。临床上脾胃病无论大肠传导功能是否异常，均可考虑使用通腑降浊之法，以利于胃的和降，常用枳实、全瓜蒌、酒大黄等。

（五）脾胃亏虚与阴火的气机升降

李东垣《内外伤辨惑论·饮食劳倦论》曰："火与元气不能两立，一胜则一负，脾胃气虚，则下流于肾肝，阴火得以乘其土位。"脾胃亏虚，阳气不升，阴火上乘。阴火包括以下四种内火：情绪变动、五志过极所致的心火；肝气有余，木旺所致的肝火；下元亏虚所致的肾火；阴血不足所致的虚火。在脾胃病中，以脾胃亏虚、阳气不升、阴火上乘最为常见。方用升阳益胃汤，补益脾胃、升阳气、降阴火。

四、心火与肾水互济，是全身气机升降的源动力

心居上属阳，为阳中之阳，在五行属火。心为君主之官，主血脉，心之气机升而有降、降而有升则全身血脉运行正常。正所谓"主明则下安，主不明则十二官危"。肾在下属阴，为阴中之阴，五行属水。潜藏下降为肾之本性，而升腾气化又为肾之功能，有升则有降而出入有常，若肾之气机升降失常则发为疾病。心肾在经络上相连：心肾同属少阴经，经络循行上互相交通。足少阴肾经分支从肺出入心注胸中，夹舌本。值得注意的是，心与肾两脏水火相济、升降相因，心与肾两者的关系主要在于心肾相交，心火必须下降于肾，使肾水不寒；肾水必须上济于心，使心火不亢。故《格致余论》曰："人之有生，心为火居上，肾为水居下，水能升而火能降，一升一降，无有穷已，故生意存焉。"《慎斋遗书》也提道："心肾相交，全凭升降。而心气之降，由于肾气之升；肾气之升，又因心气之降。"

五、胆是三阳开阖枢之枢，是维持人体气机升降平衡的关键

少阳为枢理论最早出自《黄帝内经》，《素问·阴阳离合论》云："帝曰：愿闻三阴三阳之离合也？岐伯曰：圣人南面而立……是故三阳之离合也，太阳为开，阳明为阖，少阳为枢。"《黄帝内经》将三阳经的气机运动的形式归纳为太阳为开、少阳为枢、阳明为阖三种形式，其中"开"为开张之意，

"阖"为关闭之意，"枢"为枢纽之意。可见少阳在六经气机的运动中起到了至为关键的枢纽作用，少阳枢机顺畅，则人体内阴阳气机调和，五脏安定。

足少阳胆为出阴入阳之枢，为阴转阳的起点，为三阳初始之阳，李东垣在《脾胃论·脾胃虚实传变论》中提道："凡十一脏，皆取决于胆也。胆者，少阳春升之气，春气升则万化安。故胆气春升，则余脏从之。"可见十一脏的功能活动，清升浊降，表里出入，必基于胆气的生发，枢机的转运。

（一）脾胃与胆的生理关系

足少阳胆属木，足阳明胃属土，胃的受纳腐熟、通降和顺，脾的运化升清、化生精微，有赖于肝胆之气的疏泄、升发、条达。胆作为六腑之一，具有贮藏和疏泄精汁的作用，精汁的贮藏和排放均有赖于胆的疏泄。少阳枢机功能正常则胆气条达，精汁排放顺畅从而促进阳明胃的受纳和降浊，太阴脾的运化和升清，即所谓"胆主升清降浊，疏利中土"。黄元御在《四圣心源》中对此也有"木生于水而长于土，土气冲和，则肝随脾升，胆随胃降"的论述。

足少阳胆又主决断，对人的精神、情绪和思维均起着重要的作用，少阳枢机功能正常，则人心情愉悦、思维敏捷、行动果决，从而令肝气条达，固守其位，不横犯脾胃，保证脾胃气机升降的正常运行。同时足少阳胆也是相火寄居的场所，因其位于半表半里，为调控阳明、太阳阳气开阖的枢纽，具有宣通、升发、疏调的作用。相火有赖于少阳的枢机作用才能输布三焦，进而温煦诸脏，使五脏六腑的新陈代谢维持旺盛与活泼的状态。因此，脾胃与胆通过少阳的枢机作用紧密相连。

（二）脾胃与胆的病理联系

足少阳胆与脾胃关系密切，若少阳枢机功能失调，其宣通上下、布达内外、疏利气机的功能受到影响，则易导致脾胃病的发生和发展，出现各种如气郁、火郁、湿热、痰饮，或寒、热、虚、实等多种病理因素错杂相兼的病证。

若少阳枢机不利，其一，肝胆之气失于疏泄，木盛乘土，使脾胃运化失常。其二，易引起气郁，且易从火化。足少阳胆经内寄相火，胆经气机不利则易致气郁化火。其三，易生痰湿，酿湿热。胆之枢机不利，三焦水道失调，则容易引起人体水液代谢失常，水湿停聚而形成痰湿，痰湿郁久化热，湿热内生，困阻脾胃，从而影响脾胃的生理功能。其四，易并发他经经气不和。足少阳胆为太阳、阳明表里之枢，同时也是阳证入阴之枢，阴证太阴、厥阴出表之枢；若少阳郁热，枢机不利，必然导致太阳、阳明、太阴、厥阴四经气机升降出入失调，引发疾病。其五，情志异常，少阳枢机不利，胆失中正，无法维持主决断的功能，易导致心胆不宁，情绪失控，妨碍脾胃运化。

因此，足少阳胆与脾胃通过枢机作用相关连，若少阳枢机不利，全身阴阳气机升降失常，可致使脾胃气机升降和运化功能失常，引起多种脾胃病症状。因此在临床上有必要重视从"胆"论治脾胃病，通过调理少阳枢机，同时祛除兼夹的多种病理因素，使脾胃功能恢复正常，整体解决脾胃及全身的复杂症状，有助于更好地提高临床疗效。

六、应用举隅

脾胃位居中焦，为全身气机升降的枢纽，脾升则健，胃降则和。但脾胃气机的升降也有赖于肝胆之气的疏泄，肾阳的蒸腾气化，心火下降之温煦，肺气的肃降。诸脏腑气化功能相互配合，才能完成脾胃的受纳腐熟水谷、化生精微、生气化血、濡养全身四肢百脉的功能。五脏六腑的整体性使得各脏腑在生理上息息相关，病理上环环相扣，任何脏腑之间的平衡被打破，都会直接或间接引发脾胃升降失衡，严重时易导致人体内部整体气机升降失调，虽然脾胃病的病位主要在脾胃，但与五脏六腑之间存在密切关系。太极升降的核心思想是以太极阴阳的变化思维，从整体观、动静观、平衡观的角度，认识人体脏腑气机的升降规律，即：肝、脾、肾左升，心、胃、肺右降，脾胃为枢纽，心肾上下相济，胆开合有序。以太极思维把握气机升降的关键在于认识到气机升降并非单一的、机械的运动，而是寓动于静、脏腑密切相关、升已而降、降已而升的过程。

验案：患者，女，45岁，2015年5月18日就诊。主症为上腹胀满20天。次症为嗳气频频，时有反酸、胃灼热，无腹痛、胸痛及牵引后背痛，晨起口苦，纳食欠佳，食后胀满，胸闷喜太息，心烦易怒，坐立不安，入睡困难。粪便干结，两天1次，小便频。舌淡苔白，脉弦细。胃镜提示非萎缩性胃炎，幽门螺杆菌阴性。方用柴胡加龙骨牡蛎汤加减：柴胡10g，黄芩15g，清半夏9g，党参15g，生姜6g，大枣6g，黄连6g，阿胶10g，白芍10g，煅龙骨30g，蒲公英30g，肉桂10g，生牡蛎30g，琥珀3g，旋覆花10g，代赭石9g，威灵仙15g，枳实 10g，酒大黄 10g，陈皮 15g，茯苓 15g，炙甘草 10g。水煎服。患者服用 14 剂后上腹胀满明显缓解，心烦易怒、坐立不安基本消失，嗳气仍存，在上方基础上加枇杷叶等，嗳气明显减轻，其余诸症逐渐消失。

按：结合患者症状和辅助检查，本例患者属于功能性消化不良餐后不适综合征。中医方面，考虑病机为脾胃之升降枢纽和胆之开合枢纽的功能失调，造成该升不升（肾、脾、肝之气左升不利），该降不降（心、胃、肺之气右降不畅），最终致使全身气机升降失调。临床表现为：脾气不升、胃气不降，气滞在中焦则上腹胀满，气逆于上则嗳气频繁、反酸烧心；肝气不升而郁滞则纳食欠佳、胸闷喜太息、心烦易怒、坐立不安；心火不降、肾水不升，则心肾不交，表现为心烦、入睡困难、小便频。心、胃、肺之气右降不畅，肠腑不通，则表现为便秘。综上所述，本病虽为脾胃病，但涉及五脏六腑功能失调导致的全身气机升降失调。因此治疗上，当以调节脾胃和胆的枢纽功能为核心，恢复全身气机的升降出入功能。因此，本案以柴胡加龙骨牡蛎汤加减治疗，方中柴胡、黄芩疏肝解郁、和解少阳，以调开合之胆枢；清半夏、陈皮、茯苓、党参、生姜、大枣健脾益气、和胃降逆，以调升降之脾胃枢纽；加黄连阿胶汤清心降火，同时本方易桂枝为肉桂，组成交泰丸，以清心补肾，交通心肾。加入旋覆代赭汤，降肺胃之气；加酒大黄，以通壅滞之肠腑，最终使得中焦升降枢纽和开合枢纽得以恢复，肺、胆、心、肠等右降气机得以通畅，而肾、肝、脾等左升气机得以恢复，故而诸症得解，疾病得除。

七、思考体会

消化系统疾病的治疗必须重视调节人体气机升降，盖脾主升，胃主降，脾胃为气机升降之枢纽，肝主升发，从左升，肺主肃降，从右降，心火下降，肾水上济，心肾互济，胆调控开合，五脏六腑均可影响脾胃的气机升降。在临床诊治消化系统疾病时，需要从整体出发，以胃生理主降，因滞而病，以通为治的通降理论为指导，遵循太极思维以调整脾胃升降气机为核心，结合调肝、宣肺、调心、温肾、润肠、调胆等法进行治疗，遵太极升降以解决人体整体气机升降的矛盾，方可取得满意的临床疗效。

第四章

运用太极升降论
诊治脾胃病

第一节　胃食管反流病

胃食管反流病（gastroesophageal reflux disease，GERD）是一种由胃内容物反流入食管、口腔或肺所致，以反酸、反流、烧心为主要临床表现，伴或不伴胸痛、上腹痛、嗳气、咳嗽、咽部不适等症状的疾病。主要包括非糜烂性反流病（non-erosive reflux diseases，NERD），反流性食管炎（reflux esophagitis，RE）和巴雷特食管炎（barrett esophagus，BE）等。中医认为该病属于"食管瘅""吐酸病""嘈杂"等病证范畴，辨证施治，具有较好的疗效。

一、病因病机

GERD 以反酸、烧心为主要症状，主要病机为湿热中阻，胃气不降，携酸上逆；同时常见胃脘怕冷，此为脾胃虚弱，清阳不升，水湿内生。因此临床上应当把握气机升降、寒热虚实。

（一）湿热中阻，胃气不降，携酸上逆

《丹溪心法》云："吞酸者，湿热郁积于肝而出，伏于肺胃之间。"《古今医鉴》中也有"饮食入胃，被湿热郁遏……故作酸也"，说明吞酸、嘈杂可由湿热引起。胃属六腑，为水谷受纳腐熟之处；食管是胃腑受纳水谷之关。胃与食管彼此连接、相互影响。患者平素或饮食失节，嗜肥甘厚腻；或肝气郁

结，肝失疏泄，横逆侮脾；或因外感而致脾胃运化失司，中焦气机不畅，则会出现嗳气、脘腹胀满，气机郁久进而壅遏，变生湿热等有形实邪，胃失和降，胃气上逆，出现反酸、上腹部烧灼不适等症。湿热中阻，则表现为胃脘嘈杂隐痛，口苦黏腻，恶心纳少，咽干欲饮，剑突下区或胸骨后正中灼热或灼痛阵阵，或夜间入睡易醒，舌苔黄腻，舌质红，脉细。

（二）脾胃虚弱，清阳不升，水湿内生

《景岳全书》言及，"脾胃气虚及中年渐弱，而饮食减少，时见吞酸者"，认为脾胃虚弱也会引起水谷运化功能的异常，未经腐熟的水谷之物随逆而上发为吞酸。胃腐熟食物，将水谷精微上输于脾，脾主运化，运化水谷精微，将水谷精微布散于全身，维持人体的生理活动。脾胃阳虚，则其腐熟食物的功能下降，影响脾的运化，运化失司，水液不化聚而成湿，湿邪困阻中焦，清阳不升，使脾不升清，胃不降浊，则脾胃升降失和，胃气上逆，从而引起反酸、呕吐等一系列临床表现。脾胃虚弱，则表现为胃脘嘈杂，食少作胀，胸脘不适阵阵，泛吐清水、酸水，口淡，大便稀溏，面色少华，舌苔薄白，舌质淡红，脉细弱。

二、治则治法

（一）清热化湿，和胃降逆

在治法上"治病必求于本"，要"伏其所主，先其所因"。脾胃为水谷之海，气血之源，寒温不适，饮食不节，则病生脾胃，脾胃失常，气血逆乱而变生他病。今人嗜食酒醴肥甘，则

易使脾胃纳运失调、升降逆乱，致使脾湿、胃热胶结酿生湿热；或外感湿热之邪，循经入里，蕴藉脾胃，也可致脾胃纳运、升降功能失常，而胃乃容酸贮酸之器，酸液生理情况下作腐熟水谷、化为食糜之用，今湿热盘踞胃腑，煎熬酸水，滋生停聚腐浊之物，一遇逆乱之气，则上乘浸淫食管，表现为口苦咽干、胁肋胀痛、失眠心烦等症状，烧心及反酸较为明显，此多始于情志不遂，如郁怒、苦闷等。患者因饮食或外感郁生湿热，使气壅滞，不得下行，胃逆则多反流症状，故本病以气机逆乱为本，酸水泛溢灼伤食管为标，当以和胃降逆以治其本，制酸止痛以治其标。"胃以降为顺，以通为用"，通降是胃的生理特点的集中体现，治法上则以清热化湿、和胃降逆为主，可以黄芩、黄连、龙胆草、蒲公英等苦寒直降之品泻火清胃，对肝郁化火者则多用柴胡、香附之品清肝解郁和胃。

（二）健脾温中，升阳除湿

本病病位在食管，但脾主运化，胃主受纳、腐熟水谷，因此本病病位虽在食管，但与脾胃密切相关。脾虚运化失司，胃主受盛，脾胃健旺则胃降而善纳，脾升而善磨，水谷之精可化气血，气血充则体健。若禀赋不足或为邪所伤，脾胃亏虚，水谷不化留为积滞；或土虚木贼，肝脾失和，均可致本病的发生，如《医学传心录》云："咽酸者，酸水刺心也，吐酸者，吐酸水也，俱是脾虚不能运化饮食，郁积已久，湿中生热，湿热相蒸，遂作酸也。"无论何种病因，病机都是脾胃运化失常，气机上逆，脾胃虚弱，运化无力，脾失健运，胃失和降，气逆于上而致吞酸、嗳气等。因此在治疗时辨清寒热虚实的同时也要时时顾护脾胃，始终不离健脾和胃。张景岳多次提到以温补脾胃的方法治疗吞酸、反酸证。如《景岳全书》云，

"脾胃气虚及中年渐弱，而饮食减少，时见吞酸者，唯宜温补脾胃，以理中汤、温胃饮、圣术煎之类主之，切不可用清凉消耗等药"，指出反酸"则无非脾胃虚寒不能运化之病，治此者非温不可"。《医学传心录》云，"平胃散加神曲、麦芽、山楂炭、草果、吴茱萸、黄连、枳实"，指出了在脾胃虚弱的基础上，若伴有水湿不化、酿生湿热，宜取健脾升阳、清化湿热为治法。

三、方药经验

（一）验方介绍

笔者以太极升降的整体思维，动态把握本病的发展变化，以胃失和降、气机上逆为总体病机，以调节阴阳平衡、气机升降、标本同治为原则，创制了和胃降逆方，作为治疗本病基础方。本方取法于半夏泻心汤，是方由清半夏、黄芩、黄连、干姜、浙贝母、蒲公英、龙胆草、枳实、全瓜蒌、炙甘草等组成。方中半夏散结消痞、降逆止呕，故为君药；干姜温中散邪，黄芩、黄连苦寒，泻热消痞，故为臣药；浙贝母、蒲公英、龙胆草，清热抑酸、散结止痛，枳实、瓜蒌宽胸散结、和胃降逆，为佐药；甘草调和诸药，为使药。全方共具辛开苦降、寒热平调之意，以恢复气机升降、阴阳平衡为旨。

（二）药味加减

脾主运化水液，脾虚常常会导致运化失司、水液内停、久而化热、湿热内阻，故在临床治疗时可合用温胆汤。若反酸烧心明显者，加海螵蛸、瓦楞子制酸止痛；若胸骨后疼痛、烦躁失眠者，加栀子豉汤以清宣郁热、除烦止躁；若胃脘胀满者，加厚朴、木香行气消胀；若胃痛明显，考虑瘀血，加失笑散、金铃子散理气活血、化瘀止痛；若反流明显者，加旋覆花、代赭石重镇降逆；若大便干燥不通者，加酒大黄、虎杖通腑降气；若腹泻，加砂仁、炒白术健脾益胃止泻。

四、验案举隅

张某，男，48 岁，2018 年 10 月 15 日初诊。

主诉：反酸、烧心 1 个月余。现症见反酸、烧心，伴胃痛、胃胀、胃脘怕冷，喜温喜按；无嗳气，无口苦、口黏，纳食尚可，大便黏滞，小便调，舌红，苔薄黄腻，脉细弦。胃镜提示：反流性食管炎（LA-B 级），幽门螺杆菌检测阴性。

四诊合参，辨为寒热错杂、胃失和降，予以自拟和胃降逆方加减：黄芩 15g，黄连 6g，干姜 10g，法半夏 9g，海螵蛸 30g，浙贝母 30g，蒲公英 30g，龙胆草 10g，旋覆花 10g，代赭石 9g，威灵仙 15g，枳实 10g，全瓜蒌 10g，川楝子 9g，延胡索 10g，炙甘草 6g。共 7 剂，水煎服，日 1 剂。

二诊（2018 年 10 月 29 日）：服药后已无反酸烧心，现时有嗳气，胃脘疼痛及嗳气偶作，纳食尚可，大便日 1 次，较前通畅，小便调，守上方去全瓜蒌，加檀香 5g，14 剂，水煎服，每日 1 剂。

三诊（2018 年 11 月 8 日）：服药后诸症明显缓解，胃脘疼痛已不明显，纳食尚可，二便调，守上方去延胡索，加焦山楂 15g，后以此方斟酌化裁，继服 2 个月，诸症消失。

按：此案湿滞胃脘，阻滞气机，导致肝、脾不能左升，肝气横逆犯胃，兼湿浊郁阻中焦化热，胃气不能右降，故见反酸、烧心，胃脘胀满疼痛；胃脘怕冷，喜温喜按，兼有脾胃虚寒，病机应为寒热错杂证。综观病情，酸、逆、痛三象俱备，故当以抑酸、降逆为主，兼调气血止痛。初诊处以自拟和胃降逆方加减，辛开苦降、寒热并调以复中焦气机升降，抑酸和胃，以降逆为重，平调阴阳，和畅气血。二诊，大便通畅，嗳气偶作，故去滑肠之瓜蒌，加理气之檀香；三诊，疼痛已不明显，遂去延胡索，加山楂以增和胃消滞之功，巩固疗效。

五、临证备要

（一）抑酸为治标之法

本病主因胃酸分泌过多，故每以抑酸药治疗为主，中医对酸的来源认识与西医不同，抑酸实为治标之法，能够快速缓解患者症状。故在治疗以反酸烧心为主诉的患者时，每于辨证方中加入左金丸、乌贼骨、煅瓦楞等制酸止痛之品。反酸明显时以质子泵抑制剂，抑制胃酸分泌。正是"急则治其标"之意。

（二）腑病以通降为顺

食管属性中医无明确说法，多认为其为胃气所主。腑以通为顺，以降为和，故治疗本病，尤宜重视通降法的运用。胃气不和者，和胃降胃；肝胆气机不利，通腑利胆；肠失传导，通肠导滞。总之，立法之中，要始终注意胃腑、胆腑、肠腑的通降。

（三）守衡是至上之道

治疗本病的关键在于把握整体，于动静之中调节阴阳平衡，故守衡是确立治法的终极依归。脾胃之病，常寒热夹杂，虚实互见，又与其他脏腑密切相关，治疗时多法并用才能契合病机，或补或泻，或升或降，或清或温，或刚或柔，选方用药如排兵布阵，孰轻孰重，唯以守衡为标尺，才能更好拨动气机枢纽，斡旋阴阳。

第二节　慢性胃炎

慢性胃炎（chronic gastritis，CG）是一种常见的、多发的消化系统疾病，是指各种原因引起的胃黏膜慢性炎症或萎缩性病变，大部分人无临床症状，有症状者主要表现为上腹胀满疼痛、反酸、烧心、嗳气，以及食欲不振等消化不良症状，严重者可伴出现消瘦、贫血等。西医多以对症治疗为主，包括胃黏膜保护剂、抑酸药物、促胃动力药物等。中医古籍中尚无关于此病的记载，依据其临床症状，此病属于"胃脘痛""痞满"等范畴。笔者临证数十载，以调畅气机升降为切入点，在本病诊治方面积累了一定的经验，现将对本病的认识略述如下。

一、病因病机

中焦气机阻滞、升降失常是导致本病的基本病机。

（一）脾胃湿热，胃气不降

《素问·五脏别论》云："六腑者，传化物而不藏，故实而不能满也。"胃为水谷之海，受纳与腐熟食物水谷，并将初步消化的食物向下传导到小肠，胃内处于虚实交替的循环过程。《伤寒论》中提到"津液得下，胃气因和"，食物水谷下行通畅，胃气方能和顺通降。若平素饮食不节，暴饮暴食，可致饮食停滞，或因情志内伤，肝脏疏泄失常，导致脾胃运化功能失司，水液停聚中焦，久而蕴热，酿生湿热。脾胃湿热主要表现有三：一是上腹胀满多见，或痞满不舒，可伴有疼痛、恶心呕吐、嗳气频繁、反酸烧心等，这是湿热在中，阻滞气机，胃气不降反而上逆；二是舌苔黄腻，或者白厚腻，可伴有口干口苦，这是湿热在上；三是大便黏滞不爽，可伴有里急后重等，这是湿热在下，根源于胃气不降、不能通腑。因此，脾胃湿热，阻滞气机，胃气不降，导致湿热随之弥漫上中下三焦，从而出现以中焦痞满为主症的慢性胃病。

（二）脾胃虚弱，清阳不升

《素问·五脏别论》云："五脏者，藏精气而不泻也，故满而不能实。"清代黄元御《素灵微蕴》云："胃主降浊，脾主升清。"脾主运化，消化吸收水谷精微，与胃互相配合，完成食物的消化吸收；脾主升清，脾气上升，将水谷精微上输于肺，借助肺的功能疏布周身，完成对身体的营养。脾胃一升一降，共同完成食物水谷的消化、吸收与输布，从而濡养五脏六腑。当脾胃虚弱时，运化失司，气机阻滞，从而出现痞满、胃痛、食欲不振等胃部症状。同时，脾虚，清阳不升，不能濡养头目，故而出现神疲乏力、气短懒言等；清阳不升，中气下陷，可见腹痛、大便不成形等。脾气虚弱，进一步发展到脾胃虚寒，或者患者平素嗜食生冷寒凉，造成脾胃虚寒，在上述病症基础上，更多表现为对冷的敏感性增加，比如胃脘怕凉，不喜冷食，喜温喜按等。阳气虚衰，清阳不升、中气下陷程度较重，水谷不分，可见腹泻、大便中有不消化食物等症状。

（三）寒热错杂，升降失调

脾胃为全身脏腑气机升降的枢纽，位居中焦，脾主升清，胃主降浊，一升一降，循环有序。而胃为阳明，多实多热，脾为太阴，多虚多寒。若饮食不节、贪凉饮冷，情志不畅、肝脏疏泄失常，损伤脾胃，使中焦虚寒，脾失健运，不能运化水液，停聚中焦，久而蕴热，故而出现脾寒胃热；寒热互结于中焦，导致气机升降失调，在临床中同时表现出寒与热的两面。因此其主要着眼点有二：一是寒证，胃脘怕凉是最为关键的证候，其次可伴有大便稀溏、肠鸣辘辘、不喜冷食、口干欲饮热水等；二是热证，在上表现为反酸烧心、口干口苦，在中表现为上腹胀满，可伴有疼痛、嗳气、恶心欲吐等。另外本证舌象，典型的是舌淡红有齿痕，苔黄腻或白腻，可根据胃热或脾寒的比例出现不同性质的舌象。简而言之，脾寒胃热形成寒热错杂互结于中焦，造成气机升降失调，发为本病。

二、治则治法

（一）清热化湿，苦泄以通降

"六腑者，传化物而不藏"，胃为六腑之一，为水谷之海，以通为用，以降为和。胃腑通降则出入有序，生化有源，不降则出入无序，壅滞成病。故"滞"为胃的病理特点，而"通降"则为胃的治疗之要。胃为阳明，多实多热，脾为太阴，多虚多湿，以脾胃湿热者多见。笔者传承董建华院士脾胃病"通降论"学术思想，治疗胃病，当以通降为治疗大法，使胃腑复通，则当出者出，当入者入，出入有序，胃气乃和。中医认为五味中"苦"能泄、能燥、能坚，具有清热泻火、泄实降逆的作用，故治疗时多用"苦"性之药，如瓜蒌、枳实、龙胆草等，泄胃中湿热积滞，使不出者出，胃气得降，给邪气以出路，加以黄芩、黄连等苦寒直折之品，在通降的同时清泄胃火，双管齐下，湿热自除。

（二）健脾和胃，辛温以升清

脾胃体用各异，《临证指南医案》云："太阴湿土，得阳始运；阳明燥土，得阴自安。以脾喜刚燥，胃喜柔润也。"脾为阴脏，以阳为用，阳气有温煦、推动的功能，脾阳充足则脾气方能上升顺利。若耗气伤阳，不能温煦、推动，则其上输水谷精微的功能难以正常运行，阴寒内生，发为脾胃虚寒证，故治疗脾胃虚寒证时多用辛温之药，如桂枝、生姜等，振奋脾阳，温煦中焦，祛除内寒。脾阳充沛则脾气上升动力充足，同时佐以补气升提之品，如黄芪、升麻、柴胡等，使脾升清、运化功能恢复，水谷精微得以上输肺脏以营养周身，水液代谢亦运转如初使湿邪自除。

（三）缓中补虚，甘温以和中

脾为后天之本，气血生化之源，若脾胃气机升降失常，脾失健运，日久气血生化乏源，易致脾虚。因此，在恢复脾胃气机升降的同时要兼顾补益脾胃，如此既能促进脾气升清，亦能促进气血生化，加速脾胃气机升降功能的恢复。中医认为五味中"甘"能补益、和中、缓急，故治疗脾胃病时，在苦泄以通降、温阳以升清的同时，常加用甘味药来补益脾胃之气，调和中焦，如甘草、大枣、黄芪、人参等，使气血得以生化，脾胃机能得以增强，从而促进气机升降的恢复、中焦寒热的协调。

三、方药经验

（一）验方介绍

气机升降正常与否直接影响脾胃功能，而调节中焦寒热状态是恢复气机升降的主要策略。根据寒热的不同，可分为脾胃虚寒证、脾胃湿热证及寒热错杂证三类，分别给予黄芪建中汤、连朴饮、半夏泻心汤加减，以平调寒热、调畅气机、恢复升降，在临床中取得了较好的效果。

1. 黄芪建中汤　本方源自东汉张仲景的《伤寒杂病论》，主要由小建中汤（桂枝、白芍、甘草、生姜、大枣、饴糖）加黄芪而成，主治"虚劳里急，诸不足"，即脾胃虚寒造成的虚劳性疾病。本方以黄芪、饴糖为君药，黄芪性微温、味甘，补益肺脾之气，饴糖甘温质润，温补中焦，缓急止痛。臣以辛温之桂枝温阳气，祛寒邪；酸甘之白芍养营阴，缓肝急，止腹痛。佐以生姜温胃散寒，大枣补脾益气。炙甘草为使药，益气和中，调和诸药。本方中，饴糖配桂枝，辛甘化阳，温中焦而补脾虚；芍药配甘草，酸甘化阴，缓肝急而止腹痛，是治疗脾胃虚寒证的经典效方。

2. 连朴饮　连朴饮源自清代王孟英的《霍乱论》，主要由厚朴、川连（姜汁炒）、石菖蒲、制半夏、香豉、焦栀子、芦根等组成。方中黄连、厚朴为君药，黄连苦寒，清热燥湿，姜制又增和胃止呕之功；厚朴辛苦性温，宣畅气机，化湿行滞。芦根取其清热止呕除烦，兼具利小便而导湿热之功。半夏辛燥性温，降逆和胃止呕；栀子苦寒，清心泻热，导湿热从小溲而出，为臣药。石菖蒲芳香化湿醒脾、淡豆豉宣郁止烦，俱为佐药。该方具有辛开苦泄、升清降浊之特点，可清热化湿、理气和中，俾湿热去、脾胃和，则痞闷、吐泻诸症可除。我们借鉴王孟英的学术经验，将本方应用于脾胃湿热、胃气不降证慢性胃炎患者，取得了较好的临床疗效。

3. 半夏泻心汤 本方出自《伤寒杂病论》，主要由半夏、黄连、黄芩、干姜、甘草、大枣、人参等组成，主治太阳病误下后损伤中阳，少阳邪热乘虚内陷所致"痞"证。方中半夏散结消痞、降逆止呕，故为君药；干姜温中散邪，黄芩、黄连苦寒，泻热消痞，共为臣药；人参、大枣甘温益气，补脾气，为佐药；甘草健脾和胃，兼调和诸药，为使药。本方寒热互用以和其阴阳、辛苦并进以调其升降、补泻兼施以顾其虚实，对于寒热错杂证慢性胃炎具有很好的效果。

（二）药味加减

脾主运化水液，脾虚常常可导致运化失司、水液内停、痰湿内生，故在临床治疗时各方均可合用二陈汤。以胃胀为主者，考虑中焦气滞明显，加枳实、厚朴、瓜蒌以通降胃气。以胃痛为主者，考虑气滞血瘀，加金铃子散（延胡索、川楝子）、丹参饮（檀香、砂仁、丹参）或失笑散（蒲黄、五灵脂）以理气活血、化瘀止痛。反酸烧心者，加蒲公英、浙贝母、海螵蛸，组成"药三角"，以清热抑酸；如果烧心严重者，再加上龙胆草，和上述三药组成"药串"。若胸骨后反流明显、出现胸痛失眠者，加栀子、淡豆豉，组成栀子豉汤，清热除烦。胃气不降、大便不通者，可加酒大黄、虎杖通腑降气。若反酸、恶心呕吐者，加旋覆代赭汤。若食欲不佳者，加焦四仙（焦山楂、焦麦芽、焦神曲、焦槟榔）以消食化积。若肝火旺盛、急躁易怒，可加入柴胡、黄芩，或改用柴胡剂。

四、验案举隅

（一）黄芪建中汤案

王某，76岁，2013年4月18日初诊。现病史：上腹胀满1年余，饭后明显，伴有胃脘隐痛，无嗳气反酸烧心，纳食欠佳，口腔发黏，胃脘怕凉，大便干结，小便平，舌红，苔白腻，脉细。胃镜示非萎缩性胃炎伴糜烂，病理示中度肠上皮化生，轻度异型增生。

处方：生黄芪30g，桂枝10g，生白芍10g，炙甘草6g，生姜10g，大枣10g，陈皮10g，姜半夏9g，茯苓15g，枳实10g，全瓜蒌30g，木香6g，砂仁3g，川楝子9g，延胡索10g。

二诊（2013年4月25日）：药后上腹胀满疼痛明显缓解，无嗳气反酸烧心，纳食欠佳缓解，胃脘怕凉，大便通畅，小便短，舌红，苔白，脉细。守上方加焦山楂10g、焦麦芽10g、焦神曲10g。

三诊（2013年5月2日）：上腹胀满疼痛消失，无嗳气反酸烧心，食欲较前明显增加，舌红，苔白，脉细。嘱继服上方，择期行胃镜检查。

按：此例患者上腹胀满多年，伴有胃脘隐痛、胃脘怕冷、不喜冷饮，考虑为脾胃虚寒证，给予黄芪建中汤。患者舌苔白腻，考虑有痰湿，合用二陈汤。另外，患者以胃胀、食欲不振为主诉，合用枳实、全瓜蒌、木香、砂仁，以健脾和胃、理气通降。二诊患者诸症较前明显好转，继续保持上方思路，患者食欲欠佳，加入焦三仙以消食健脾。三诊诸症皆除，考虑患者年高，胃镜示有中度肠上皮化生、异型增生，建议其继服中药一段时间后，复查胃镜，防止癌变。

（二）连朴饮案

张某，女，67岁，2012年7月12日初诊。现病史：呃逆2年余。呃逆频频，日夜不休，影响睡眠，伴面色晦暗，神疲乏力，上腹堵闷，无反酸烧心，无恶心呕吐，口干口黏，纳食尚可，大便偏干，小便平，舌质红，苔黄腻，脉细。既往史：胆囊切除术后6年。

处方：黄连6g，厚朴10g，姜半夏9g，干芦根30g，石菖蒲15g，陈皮10g，茯苓15g，旋覆花10g，广郁金10g，代赭石9g，党参15g，炙甘草6g，檀香5g，天花粉30g。

二诊（2012年7月17日）：药后呃逆明显减轻，白天不显，夜间仍存，上腹堵闷消失，仍有口干口黏，大便偏干，舌红，苔黄，脉细，守上方加苍术10g、酒大黄6g。

三诊（2012年7月24日）：药后呃逆明显缓解，昼日未作，仍有口干口黏，上腹堵闷消失，大便正常，舌淡红，苔白，脉细。予：旋覆花10g，代赭石9g，太子参15g，姜半夏9g，茯苓15g，陈皮10g，浙贝母30g，蒲公英30g，丁香10g，炙甘草6g，檀香6g。

四诊（2012年8月8日）：药后呃逆基本消失，口干口黏缓解，上腹堵闷消失，大便正常，舌淡红，苔白，脉细。予上方继服。

按： 此证属于典型的脾胃湿热证型。湿热阻滞中焦，气机升降失常，胃气不降而上逆动膈，故发为呃逆；中焦气机痞塞，故上腹堵闷；湿热上蒸，故而口干口黏，舌红，苔黄腻。因此，治疗用连朴饮、二陈汤、旋覆代赭汤三方加减，切中病机，故而二诊呃逆明显缓解。三诊考虑热象不显，湿性犹在，故去连朴饮，以旋覆代赭汤、二陈汤为主方，以和胃降气、健脾利湿，以固根本。

（三）半夏泻心汤案

乔某，男，49岁，2013年4月25日初诊。现病史：上腹胀满20余年，不痛，伴反酸、烧心、嗳气，纳食尚可，食后胀满明显，胃脘怕凉，大便不成形，每日1次，小便平，舌红，苔黄腻，脉细。胃镜示：①慢性浅表性胃炎。②幽门螺杆菌阳性。

处方：黄芩15g，黄连6g，干姜10g，清半夏9g，乌贼骨30g，浙贝母30g，蒲公英30g，龙胆草10g，旋覆花10g，代赭石9g，枳实10g，炒白术30g，檀香6g，炙甘草6g，鸡内金15g。

二诊（2013年5月9日）：药后上腹胀满消失，烧心反酸不明显，仍有嗳气，纳食尚可，食后仍有胀满，胃脘怕凉缓解，大便不成形，每日1次，小便平，舌红，苔黄，脉细。守上方去鸡内金，加丁香10g。

三诊（2013年5月23日）：药后上腹胀满消失，无烧心、反酸、嗳气，纳食尚可，食后胀满明显减轻，胃脘无怕凉，大便成形，每日1次，小便平，舌红，苔白，脉细。守上方去丁香，加焦三仙各10g，嘱其继服2周，以巩固疗效。

按： 此案属于典型的寒热错杂证型。中焦气机升降失常，故腹胀为主诉，迁延 20 余年，胃气不降，携酸上逆，故反酸、烧心、嗳气，腹胀进食后加重，舌红、苔黄腻，此为胃热；脾阳不振，脾气不升，阴寒内生，故胃脘怕冷，大便不成形，此为脾寒。故用和胃降逆方合旋覆代赭汤、乌贝散化裁，辛开苦降、平调寒热、调畅气机。二诊上腹胀消失，反酸、烧心缓解，胃脘怕冷缓解，但仍大便不成形，故去消食化积之鸡内金，加温中降逆之丁香；三诊诸症消失，进食后胀满减轻，故去丁香，加焦三仙和胃消滞，巩固疗效。

五、临证备要

（一）恢复气机升降是治疗根本

脾胃位居中焦，为全身气机升降的枢纽，脾主升、胃主降，升降有序方能正常完成生理功能，升降失常则发而为病，故恢复气机升降是治疗脾胃之根本。胃气不降者当通畅胃腑、通降胃气，脾气不升者当振奋脾阳、升提脾气，此为治病之根本，在此基础上佐以抑酸护胃、清热除湿、温中祛寒等，标本兼治，往往有较好的疗效。

（二）平调中焦寒热是主要策略

脾为太阴，多虚多寒；胃为阳明，多实多热。若脾病则为寒证，表现为胃脘怕冷、腹痛腹泻；胃病则为热证，表现为反酸烧心、口干口苦、舌苔黄腻。因此，寒热失调是慢性胃炎气机升降失调的主要体现，临床诊疗中应首辨寒热，对证治疗，寒证应健脾温中，热证应清热利湿，寒热错杂则宜温清结合、寒热平调，最终使得中焦寒热重归平衡。

第三节　消化性溃疡

消化性溃疡（peptic ulcer，PU）是发生在消化道的开放性溃疡，尤其以胃溃疡和十二指肠溃疡最常见，可见于各个年龄段的人群，是一种常见的消化系统疾病。部分患者可出现慢性节律性上腹痛，胃部灼热感，可因进食加重或缓解，常伴有腹胀、反酸、烧心、食欲减退等症状，严重者可出现呕血、黑便。西医治疗常以抑酸护胃为主，常用药物治疗方式以抑制胃酸分泌、保护胃黏膜为主，以治标为主。现代研究认为，其主要病因为幽门螺杆菌感染、长期使用非甾体抗炎药、不良的饮食习惯、烟酒、精神压力、遗传因素、环境因素等。本病与中医"胃脘痛"相符合，且对其病因病机的认识较为清晰。

一、病因病机

中医理论认为"痛"可分为不荣则痛与不通则痛，若脾胃气机升降失常，脾气不升，脾阳不振则阳气不能温煦，运化无力则不能温养，则不荣则痛；胃气不降，浊阴阻滞，则不通则痛。

（一）肝、脾、肾失调，清阳不升，不荣则痛

肝、脾、肾左升，气机的上升、阳气的温煦主要依赖于此三脏，若肝、脾、肾失调，则可致清阳不升，不荣则痛。

1. 脾胃虚寒 脾为太阴，多虚多寒，脾病多以虚寒为主，若因饮食不节、药物损伤、先天不足等导致脾胃受损，阴寒内盛，则可致脾胃虚寒。脾气不升，气机阻滞，则可出现腹胀、纳差等；脾胃虚寒，阳气不能温煦，则可出现腹部畏寒、隐痛、腹泻等。此类腹痛多因阳气不能温煦、气血不能濡养而发，究其原因，皆为脾胃虚寒、气机不利、清阳不升所致。脾胃虚寒，脾阳不振，阳气生理功能不足，不能温煦局部消化道，故而不荣则痛；脾气不升，运化无力，气血生化乏源，不能濡养局部消化道，不荣则痛。

2. 肝经虚寒 肝主疏泄，调畅气机，性喜升发而恶抑郁，是保证胃气机上升的重要脏器。肝为脾之母，故而肝气的疏泄对于脾胃完成腐熟受纳、运化吸收的生理功能有着重要的作用。肝藏血，为血海，人体一身之血皆归于肝脏，若因外感寒邪，肝阳不足，致使肝经虚寒，阳气推动功能不足，气血运行无力，不能濡养局部消化道，不荣则痛；肝阳不足，母病及子，伤及脾阳，肝脾阳气皆不能温煦局部消化道，亦可致不荣则痛。

3. 肾阳不足 肾为阴阳之根本，为先天之本，肾阳又名"命门之火"，为一身阳气之根本，其余脏腑的阳气皆需命门之火的支持，命门之火衰则诸脏腑阳气皆衰。若因素体阳虚、操劳太过、年老体衰等，致使肾阳不足，则一身皆寒，清阳不升，不能温煦消化道局部，不荣则痛；脾胃为后天之本，后天脾胃之火需先天命门之火的温养，方能更好地发挥消化运输的作用，肾阳不足，累及脾阳，运化失司，气血乏源，不能濡养局部消化道，不荣则痛。

（二）肺、胃、胆不协，浊阴不降，不通则痛

肺、胃右降，为全身气机右降的重要组成部分，胆腑为脾胃消化吸收的重要辅助脏器。肺胃气机通降、胆腑通畅则脾胃生理功能正常，肺胃气机不降、胆腑不畅则脾胃消化吸收失常，浊阴不降，不通则痛，发而为病。

1. 湿热阻胃　"六腑以降为顺"，且叶天士在《临证指南医案》中云："纳食主胃，运化主脾，脾宜升则健，胃宜降则和。"由此可知，降为胃腑的生理特性，胃腑通降则湿浊糟粕有路可出，脾胃功能运转如常。若因暴饮暴食、药物伤胃等使胃腑受损，胃气不降，湿浊糟粕停滞，可致腹胀、食欲不振；胃气携酸上逆，可致反酸、烧心；湿浊停滞日久，郁而化热，湿热内生，有形之湿浊阴邪阻滞气机，致使胃腑不通，不通则痛，可致腹痛、胃部灼热感，大便黏腻甚则便秘。

2. 肺失肃降　肺居上位，为水之上源，敷布全身，故其气以肃降为顺。而《素问·灵兰秘典论》云："大肠者，传道之官，变化出焉。"肺与大肠相表里，故肺气肃降与大肠通降息息相关，肺气肃降可助使大肠传导有力，湿浊糟粕排出正常。若肺失肃降，可致大肠传导糟粕功能失常，发为便秘，故治疗便秘常有"提壶揭盖"之法；而大肠传导失常，可致胃腑通降无路，胃气难降，浊阴停聚于此，不通则痛，发为腹痛；胃气携酸上逆，发为反酸、烧心；日久亦可因湿浊郁而化热，转为湿热郁胃证。

3. 胆胃不和　胆腑为脾胃功能正常运行的重要辅助脏器，《灵枢·本输》云："胆者，中精之腑。"因其内贮藏胆汁，又称"精汁"，参与食物的消化。而《医学见能》又云："胆者，肝之腑，属木，主升清降浊，疏利中土。"由此可知胆腑参与

全身气机，尤其影响中焦脾胃的升降。胆为六腑之一，胆气以下降为顺，若胆腑通畅，胆汁分泌正常，则胃肠传导通降正常，反之则滞而为病。胆腑不畅，郁而化火，进而犯胃，可致脾胃湿热；胆腑不疏，胆汁分泌不畅，可致胆胃不和，使胃的通降失常，湿浊阻滞中焦，气机升降不利，不通则痛。

（三）久病入络，瘀血成疴

本病疾病初期，以气机升降不利为基本病机，引起阳气不能温煦、气血不能濡养、六腑不能通降等，致使不荣则痛，不通则痛。叶天士在《临证指南医案》中提出："初病在经，久痛入络。"经脉主管气的流动，络脉主管血的流动，若疾病日久，清阳不升，阳气推动气血无力，血行不畅，则滞而为瘀；或因湿浊阴邪停滞日久，阻滞气血流通，亦能滞而为瘀，此为久病入络，瘀血成疴，为疾病发展到后期的表现。

二、治则治法

（一）重视肝、脾、肾，温阳以升清

肝、脾、肾左温升。肝、脾、肾为一身阳气的重要来源，亦为后天之本与先天之本的组合，肝、脾、肾正常，则阳气充沛，气机升降如常，若肝、脾、肾阳气不足，则可致清阳不升，不荣则痛，发为本病。故应当重视肝、脾、肾三脏，脾阳不振者，当温振脾阳，使脾脏运化正常，气血生化有源；肝阳不足，肝经虚寒者，当暖肝温阳，使肝气疏泄正常，阳气充沛；肾阳不足者，一身皆冷，当温阳补肾，温煦命门，使清阳得升，则局部消化道得以温煦与濡养，痛自消除。

（二）调理肺、胃、心，苦泄以通降

肺、胃、心右降，为全身气机通降的重要组成部分，以降为顺，以滞为病，三者可相互影响，一脏不利，则其余两脏亦运转失常。故当气机通降不利，浊阴不降，滞而为病时，应注重肺、胃、心三脏的协调。肺气不降，则影响肠腑传导，进而影响胃腑通降；心气不降，则心神不降，心火难温肾水，使肾阳不足，阴寒内生。故当肺、胃、心失调时，当以通降为大法，通降肺气，使大肠传导有力，肠腑亦能通畅，湿浊阴邪不滞，胃气得以通降；通降胃气，使胃中积滞下行，复通胃腑；通降心气，使心火下济肾水，肾阳充沛，得以温煦。中医认为五味中苦味能泄能坚，故常用苦味之药，苦泄以通降，通则不痛。

（三）化瘀生新，活血止痛

疾病后期，久病入络，瘀血内生，气血流通更加不畅，不能濡养局部消化道，痛则更甚，此为本病之标。故本病日久，产生瘀血病理产物，阻塞血脉时，当化瘀生新，活血止痛，常用蒲黄、五灵脂等活血化瘀之品，使瘀血沉疴去除，气血得以流通，血脉通畅，气血无处不到，濡养局部消化道，则疼痛减轻。此为治本的同时治标，标本兼治，疾病恢复更佳。

三、方药经验

（一）验方介绍

气机升降失常为本病的基本病机，直接影响脾胃功能，而调节中焦寒热偏胜是恢复气机升降的主要策略。根据寒热的不同常选择不同的方剂，中焦虚寒者常用建中暖肝煎健脾温中、温补肝肾、温阳升清；胆腑不利，影响脾胃运行时，常用柴芩温胆汤温胆理气，温中健脾。

1. 建中暖肝煎 本方主要由黄芪建中汤、暖肝煎合方而来。黄芪建中汤源自东汉张仲景的《伤寒杂病论》，主要由小建中汤（桂枝、白芍、甘草、生姜、大枣、饴糖）加黄芪而成，主治"虚劳里急，诸不足"，即脾胃虚寒造成的虚劳性疾病。暖肝煎出自《景岳全书》，由当归、枸杞子、小茴香、肉桂、乌药、沉香、茯苓等组成，主治"肝肾阴寒，小腹疼痛疝气"等症。笔者临床中发现，消化性溃疡虽为中焦疾病，但大多存在全身气机升降失常，尤其是肝、脾、肾三者的阳气不足，清阳不升，寒湿内盛。因此治疗本病，应当重视肝、脾、肾三脏，故将黄芪建中汤与暖肝煎合方，组成建中暖肝煎，以健脾温中、温补肝肾、温阳升清，全身阳气得温，则局部消化道得以温煦与濡养，痛自消除。因此，本方是治疗虚寒证的经典效方，我们已广泛用于消化道溃疡的诊治。

2. 柴芩温胆汤 柴芩温胆汤源自《医宗金鉴》，由温胆汤化裁而来，由柴胡、黄芩、陈皮、半夏、茯苓、甘草、竹茹、枳实等药物组成。方中黄芩清热泻火；柴胡疏肝理气；半夏燥湿化痰，和胃止呕；竹茹清胆和胃，除烦止呕；枳实破气除滞化痰；茯苓健脾化痰，利水渗湿；甘草和中，调和诸药。全方共奏理气化痰、和胃利胆、清泄胆火的功效。常常应用于胆腑不畅、郁而化火、横逆犯胃引起的消化性溃疡，临床往往有较好的疗效。

（二）药味加减

脾主升清、胃主通降，脾阳不足，常常引起脾失健运，水湿停聚，化而为痰，故在温阳升清的同时，应该兼顾健脾化痰祛湿，常合用二陈汤（陈皮、茯苓、姜半夏、炙甘草）或温胆汤；若胃痛明显者，考虑气滞血瘀，加金铃子散（延胡索、川楝子）、丹参饮（檀香、砂仁、丹参）或失笑散（蒲黄、五灵脂）以理气活血、化瘀止痛。若反酸烧心明显者，加蒲公英、浙贝母、海螵蛸、龙胆草。

四、验案举隅

（一）建中暖肝汤案

患者，男，50 岁，2020 年 4 月 17 日初诊。主诉：上腹间断隐痛 3 个月余，进食后可缓解，偶有反酸烧心，嗳气，纳差，胃脘及小腹怕冷，喜温喜按，平素大便不成形，每日 1~2 次，受凉则容易腹泻，小便平，眠差，入睡困难，双下肢怕凉，神疲乏力，舌淡边齿痕，苔白腻，脉沉细。胃镜：①胃溃疡。②慢性浅表性胃炎。

处方：黄芪 15g，桂枝 10g，白芍 15g，炙甘草 6g，生姜 10g，大枣 10g，当归 10g，枸杞子 15g，小茴香 6g，肉桂 5g，乌药 10g，檀香 3g，茯苓 15g，陈皮 10g，姜半夏 9g。

二诊（2020 年 4 月 24 日）：药后上腹隐痛较前明显缓解，烧心反酸改善，仍有嗳气，纳食尚可，胃脘及小腹怕凉缓解，大便不成形，每日 1 次，小便平，舌淡红，苔白微腻，脉沉细。守上方去檀香，加焦神曲 10g。

三诊（2020年5月9日）：药后上腹隐痛消失，无烧心、反酸、嗳气，纳食尚可，胃脘无怕凉，大便成形，每日1次，小便平，舌红，苔白，脉细。守上方，嘱其继服2周，以巩固疗效。两个月后复查胃镜未再见胃溃疡。

按： 此案以上腹间断隐痛为主诉，查胃镜示胃溃疡。患者脾胃虚寒，运化失司，不能濡养，不荣则痛，故而出现上腹隐痛；脾不运化水谷，故而纳差；脾胃虚寒，不能温煦，故而胃脘怕冷；脾胃虚弱，清阳不升，故而出现大便不成形。需要注意的是，本例患者，除了胃脘怕冷外，小腹及双下肢亦怕冷明显，说明脾阳不足之外，肝肾阳气亦呈现不足状态，因此治疗本病，需要脾、肝、肾共调。故而给予建中暖肝煎，以健脾温中、温补肝肾、温阳升清，全身阳气得温，则局部消化道得以温煦与濡养，胃痛可愈。患者偶有反酸烧心，合用二陈汤祛除中焦痰湿。二诊上腹隐痛缓解，烧心反酸改善，仍有嗳气，纳食欠佳，故加焦神曲；三诊诸症消失，故继服巩固疗效。后复查胃镜未见明显异常，胃溃疡得到修复，病情相对稳定。

（二）柴芩温胆汤案

患者，女，57岁，2021年10月31日初诊。主诉：间断上腹烧灼痛2年余，反酸烧心，夜间明显，口苦呕苦，大便黏腻不爽，每日1次，小便正常，睡眠差。舌红，苔黄微腻，脉弦滑。胃镜示：①慢性浅表性胃炎。②胃溃疡。

处方：柴胡10g，黄芩15g，姜半夏9g，陈皮10g，茯苓15g，枳实10g，竹茹15g，炙甘草6g，蒲公英30g，浙贝母30g，海螵蛸30g，龙胆草6g，延胡索10g，川楝子9g，龙骨30g，牡蛎30g。

二诊（2021年11月7日）：上腹烧灼痛较前明显缓解，

反酸烧心改善，仍有口苦，大便黏腻改善，每日1次，睡眠改善，舌红，苔白微腻，脉弦滑。守上方黄芩加至24g。

三诊（2021年11月21日）：上腹疼痛基本消失，反酸烧心不明显，大便通畅，每日1次。舌红，苔白，脉弦。上方继服。3个月后复查胃镜未见溃疡。

按：此案为消化性溃疡中较为常见的胃溃疡，主因胆火扰胃引起。肝胆气郁，郁而化火，横逆犯胃，故上腹间断烧灼痛；肝火犯胃，胃失和降，携酸上逆，故反酸烧心；木壅土郁，胃气胆汁上逆，故口苦呕苦；胃气不降，湿浊阻滞，故大便黏腻不爽；胃火扰心，故睡眠差。采用柴芩温胆汤加减，清胆和胃，降逆止呕，行气通降。二诊腹痛缓解，反酸烧心改善，睡眠改善，效果良好，清泄胃火力量稍弱，故黄芩加量以清胆热。三诊腹痛消失，反酸烧心消失，继服治疗以巩固疗效。

五、临证备要

（一）脾升胃降是治疗根本

脾胃为全身气机升降的枢纽，肝、脾、肾左升，肺、胃、心右降，诸多脏腑围绕脾胃气机升降而升降。本病的基本病机为气机升降失常，故在治疗消化性溃疡时，应当注重脾胃气机升降的恢复。脾气不升则运化无力，气血生化乏源，阳气难得温煦，不荣则痛；胃气不降则浊阴不降，阻滞中焦，气机不利，不通则痛。若升脾降胃，使气机升降恢复，则脾胃功能得以正常运行，阳气充足，气血充沛，疼痛自除。因此，无论消化性溃疡病因如何，都应治病求本，注重脾胃气机的升降。

（二）五脏同调，助恢复中焦气机

太极升降论认为人体为一个整体，不能机械地关注单独脏腑的气机升降，应以大局观、整体观看待气机变化，肝、心、脾、肺、肾五脏气机皆可互相影响。左温升方面，肝、脾、肾为一身阳气的重要来源，肝、脾、肾正常，则阳气充沛，气机升降如常，而肝、脾、肾阳气不足，则可致清阳不升，不荣则痛；右通降方面，肺、胃、心以降为顺，以滞为病，三者可相互影响，故当气机通降不利，浊阴不降，滞而为病时，当注重肺、胃、心三脏的协调。简言之，气机的升降需要考虑左温升、右通降，重视肝、脾、肾，关注肺、胃、心，五脏六腑同调，从而促进脾胃气机的恢复，在根本病机上解决问题，疾病乃愈。

第四节　胃息肉

胃息肉（gastric polyp，GP）是突出于胃黏膜表面的良性隆起性病变，大部分患者无明显临床表现，部分患者可出现进食后腹胀、纳差，上腹部隐痛及灼热感等临床表现，根据组织病理学主要包括炎性息肉、增生性息肉、腺瘤性息肉和胃底腺息肉4种亚型。部分息肉随着时间的进展会有恶化的风险，对人们的身心健康产生影响。目前胃息肉的病因尚不明确，现代研究认为可能与药物使用、幽门螺杆菌感染、胆汁反流、烟酒、饮食、生活方式等有关。中医认为该病属于"痞满""胃脘痛""纳呆""积聚"等病症的范畴。

一、病因病机

脾胃为全身气机升降的枢纽，位居中焦，脾气升、胃气降，升降有序，则生理功能方能正常运行。《黄帝内经》云："阳化气，阴成形。"著名医家张景岳认为："阳动而散，故化气，阴静而凝，故成形。"阳气主动，能升能散，可促进物质气化；阴气主静，能收能敛，可促进物质成形。二者对立制约又相辅相成，若阴平阳秘，则生理功能稳定，若阴阳失调，则可致疾病发生。根据阴阳变化，探究息肉的发生与发展，"清阳不升、阳化气不足"为本，"浊阴不降、阴成形太过"为标，本虚标实，当标本兼治。

（一）清阳不升，"阳化气"不足

脾胃为全身气机升降的枢纽，在机体气化过程中发挥独特的作用。《素问·经脉别论》云："饮入于胃，游溢精气，上输于脾，脾气散精，上归于肺，通调水道，下输膀胱。水精四布，五经并行，合于四时五脏阴阳，揆度以为常也。"脾对水谷精微运化以及水液代谢过程至关重要，通过脾阳推动、温煦的生理功能保证水液不停、痰湿不聚。脾为太阴，多虚多寒，或因饮食不节，损伤脾胃，或因情志内伤，忧思伤脾，或因先天不足，脾胃本虚，或因劳逸太过，耗气耗血等，皆可致脾胃亏虚，清阳不升，阳化气功能不足，出现神疲乏力、食欲不振、腹部畏寒甚则肠鸣下利等症状。同时正如《医述》所言："痰本津液所化，行则为液，聚则为痰。"若阳化气不足，可致水液运化失常，水谷精微气化无力，聚而为痰，久而成瘀，发为息肉。

（二）浊阴不降，"阴成形"太过

《难经》言："积者，阴气也。"阴气主静，能收能敛，可促进有形之阴精的形成。《素问·阴阳应象大论》云："阴胜则阳病，阳胜则阴病。"阴阳对立制约、消长平衡，若阳化气功能不足，无力制约阴的收敛聚集，阴成形太过则阴精不化，水液停聚不行，积为痰湿，此为本病之标。痰湿阻滞气机，血行不畅，日久成瘀，久积胃腑，滞而不降，化为息肉，痰湿、瘀血越盛则胃气不降越盛，胃气不降则痰湿、瘀血越多，循环往复，则息肉多发，经久不愈。痰湿盛者，可出现口黏、大便黏腻不爽等症状；瘀血盛者，可出现舌暗、舌下络脉迁曲、腹痛等症状。若息肉日久，胃腑浊邪久滞不下，郁而化热，发为寒热错杂，可出现腹部畏寒、腹胀、腹痛、反酸烧心、大便稀溏甚则肠鸣下利等临床表现。

二、治则治法

（一）补脾胃，升清阳

脾为生痰之源，脾阳不振则运化无力，水饮停聚，痰湿内生，化为息肉，阻滞中焦，故脾为与本病密切相关的脏器之一。《素问·阴阳应象大论》云："阴阳者，天地之道也，万物之纲纪，变化之父母，生杀之本始，神明之府也。治病必求于本。"阴阳二字贯彻中医诊疗的始终，本病本虚标实，阴阳失衡，阳化气不足为本，故治疗本病当以健脾和胃、温阳化气为法，尤以温振脾阳为主。《金匮要略》云："病痰饮者，当以温药和之。"常用健脾益气、温阳升清之品，如桂枝、肉桂、生姜、白术等药，温振脾阳，使脾阳充沛，气化有力，将有形之阴化为无形之气，有形之阴少，则抑制阴性病理产物的堆积，无形之气多则人体机能充沛，阴阳平衡，从根本上解决问题，使阳化气有力，则阴成形正常。

（二）化痰瘀，泻阴火

阴成形太过则易致痰湿、瘀血等病理产物堆积，久积胃腑，化为息肉，阻滞中焦气机升降，日久郁而化火，此为本病之标，故在温阳化气以求本的同时，应当祛邪泻火以治标，标本兼治，临床效果更佳。故在治疗本病时，不仅仅着重于健脾益气、温阳升清，提升人体自身运化清除阴邪的机能，同时着眼于活血化痰、祛瘀泻火，以药物之力帮助去除病理产物。病理产物以痰湿为主者，佐以半夏、苍术、胆南星等燥湿化痰；病理产物以瘀血为主者，佐以桃仁、赤芍、牡丹皮等活血化瘀。攻补兼施，寒热同调，使阳得温，阴邪去，阴火消，阴平阳秘，则息肉消除，诸症缓解，疾病痊愈。

三、方药经验

（一）验方介绍

清阳不升、阳化气不足为本，浊阴不降、阴成形太过为标，故治疗当以恢复气机升降、助阳化气、消除阴翳为治疗大法，在治疗时常以补脾胃泻阴火升阳汤加减为主。

补脾胃泻阴火升阳汤：本方出自李东垣的《脾胃论》，主要由柴胡、炙甘草、黄芪、苍术、羌活、升麻、人参、黄芩、黄连、石膏组成，主治"饮食损胃，劳倦伤脾，火邪乘之而生大热"。方中黄芪健脾益气，升提脾气为君药；人参、炙甘草甘补以和中益气，苍术燥湿健脾，为臣药；柴胡疏肝解郁，调畅气机，配合升麻、羌活升清提气，为佐药；黄芩、黄连、石膏清热泻火燥湿，共同达到补脾胃、泻阴火、升阳气的功效。

（二）药味加减

本病阳化气不足为本，随着时间的迁延，病程不断发展。疾病初期，以阳化气不足，痰湿积聚为主，可加用半夏、旋覆花、天南星等药温化寒痰。脾阳不足、阴寒内生、腹部畏寒者加用生姜、肉桂和桂枝等温阳散寒，肠鸣下利湿浊阻滞中焦，郁而化热，致胃内郁热，当佐以清泻胃热之品，如蒲公英、黄芩、黄连、石膏等。疾病日久，痰湿阻滞气机，脉络瘀阻，可致痰瘀互结，合用桂枝茯苓丸加减，加用桃仁、赤芍、牡丹皮等药活血化瘀；若伴反酸烧心，则加用海螵蛸、乌贼骨等制酸止痛；大便秘结者，加用枳实、全瓜蒌、酒大黄、虎杖，给邪以出路；嗳气呃逆、恶心呕吐者，可加用旋覆代赭汤。

四、验案举隅

李某，女，57岁，2019年12月31日初诊。现病史：胃息肉切除后10余年。患者10年前查胃镜提示胃多发息肉（20多个，大小在0.2~0.5cm），经镜下切除。次年复查胃镜发现多发息肉后再次予以切除。其后每年复查胃镜，息肉均再长而镜下切除。刻下症：患者上腹堵闷，自觉不消化感，无胃痛，伴有反酸烧心，胃脘怕冷，不喜冷饮，大便每日一次，黏滞不爽，小便正常，睡眠差，神疲乏力，气短懒言。舌暗苔白微腻，脉沉细涩。

处方：黄芪 30g，党参 10g，柴胡 6g，炙甘草 6g，苍术 10g，羌活 10g，升麻 6g，黄芩 10g，黄连 6g，桂枝 10g，茯苓 15g，牡丹皮 10g，赤芍 10g，桃仁 10g，蒲公英 30g，浙贝母 15g，海螵蛸 30g。14 剂，配方颗粒，每日两次，每次一袋。告知患者清淡饮食，少吃肥厚油腻之品。

二诊（2020 年 1 月 14 日）：药后上腹堵闷感较前减轻，神疲乏力缓解，反酸烧心改善，守上方加枳实 10g、炒白术 30g 以健脾理气。

三诊（2020 年 1 月 28 日）：上腹堵闷感及反酸烧心等症状基本消失，神疲乏力缓解。继用上方加减，每天服药一次，小剂量维持治疗。一年后复查胃镜，胃息肉的数量较前明显减少，有 3 个。叮嘱患者继续服药，每周服药 2~3 次，次年再次复查胃镜，未发现息肉。

按：此案胃息肉反复发作为主诉，考虑与中焦气机升降失调所致的"阳化气不足、阴成形太过"有关。气机升降失调，故而可见上腹堵闷感；脾胃虚弱，故而可见神疲乏力、气短懒言；浊阴不降，湿热内生，故而可见反酸烧心、大便黏滞；湿热日久，阻滞气机，气滞血瘀，故而可见舌暗脉涩。因此治疗时，当以恢复中焦气机升降为主，健脾升阳、助阳化气，化痰祛瘀，以泻阴火，故而选用补脾胃泻阴火升阳汤加减，考虑瘀血存在，合用桂枝茯苓丸。反酸烧心明显，加用蒲公英、浙贝母、海螵蛸清热抑酸。二诊患者诸症好转，加用枳术丸以健脾理气。其后患者病情相对平稳，继续服用本方治疗两年余，息肉未再复发。

五、临证备要

（一）助阳气，重视脾与肾

《景岳全书》云："盖水为至阴，故其本在肾。"《素问·至真要大论》又云："诸湿肿满，皆属于脾。"脾肾为水液代谢过程中极为重要的脏腑，肾为先天，脾为后天，肾阳可气化蒸腾水液，使水液代谢顺利；脾为生痰之源，脾阳可运化水谷精微，使痰湿不停，二者相辅相成，通过阳气推动、温煦、气化的功能帮助完成水液代谢。若二者阳气不足，失于推动、气化，则水湿停聚，化而为痰，此为疾病发病之始，故在治疗胃息肉过程中，不仅要注意温振脾阳，同时应注意肾阳的温煦，使脾肾阳气充足，阳化气功能正常，则湿浊得运，痰湿得消，与阴成形相克制，使停聚的痰湿浊邪得以消散。

（二）消阴翳，不忘痰与瘀

阴成形太过则病理产物过多，如痰湿、瘀血、水饮等，疾病初期，多为胃肠镜检查后发现，病理产物堆积较少，以水湿不运产生的痰湿为主，此时症状多不明显，治疗应当注重健脾温阳、祛湿化痰，痰湿去则息肉消。疾病中期，病理产物堆积增加，痰湿日益偏盛，阻滞中焦气机，脾气不升，胃气不降，郁而化火，出现痰火夹杂、气机升降失常的情况，此时症状显现，以脾寒胃热为主，故在此期间应当注意温振脾阳，祛除痰湿，清降胃火，寒热平调，则疾病可愈。疾病后期，湿浊阻滞中焦日久，气机不畅，气滞血瘀，出现痰湿、血瘀、胃火、脾寒等，此时当加用活血化瘀之品，祛除病理产物，配合温阳化气治本，标本兼治，疾病乃愈。其中痰湿、血瘀为疾病发展过程中最为主要的病理产物，故在治疗胃息肉过程中应当注重祛痰化瘀，以消除阴翳，促进疾病的治疗。

第五节　功能性消化不良

功能性消化不良（functional dyspepsia，FD）是胃肠功能紊乱引起的非器质性疾病，其主要的临床表现为上腹痛、上腹灼热、餐后饱胀或早饱等慢性消化不良症状，主要有三种不同的亚型：上腹痛综合征型（EPS）、餐后不适综合征型（PDS）及重叠型（EPS+PDS）。中国FD患病率高达20.65%，目前西医治疗主要以促进胃肠动力、抑制胃酸、缓解临床症状为主，尚无确切有效的治愈方法。FD属于中医"胃痞""胃痛""嘈杂"等诊断范畴，笔者临证中应用太极升降论治疗FD取得了较好的效果。

一、病因病机

FD的病因多与感受外邪、饮食不节、情志失调、内伤体虚等因素有关。其基本病机为胃失和降，其主要病变部位在胃，涉及肝、脾两脏。可分虚实，因气滞、食积、痰湿、血瘀等病理因素所伤者，多为实证，若病邪久稽，内伤五脏，恐多变证，可因实致虚或虚实夹杂。虽原因众多，但均离不开胃气郁滞、气机升降失调，不通则痛，或发为痞满。

（一）肝郁化火，胃逆不降

《素问·宝命全形论》曰："人以天地之气生，四时之法成。"《景岳全书》言："夫百病皆生于气，正以气之为用，无所不至，一有不调，则无所不病。"以此观之，人之本在于气，气之动名气机，有升降出入，气机失调为患病之因。脾胃属土，居于中焦，掌管气机升降。气之升降失司，则气滞于胃，胃主降而气不行，不通则痛。肝主疏泄，属木，克土，肝气调达可助胃气运行，甚则张锡纯认为肝主疏泄的功能是全身气机运动的根本，见于《医学衷中参西录》，其云："人之元气，根基于肾，萌芽于肝。"脾土之运化水谷，全赖肝木之升发疏泄而后才能运化畅达健运，"肝主疏泄，原为风木之脏，于时应春，实为发生之始，肝膈之下乘者，又与气海相连，故能宣通先天之元气，以敷布于周身，而周身之气化，遂无处不流通也"。肝气郁滞，轻则横逆犯胃，克于脾土，升降失和，发于痞满。《类证治裁》云："暴怒伤肝，气逆而痞。"肝与情志密切相关，肝气失调多源于焦虑、抑郁等情绪因素，因而情志失调是本病的重要病因之一。《沈氏尊生书·胃痛》有言："胃痛，邪干胃脘病也。……唯肝气相乘为尤甚，以木性暴，且正克也。"肝郁重而久稽者，气郁化火，郁热伤胃，胃逆不降，则发为痛，并伴有嗳气、反酸、烧心等症。另有现代研究指出，消化系由中枢神经、胃肠神经以及自主神经系统共同控制，不良情绪可作用于神经系统而对人体的消化道产生负面影响，约30%功能性消化不良患者的病因源于精神和心理调节功能障碍。依据中医理论，肝失疏泄、肝气郁结不仅是功能性消化不良的致病因素，若放任不顾，还可损伤脾胃气机，使胃部症状加重，甚则迁延不愈。

（二）中焦虚寒，清阳不升

《灵枢·小针解》有言："寒温不适，饮食不节，而病生于肠胃。"《兰室秘藏》亦言："或多食寒凉，乃脾胃久虚之人，胃中寒则胀满，或脏寒生满病。"《太平圣惠方》谓："因服冷药太过，致心膈痞满。"由此可知，起居失常、过食生冷、误用药物等因素可伤脾阳，中焦虚寒，则气化无力，气滞不升，胀满自生。同时，痰、湿、瘀等病理产物的长期阻滞可导致脾气不通，久则伤阳，中焦气机不和，如《素问·阴阳应象大论》所云："浊气在上，则生膜胀。"水谷精微全赖脾阳之气化，水液得阳乃能行，《景岳全书》言之："阳动而散，故化气。"若多种原因致阳气温化无力，水液代谢异常，留于身体各部，则为水、饮、痰、湿等病理产物，更阻阳气运行，气机恐难得复，胀满亦难自除。

二、治则治法

中焦气机逆乱是功能性消化不良的重要病机，宜从肝与胃两脏腑论治，治当疏肝平胃，调中理气。应区分虚实，辨别痰浊、水饮、食积、瘀血等病理产物。

（一）疏肝泻热，平胃降逆

功能性消化不良患者初期多有情志郁结，久而影响脾胃，发生嗳气频作、反酸烧心等症。黄元御谓："风木者，五脏之贼，百病之长。凡病之起，无不因于木气之郁。"疏肝清肝泻火是调和气机的第一要义，肝气郁结不解，气机升发无门，纵使中焦气机暂时得疏，不久便肝郁乘脾再次发病。治肝郁宜用辛散之品，同时应注重肝胃郁热、胃气上逆的病机，以苦寒降逆之法为佳，可选用黄连、旋覆花、代赭石、郁金、木香等。若功能性消化不良症状反复发生，多因情志内伤，应重用疏肝理气诸药，如柴胡、芍药、郁金、香附等。

（二）健脾温中，升清降浊

《四圣心源》曰："人知其木火之衰，而不知其脾土之弱……是宜升肝脾以助生长，不止徒温肾气也。"或恣食生冷，或久寒伤脾，或痰食中阻，致脾胃失运，脾阳受伤，宜甘温补脾，助阳气升清，浊气下降。患者病见胃脘隐痛或胀满不舒，绵绵不休，喜温喜按，劳累或受凉后加重，食少纳呆以脾阳虚为主者，宜重用党参、白术、山药、茯苓、干姜等益气补脾温阳；若久病不愈，兼见形寒肢冷、完谷不化、五更泄泻属肾阳亏虚者，宜加用附子、补骨脂、肉桂等温肾助阳；脾虚不运，化生痰湿中阻者，加用半夏、陈皮、瓜蒌等化痰利气；阳气无力，久病生瘀者，加用川芎、丹参、桃仁、红花活血化瘀；阴寒久稽，或直中外寒不除者，重用乌药、小茴香、桂枝、细辛、花椒等温经散寒。

三、方药经验

（一）验方介绍

以通调中焦气机为本，佐以制酸、化痰、祛瘀诸法，遂自拟左金胃康方，治疗以肝郁化火为主证的功能性消化不良，效如桴鼓，余证加减化裁多有应效。该方由黄连、吴茱萸、海螵蛸、浙贝母、蒲公英、檀香、法半夏、全瓜蒌、醋延胡索、徐长卿等组成。

左金丸中黄连六倍于吴茱萸，以苦寒之黄连为君，吴茱萸辛苦温而反佐。《医方集解》言："此足厥阴药也。肝实则作痛，心者肝之子，实则泻其子，故用黄连泻心清火为君，使火不克金，金能制木，则肝平矣；吴茱辛热，能入厥阴肝，行气解郁，又能引热下行，故以为反佐。一寒一热，寒者正治，热者从治。"黄连主泻心火，据五行"实则泻其子"，清肝火以平胃，同时黄连入脾胃两经，可直泻胃火，使气机和调。吴茱萸辛散，入肝经，可疏肝解郁、降逆止呕，同时引黄连入肝经，又制黄连之寒，以防伤正。左金丸本有泻肝平胃之效，可清火以制酸，但功效不宏。肝胃郁热者，多有上腹灼热感，甚者反酸频作，以左金丸为基本法，加以海螵蛸、浙贝母、蒲公英咸寒清热制酸，多有奇效。《医贯》云，"咽系柔空，下接胃本，为饮食之路"，食管以"荣空"为生理特点，性与胃同，通降为顺。故行制酸之法时宜通降胃气、理气止痛，本方用法半夏降逆止呕，檀香、醋延胡索、徐长卿入肝经行气止痛。《素问·至真要大论》云："坚者削之……结者散之。"气郁久稽，化火酿痰，故胃病除了应疏肝解郁，还应注意日久痰结，宜化痰散结，行气通降。《丹溪心法》言："痰之为物，随气升降，无处不到。"故临证应对症用药，多数患者以脘腹堵闷为主，主用法半夏燥湿化痰，亦可见胸闷气短者，可加全瓜蒌清化热痰。《本草经解》言："贝母气平，禀天秋平之金气，入手太阴肺经；味辛无毒，得地西方之金味，入手阳明燥金大肠经。气味降多于升，阴也。"浙贝母与法半夏相配，共行散结之功，亦降逆上气机，平胃调和。

本方适用于伴见呕吐吞酸、胁痛口苦、舌红苔黄、脉弦数、肝胃郁热者。若临证见心下痞满、喜暖喜按，或胃痛隐隐、得温痛减、手足不温、大便溏泄、舌淡苔白等中焦虚寒者，因本方多以苦寒泻实，不可直接运用，宜加以温药甘补。

（二）药味加减

本方的加减法基本同前，以胃痛为主者，常加金铃子散（延胡索、川楝子）、丹参饮（檀香、砂仁、丹参）或失笑散（蒲黄、五灵脂）以理气活血、化瘀止痛。以胃胀为主者，考虑中焦气滞明显，加枳实、厚朴以通降胃气。若烧心严重者，再加上龙胆草、瓦楞子，以清热抑酸。若胸骨后反流明显、出现失眠者，加栀子、淡豆豉。胃气不降、大便不通者，可加酒大黄、虎杖通腑降气。若嗳气、恶心呕吐者，加旋覆代赭汤。若食欲不佳者，加焦四仙（焦山楂、焦麦芽、焦神曲、焦槟榔）以消食化积。

四、验案举隅

姜某，女，56 岁，2023 年 10 月 23 日初诊。现病史：上腹疼痛 1 个月余，多因急躁生气后加重，伴有反酸烧心，早饱易饥，食欲不振，口干口苦，口腔发黏，纳食尚可，大便每两日一次，干燥，小便正常，睡眠尚可。舌红，苔厚腻，黄白相间，脉弦细。胃镜示慢性非萎缩性胃炎。幽门螺杆菌阴性。

处方：黄连 6g，吴茱萸 3g，海螵蛸 30g，浙贝母 30g，蒲公英 30g，檀香 5g，法半夏 9g，全瓜蒌 15g，醋延胡索 10g，徐长卿 30g，酒大黄 10g，炒栀子 15g，淡豆豉 15g，旋覆花 10g，代赭石 9g，炙甘草 6g。

二诊（2023 年 11 月 1 日）：药后上腹疼痛明显缓解，反酸烧心基本痊愈，大便较前通畅，自述近日心情较前好转，口干口苦缓解。舌红，苔白厚，脉弦。守上方，去酒大黄，食欲仍不佳，加焦山楂 10g、焦神曲 10g、焦麦芽 10g。

三诊（2023 年 11 月 15 日）：上腹疼痛、反酸烧心等症基本消失，睡眠较前好转，偶有口干口苦。舌红，苔薄白，脉弦。上方加木香 9g、砂仁 3g，再进 14 剂巩固治疗。

按： 本案为功能性消化不良属肝胃郁热证型。患者平素生气易怒，肝气郁结，久而化火，胃气上逆，则发为胃痛，兼有反酸烧心明示热象。其早饱易饥、食欲不振、口干口苦皆因胃热气滞不降所致。口腔发黏、苔厚腻、黄白相间示胃热湿生。因此，以自拟左金胃康方为主方，药用黄连、吴茱萸、乌贼骨、浙贝母、蒲公英、檀香、法半夏、全瓜蒌、延胡索。大便干燥，加酒大黄、虎杖；眠差，加栀子、淡豆豉；嗳气明显，加旋覆花、代赭石。诸药合用，清肝热、降胃逆，方证相对，故而效如桴鼓。

五、临证备要

（一）胃以降为和

胃与脾同居中焦，脾主升清，胃主降浊，共司气机升降。与脾相反，胃之病多为实证，气逆于上，易发生嗳气、反酸、呕吐等症。凡见胃气上逆之象，多应配合降逆药物以恢复"胃气以下行为顺"的生理功能。可用降逆药物，如半夏、生姜、黄连、旋覆花、代赭石等。黄元御言："中气者，和济水火之机，升降金木之轴。"在治疗时，应注意肝与脾两脏的功能状态，肝气不疏常与胃逆有关，脾虚也可导致胃气失调等现象，临证应审证求因，辨证施治。

（二）调肝以和胃

肝主疏泄，推动气流于全身，并主五脏六腑之经气升降协调，故肝对脾胃的气机有调顺作用。肝气太盛则木旺乘土，治宜疏肝理气，清热泻火。脾胃虚损则土虚木乘，宜健脾益气，酸敛抑肝。在使用辛开疏散药物调节肝郁时，也应配以苦降之品安胃，两者相配常有更好的疗效。情志与肝关联密切，故除以药物疏肝解郁外，患者还应注意自身情志调节，必要时进行心理疏导等心理干预。

（三）制酸、化痰药物的运用

反酸是功能性消化不良的常见症状之一，在治疗时应辅以制酸药，临证可选用浙贝母、海螵蛸、瓦楞子等咸寒清热之品，同时根据食管的生理特点，其本于胃，以通为顺，以降为和，宜配合降逆止呕、理气宽中之半夏、枳实、厚朴、大腹皮等品。制酸乃治标之法，临证应审清虚实，司外揣内，明知病机之本，肝胃郁热者宜疏肝平胃，泻火理气，郁火除则酸自降，对于反酸轻者可仅用苦寒降逆之左金丸，重者可酌情加制酸诸药。气结则痰生，痰作为病理产物易阻滞气机，加重病情，因而在治疗时佐以化痰药有利于气机的恢复，可选用浙贝母、半夏、瓜蒌、胆南星等。

第六节　上消化道出血

上消化道出血（upper gastrointestinal bleeding，UGIB）系指屈氏韧带以上部位包括食管、胃、十二指肠及胆管、胰管等消化道的出血病症，临床主要表现为呕血和（或）黑便。该病可发生于各年龄段，病情变化快，引起出血的因素多，常见因素包括消化性溃疡、急性胃黏膜病变、食管－胃底静脉曲张破裂、胃癌等，是临床中常见的急危症。成年人每年发病率为（100~180）/10 万，病死率为 2%~15%。根据出血的不同表现，中医将其归属于吐血（呕血）、便血（黑便、远血）、血证等病证范畴。笔者临证多年，运用汤药在协助治疗上消化道出血方面颇有心得，现将经验介绍如下。

一、病因病机

外感六淫、饮食不节、劳倦内伤、七情化火、药物或外物损伤是上消化道出血的常见病因。张景岳云："凡治血证，须知其要。而血动之由，唯火唯气耳。"提出了火与气是主要致病因素。景岳又云："血者水谷之精也，源源而来，而实生化于脾，总统于心，藏受于肝，宣布于肺，施泄于肾，而灌溉一身。"因此五脏病变均可影响血液正常运行。本病病位在胃、肠，与脾、胃密切联系，与肝、心、肺、肾相关，病机总属脏腑阴阳失调、气血升降失序，证候分为虚实两端，其中以胃火上逆、脾胃虚寒证较为多见，此即"火盛则逼血妄行""气伤则血无以存"。

（一）胃火上逆，迫血妄行

《黄帝内经》曰："诸逆冲上，皆属于火。"火具有燔灼向上的特性，易生风动血。《明医指掌》云："火动则血随以动，火升则血随以升。"《济生方·吐衄》亦云："夫血之妄行也，未有不因热之所发，盖血得热则淖溢，血气俱热，血随气上，乃吐衄。"这里明确指出热盛动血为吐血的主要原因。古人认为"吐血、呕血，出于胃也"，即吐血的部位在胃脘，然"五脏者，皆禀气于胃。胃者五脏之本也"，张景岳在此基础上进一步提出"凡五志之火，皆能及胃"，脏腑气机失常与五种情志异常，都可变生火邪，侵犯及胃，特别强调了"木邪乘胃"与"阴邪乘胃"，导致"胃火盛而大吐"。因此，肝气横逆、喜食肥甘厚腻者多生胃中实火，脾胃虚弱、久病伤及肺肾者多生胃中阴火，火盛灼络，逼血妄行，或上或下，在上发为吐血、呕血，可见血色鲜红或紫暗，量多，或可伴有胃脘灼热疼痛、口干口苦、发热等表现；在下发为便血，可见大便色黑，小便短赤。热迫血行导致出血，阴血亡失产生虚热，虚热更加重出血，导致病情难以控制，故而《血证论》有"不去其邪，愈伤其正，虚者益虚，实者愈实"的论断。

（二）脾胃虚寒，气不摄血

《张聿青医案》有言："血所以丽气，气所以统血。非血之足以丽气也，营血所到之处，则气无不丽焉；非气之足以统血也，卫气所到之处，则血无不统焉。气为血帅故也。"可见血的正常运行主要依靠气的统摄作用。《景岳全书》云："盖脾统血，脾气虚则不能收摄；脾化血，脾气虚则不能运化，是皆血无所主，因而脱陷妄行。"表明气能摄血主要体现在脾主统血的生理功能中，故此提出"凡动血之初，多由于火，及火邪既衰，而仍有不能止者，非虚即滑也"。禀赋虚弱之人，复因外感、劳倦、情志不畅、饮食不节等因素，致使中气受损，脾胃虚寒，难以统摄血液，血不循经，发为呕血、便血，可见呕血时轻时重，血色淡暗，大便色黑稀溏，或可伴有胃脘隐痛、神疲乏力、面色萎黄等表现。脾胃虚寒证初起，多以头晕、乏力、晕厥等不典型症状就诊，常被忽视或误治，继而延误病情，因此唐容川强调："然亦有属虚属寒者，在吐血家，十中一二，为之医者不可不知也。"

二、治则治法

西医学对上消化道出血的处理主要为抑酸、止血药物治疗，药效不佳者，多采用内镜介入、外科手术等直接止血方式治疗。中医则主张辨证施治、治病求本。本病虽以出血为临床表现，但又可细分为胃热、脾虚两个主要病机，治疗时需总览大局，以脏腑、阴阳、气血俱调为要，从清热泻火、温阳益气两个角度立法，火熄血自止，气壮血归经。

（一）清热泻火，降逆止血

《血证论》云："止血，其法独取阳明。阳明之气，下行为顺。所以逆上者，以其气实故也。"提出止血一法应"独取阳明"。《证治准绳》曰："口鼻出血，皆系上盛下虚，有升无降，血随气上，越出上窍。法当顺其气，气降则血归经矣。"采用苏子降气汤降逆止血。结合临床诊疗经验，症见突然吐血、胃脘灼痛、口干口臭、大便色黑者，多有火邪客于胃肠，应当重视恢复胃肠通降功能，兼顾他脏阴阳盛衰，治宜清热泻火，降逆止血。所谓清热者，即清脏腑阳热，清胃中积热以和胃，清心中实热以宁心，清肝中郁热以疏肝；所谓泻火者，即泻炎上之火，泻胃火则胃络安宁，泻心火则胃火得降，泻肝火则不伐胃土；所谓降逆者，即降上逆之气，降胃气使其通畅，降肺气使其肃降，降肝气使其柔和。一言蔽之，清热以败火，火熄则血不妄行，降逆则气血和畅。

（二）温阳益气，升清止血

《医方集解》重用归脾汤止血，谓之"气壮则能摄血，血自归经，而诸证悉除矣"。唐容川提出和法"为血证之第一良法"，体现在具体运用上为"表则和其肺气，里者和其肝气，而尤照顾脾肾之气"。联系实际辨证治疗，临床症见吐血量少色暗、大便溏薄色黑、神疲乏力、头晕心悸的患者，多为脾胃虚弱，以恢复脾气统摄作用为要，兼顾他脏气机，治宜温阳益气，升清止血。所谓温阳者，即温养脾肾，温脾阳以实土，温肾阳以暖土；所谓益气者，即补益脾肺之气，脾为气血生化之源，脾气健运则摄血有力，肺主一身之气，肺气充足则血行百脉；所谓升清者，即升提下陷之中气，使其固摄血液。要而言之，温阳以化气，益气则血不外溢，升清则气血调达。

三、方药经验

（一）验方介绍

笔者临床运用汤药时，灵活把握西医学"禁食水"和中医学"有胃气则生，无胃气则死"的治疗原则，针对上消化道出血的胃火炽盛证多以泻心汤化裁，脾胃虚寒证多用黄土汤加减，在出血干预方面取得了较好的临床疗效。

1. 泻心汤 《金匮要略》中记载："心气不足，吐血，衄血，泻心汤主之。"方以大黄为主药，大寒清热，苦降下气，荡涤胃肠，《神农本草经》认为大黄"味苦寒""主下瘀血""破癥瘕积聚"，能够"推陈致新，通利水谷，调中化食，安和五脏"。黄芩、黄连为辅佐，泻中上二焦之火，清解阳明里热。黄芩功擅燥湿、止血，能治热生之湿，《本草图经》云："仲景治伤寒心下痞满，泻心汤，四方皆用黄芩，以其主诸热，利小肠故也。"黄连则长于泻火、除湿，能治湿生之热，《药性赋》称其"治冷热之痢，又厚肠胃而止泻"，《本草备要讲解》记载黄连："大苦大寒。入心泻火，王海藏曰：泻心实泻脾也。"其中大黄和黄芩常用炭以增强止血作用，三药合用，具有清热泻火、凉血止血之功效。方名泻心，实为泻胃，胃中热气下导，则气血不逆，此即"除暴安良，祛其邪以存其正"之意。现代药理学研究证实，泻心汤可以抑制血管内皮细胞凋亡、抑制黏附因子的释放及抗氧化应激，通过作用于内源性凝血系统，促进血小板聚集和血管收缩，达到止血和凝血作用，对胃黏膜损伤具有保护作用。

2. 黄土汤 《金匮要略》云："下血，先便后血，此远血也。黄土汤主之。"方以灶心黄土（又名伏龙肝）为君药，辛温散寒，温阳健脾，收敛止血，《本草汇言》云："伏龙肝，温脾渗湿，性燥而平，气温而和，味甘而敛，以藏为用者也。故善主血失所藏。"白术、附子为臣药，扶阳健脾，以复脾土统血；阿胶、生地黄、黄芩为佐药，其中阿胶、生地黄滋阴养血，补益阴血不足，黄芩苦寒清热，坚阴止血，制约温热以免动血。甘草为使药，益气调中。全方"甘苦合用，刚柔互济"，共奏温阳健脾、养血止血之效。陈修园评价此方："黄土汤，不独粪后下血方也。凡吐血、衄血、大便血、小便血、妇人血崩及血痢久不止，可以统治之。"

（二）药味加减

"存得一分血，便保得一分命"，出血较多的患者，唯恐血崩厥脱，急当止血防脱，常备用自拟止血散（大黄粉、白及粉、三七粉），用开水调匀后口服。对于血热动血者，加槐花炭、地榆炭、小蓟、大蓟等凉血止血；虚寒不摄者，加炮姜炭、艾叶炭等温经止血；瘀血离经者，加三七、蒲黄炭等活血止血；出血不止者，加白及、仙鹤草收敛止血。《医贯》云："血随乎气，故治血必先理气。"气不顺则血欲止不可得矣，当求气之所属而调之。怒而肝气上逆者，加柴胡、香附、川楝子等疏肝理气；郁而肺气虚热者，加人参、麦冬、百合等养阴清肺；忧思伤脾，胃气虚弱者，加党参、白术、茯苓等益气健脾；劳伤元气，阴火妄动者，加知母、枸杞子等滋阴降火。

四、验案举隅

（一）泻心汤案

黄某，女，84岁，主因"间断黑便伴呕血7天"，由门诊2023年11月22日收住入院。

现病史：患者2023年11月16日无明显诱因出现大便次数增多，每日4~5次，柏油样便，未予特殊处理。2023年11月17日持续黑便，伴有呕血及胃内容物，遂前往北京某医院就诊，完善相关检查后考虑消化道出血，予患者输液治疗（具体不详）后离院，离院后仍有间断黑便，其间每日大便3~6次，多者10余次，伴乏力、心慌、头晕。2023年11月18~21日就诊于我院急诊，其间完善相关检查，血红蛋白及白蛋白持续下降，经禁食水和输液治疗（具体不详）后，患者大便次数减少，颜色转黄，呕血已无。现为求进一步治疗收入我科。

入院症见：口干，乏力，咳嗽咳痰，痰黏难咳，无呕血，无反酸烧心，无腹痛腹胀，大便稀软，色黄，每日2~5次，纳眠可。舌质红，少津，苔薄黄腻，脉滑弱。既往史：长期口服阿司匹林，2023年5月发现胃溃疡伴有出血后停药。辅助检查：电子胃镜提示：胃窦、十二指肠复合溃疡；便常规+隐血：（+）；全血细胞分析+C反应蛋白：白细胞 6.8×10^9/L，C反应蛋白 30.6mg/L，红细胞 2.11×10^{12}/L，血红蛋白 57.0g/L，血小板 106.0×10^9/L。

西医诊断：急性上消化道出血、消化性溃疡伴出血。中医诊断：便血（胃肠积热证）。

入院后，患者禁食水、不禁药，西药治疗以抑酸、保护胃黏膜、止血、积极纠正贫血和低蛋白、维持水与电解质平衡为主。中药治疗以清热止血为主，予止血散（大黄粉、白及粉、三七粉）配合三黄泻心汤加味，方药如下：黄芩10g，黄连6g，大黄10g，大蓟炭10g，地榆炭10g，炙甘草10g。共3剂，每日1剂，浓煎至100mL，分4次胃管入。

2023年11月25日，患者已恢复饮食，口干、咳嗽咳痰减轻，乏力较前好转，昨日排黄色稀软便2次。舌质淡红，苔薄黄腻，脉弱。辅助检查：便常规+隐血（－）。全血细胞分析+C反应蛋白：白细胞 6.2×10^9/L，C反应蛋白 10.5 mg/L，红细胞 2.49×10^{12}/L，血红蛋白 75.0g/L。7日后，考虑患者出血已经停止，病情好转，复查血红蛋白升至 110.0 g/L，准予出院。出院后门诊随诊，病情基本稳定。

按： 患者年老，脾胃衰弱，运化失司，饮食水谷积滞胃肠，久而化热，灼伤胃络，发为呕血、便血，加之常年口服阿司匹林，导致出血不止，气随血脱，病情危重。结合症状、舌脉，辨证属于胃肠积热，治宜降火止血，方以三黄泻心汤加味。方中黄芩、黄连、大黄三味苦寒直折、清热泻火，白及、大蓟炭、地榆炭凉血止血，三七粉活血止血，又可佐制三黄寒凉太过形成血瘀，用炙甘草益气复脉。积极对症治疗，3 剂即达到快速止血的目的，帮助患者平稳度过急性期。

（二）黄土汤案

王某，女，69 岁，主因"黑便 7 天"，由门诊 2022 年 12 月 11 日收住入院。

现病史：患者 7 天前无明显诱因出现黑便，每日 2~3 次，无黏液脓血，腹痛，排便后腹痛缓解，无发热，无恶心呕吐，无呕血，未予系统治疗。3 天前排黑色稀软便 4 次，发烧至 37.8℃，出现胃部不适，呕吐胃内容物，自行口服金花清感颗粒 5g 日 2 次，云南白药 0.5g 日 3 次，泮托拉唑钠肠溶片 80mg 日 2 次，症状缓解，黑便次数减少。现为求进一步诊治收入我科。

入院症见：大便稀溏，色黑，每日 2~3 次，神疲乏力，畏寒怕冷，纳可，咳嗽咳痰，痰色灰白，量少不易咳出，无发热，无恶心呕吐，无反酸烧心，无腹痛腹胀，眠差易醒。舌质暗红，边有齿痕，少苔，脉沉细。既往史：高血压病史 10 余年、肝硬化病史 8 年，规律口服熊去氧胆酸胶囊 250mg 日 3 次、水飞蓟滨胶囊 140mg 日 3 次保肝治疗，合并低蛋白血症、胃底静脉曲张、腹腔积液。辅助检查：便常规＋隐血：

（+++）；全血细胞分析 +C 反应蛋白：白细胞 2.15×10^9/L，红细胞 1.64×10^{12}/L，血红蛋白 54.0 g/L，血小板 101.0×10^9/L。

西医诊断：急性上消化道出血、食管 – 胃底静脉曲张破裂出血待除外。中医诊断：便血（脾不统血证）。

入院后，患者禁食水、不禁药。西药治疗以控制基础病、止血、抑酸、积极纠正贫血和低蛋白、维持水与电解质平衡为主，择期行内镜检查明确病因。中医治疗以温阳健脾、补气摄血为主，予止血散（大黄粉、白及粉、三七粉）配合黄土汤加减，方药如下：灶心土 90g（单煎），白术 15g，炮附子 9g，干地黄 12g，黄芩炭 6g，阿胶 15g，仙鹤草 15g，白芍 12g，陈皮 6g，紫苏叶 9g，葛根 9g，前胡 9g，桔梗 9g，炙甘草 15g。共 5 剂，每日 1 剂，浓煎至 100mL，分 2 次胃管入。

二诊（2023 年 12 月 16 日），患者大便稀软，色黄，未再便血，每日 1~2 次，畏寒怕冷，眠差易醒。目前已恢复饮食，咳嗽咳痰好转，神疲乏力好转，舌质暗红，边有齿痕，苔薄白，脉沉细。辅助检查：电子胃镜提示胃底静脉曲张，门脉高压性胃病，非萎缩性胃炎伴糜烂。全血细胞分析 +C 反应蛋白：红细胞 2.52×10^{12}/L，血红蛋白 81.0g/L。患者咳嗽咳痰等外感风寒症状好转，仍有畏寒怕冷等阳虚表现，于上方去紫苏叶、葛根、前胡、桔梗，加当归 6g、肉桂 6g、炙黄芪 6g。共 5 剂，每日 1 剂，浓煎至 100mL，分 2 次口服。

三诊（2023 年 12 月 21 日）：药后诸症好转，大便成形，色黄，1~2 日一次，纳眠可，咳嗽咳痰消失，畏寒乏力改善。舌质暗红，苔薄白，脉沉细。复查血常规、大便隐血未见异常，病情好转后出院。出院后门诊随诊，病情基本稳定。

按：患者年老，脾胃气虚，气虚不能固摄血液，血逸脉外，则见黑便、稀软便；年老肺脾气虚，易受外邪侵袭，肺失宣降，则见咳嗽咳痰；气血亏虚、失于温养，血虚不能养神，则见神疲乏力、畏寒怕冷、眠差。结合舌脉，辨为脾不统血证，治宜健脾益气止血，方以黄土汤加减。方选黄芩炭而非黄芩，意在清热止血；加入仙鹤草补虚提气、收敛止血；加入白芍、陈皮，与白术配伍，取痛泻要方之意，疏肝健脾；灵活裁用参苏饮，以紫苏叶、葛根发散风寒，前胡、桔梗止咳化痰；炙甘草补脾和胃，调和诸药。止血散针对出血标实证清热活血止血。二诊时，诸症好转，以阳虚、血虚为本，故去参苏之味，加入当归、黄芪益气补血，肉桂补火助阳。选方用药，切中病机，而获良效。

五、临证备要

（一）血证先别阴阳

《素问·阴阳应象大论》云："阴阳者，天地之道也，万物之纲纪，变化之父母，生杀之本始，神明之府也。"此提出阴阳二字广泛联系自然界和人体生理、病理变化的诸多征象，是总领万物的纲纪，故有"治病必求于本，本于阴阳"之说。在血证的治疗上，《医贯》就曾记载："凡血证，先分阴阳。"《医法圆通》亦云："血证虽云数端，究竟不出阴阳盈缩定之矣。"因此，治疗上消化道出血需以阴阳为纲要，正确辨识阴阳是临床的关键，亦是难处。但见出血，不加以分辨即用凉血止血、固涩止血，有助纣为虐之患。张景岳提出："故察火者，但察其有火无火，察气者，但察其气虚气实。"火有阳火、阴火之分，气有虚、实、郁、滞之分，治法迥异。阳火者，症见吐血、暴血下注，施与泻心汤等凉血清火之药，以水制火；若施之于阴火，苦燥药性反助其虐，法宜潜阳、封藏、收纳。气虚者，症见神疲乏力、滑脱不禁，施与白及炭、仙鹤草收涩止血，补虚固脱，若施于气逆、气滞、气郁者，反可加重气病。中医临床辨证八纲，不过阴阳、寒热、表里、虚实。若阴阳不分，用药势必有错，细分阴阳，治疗方能有的放矢。

（二）止血须不留瘀

《素问·调经论》云："血气者，喜温而恶寒，寒则泣不能流，温则消而去之。"人体的气血都是喜温暖而恶寒冷，寒凝则郁滞为病，温通则气血和畅。在治疗上消化道出血时，药味多以寒凉止血为主，然气血以通为用、以滞为病，过用寒凉，凝结血脉，瘀血停蓄，亦可导致血不归经，据此《血证论》中提出止血、消瘀、宁血、补虚四法，《先醒斋医学广笔记·吐血》中提出"宜行血不宜止血""宜补肝不宜伐肝""宜降气不宜降火"，皆佐证了消除瘀血是治疗血证的重要一环。在止血的同时加入三七、郁金、桃仁、牛膝等活血祛瘀，木香、陈皮、青皮等理气化瘀。瘀血去则新血生、元气复，此即张秉成所言"去者去，生者生，痛自舒而元自复矣"。

第七节　肠易激综合征

肠易激综合征（irritable bowel syndrome，IBS）是消化科常见的胃肠道疾病，表现为腹痛、腹胀等腹部不适伴排便习惯和（或）大便性状改变，具有经久不愈、易反复发作的特点。根据临床表现的不同，罗马Ⅳ标准将肠易激综合征分为腹泻型（IBS-D）、便秘型（IBS-C）、混合型（IBS-M）、未定型（IBS-U）。本书以腹泻型肠易激综合征的中医治疗为讨论重点。在我国，以腹泻型肠易激综合征亚型最为常见。西医学认为，肠易激综合征的发病与内脏高敏感、胃肠道动力异常、肠道菌群失调、脑-肠轴互动异常等有关。西医治疗本病以改善症状为主，包括解痉止痛、调节肠道菌群等手段，效果欠佳，复发率较高。中医古籍中无肠易激综合征对应的病名记载，根据其临床症状，多将其归属于"腹痛""腹泻"等范畴。

一、病因病机

《古今医鉴》有云："夫泄泻者，注下之症也，盖大肠为传送之官，脾胃为水谷之海，或为饮食生冷所伤，或为暑湿风寒之所感，脾胃停滞，以致阑门清浊不分，发注于下，而为泄泻也。"《素问·举痛论》云："寒气客于小肠，小肠不得成聚。"说明饮食所伤，外感风、寒、暑、湿等邪气均可引起泄泻。此外，《素问·举痛论》亦指出泄泻与情志存在关联："怒则气逆，甚则呕血及飧泄。"结合临床实践，腹泻型肠易激综合征多与情绪、饮食等因素密切相关。《景岳全书》云："泄泻之本，无不由于脾胃。"脾为后天之本，脾胃居中焦，为气机升降之枢。外感六淫、七情内伤、饮食不节、久病体虚、先天禀赋不足等均可引起脾胃虚弱，脾虚则升降失常、水谷运化失司，水谷滞留而致泄泻。本病病位在肠，与脾、胃、肝、肾密切相关，以脾胃气虚为发病之本，寒湿内阻为发病之标，肝郁脾虚为发病关键因素，清阳不升、浊气不降为病机之所在。《素问·阴阳应象大论》有言："清气在下，则生飧泄；浊气在上，则生䐜胀。"脾虚无力升清，中焦气机阻滞，浊气不得下降，阻于中焦，水谷精微下流，则见腹痛、腹胀、腹泻诸症。

（一）肝郁脾虚，清阳不升

《素问·评热病论》云："邪之所凑，其气必虚。"脾胃为气机升降之枢，脾虚运化失职，水谷精微不得化，聚而生湿，水湿内停，发为洞泄，是腹泻型肠易激综合征发病的关键环节。腹泻型肠易激综合征患者平素多见忧思恼怒，烦劳惊恐，肝与情志相关，情志不畅，五志过极，则肝失疏泻，脾虚则肝木乘之，因而脾胃愈虚，无力升举清阳，故见腹泻、腹胀诸症，正如叶桂所云："肝病必犯土，是侮其所胜也，克脾则腹胀，便或溏或不爽。"肝脾同病为发病的关键因素，病程迁延日久，常见肾阳亏虚。

（二）寒湿内阻，浊气不降

本病在肝郁脾虚的基础上，常兼见寒湿之象。《素问·阴阳应象大论》云："湿胜则濡泄。"湿邪贯穿本病的始终，"无湿不成泻"，脾属土居中焦，主运化水湿，脾病水湿代谢失常，湿浊停聚，因而致泻。湿性黏滞，易伤阳气，又阻遏脾阳，加之饮食寒凉、外感寒邪等因素，致使寒气伤中，寒湿内阻，故令痛泻。正如《医宗必读》所云："土德无惭，水邪不滥，故泻皆成于土湿，湿皆本于脾虚，仓廪得职，水谷善分，虚而不培，湿淫转甚。"寒湿内阻，中州气机升降失常，湿邪郁滞肠腑，浊气不得下降，脾土升清之力弱，精微物质流出，故见泄泻无度。此外，湿性缠绵，故本病常迁延难愈。

二、治则治法

（一）疏肝健脾，升阳止泻

李东垣提出："百病皆由脾胃衰而生也。"又《知医必辨》云："肝气一动，即乘脾土，作痛作胀，甚则作泻。"鉴于本病以肝郁脾虚为发病的关键因素，治疗应着眼于肝脾，以健脾为先。脾胃为"后天之本"，脾胃亏虚则纳运失职，气血化生不足，清阳升举无力，百病由此而生。治疗当健运脾胃，恢复其纳运，亦不可过用滋补，以防脾土壅滞，是谓"治中焦如衡，非平不安"。肝脾两脏的功能密切相关，对于泄泻与情志相关，腹泻、腹痛每于情绪焦虑、紧张、生气时发作的患者，临证时强调重视木强、木郁。木强指肝气疏泄太过，木郁指肝气郁滞不疏。治疗当遵"抑木扶土"之法，肝脾同调，健运脾气的同时调肝解郁，以恢复脾气升阳之功、肝气升发之机。中焦升降平衡，肠腑传导有序，则腹痛、泄泻不作。

（二）散寒除湿，降浊安肠

湿邪是腹泻型肠易激综合征日久难愈的主要因素。脾居中焦，主水湿运化，脾失运化，则水液停留，聚而生湿，停而为痰，留而为饮。《温热论》云："湿邪害人最广……湿胜则阳微。"湿性重浊、趋下，易伤阳气，加之寒邪侵袭人体，阳气不足以温煦，阳虚寒湿困遏肠腑，浊气不得下降而致病。"太阴湿土得阳始运"，脾阳不振，又反助水湿泛滥，愈湿愈寒，愈寒愈湿，致本病胶着难解。寒湿之邪盘踞肠腑，日久更伤中阳，治当扶助正气的同时给邪以出路，助邪外泄。散寒祛湿以除邪，温中健脾以扶正，是以浊气得降、气机流畅而复中焦斡旋之功。

三、方药经验

（一）验方介绍

从历代医家经验出发，结合笔者多年临床经验，以治病求本、法随证立为基本原则，结合本病基本病机，提出健脾疏肝、散寒除湿、调畅气机的基本治则。《医方考》载："泻责之脾，痛责之肝，肝责之实，脾责之虚，脾虚肝实，故令痛泻。"痛泻安肠方是笔者据多年临床实践所创制的经验方，临床用以治疗腹泻型肠易激综合征具有显著疗效。方中以白术、炮姜为君，白术苦甘而温，健脾燥湿以补土，炮姜性温，温脾胃而止痛止泻；以白芍、乌梅为臣，白芍味酸性寒，入肝经柔肝缓急，乌梅味酸，与白芍配伍加强缓急止痛之功，与白术相配可祛湿止泻；黄连清热燥湿，厚肠止泻；陈皮理气健脾，燥湿化痰；蝉蜕甘寒，祛风而胜湿。诸药相伍，使脾土得健，肝气调畅，升降有序，痛泻得止。

（二）药味加减

若胸胁苦满、焦虑抑郁明显者，加柴胡、川芎、香附、枳壳等疏肝解郁；食欲不振、大便稀溏者，脾虚明显，加党参、茯苓、白扁豆、山药、莲子等加强健脾化湿止泻之效；腹痛明显者，加炙甘草，与白芍组成芍药甘草汤，以柔肝缓急止痛，也可加延胡索、川芎以活血止痛；若脘腹胀满、疼痛明显者，加木香、砂仁行气化湿止痛；若神疲乏力、少气懒言，气虚明显者，加黄芪、升麻、柴胡，以升举阳气；腹部怕冷，喜温喜按者，加肉桂、附子，以温阳散寒；伴排便不爽者，加木香、槟榔疏肝理气、导滞泻热；若泻利不禁，排便次数过多，可加石榴皮、禹余粮以涩肠止泻；若情绪异常，悲伤欲哭，可加浮小麦、炙甘草和大枣等；若夜寐失眠，可加夜交藤、炒酸枣仁。

四、验案举隅

患者，女，60 岁，2018 年 3 月 5 日初诊。腹泻 1 个月余，生气后则腹痛即泻，泻后腹痛缓解，腹胀，肠鸣辘辘作响，嗳气食少，大便无黏液脓血，肛门无下坠，纳眠尚可，小便平，舌质红，苔薄白腻，脉弦细。

西医诊断：腹泻型肠易激综合征。中医诊断：脾虚肝旺之泄泻。

治以抑肝扶脾，祛风止泻，予痛泻安肠方加味。另嘱患者调畅情绪。

处方：炒白术 30g，炮姜 10g，黄连 6g，陈皮 10g，防风 10g，炒白芍 30g，乌梅 10g，蝉蜕 3g，木香 6g，砂仁 6g，炒白扁豆 10g，炒麦芽 15g，炙甘草 6g。7 剂，颗粒剂，每日 1 剂，日 2 次，早晚开水冲服。

复诊（2018 年 3 月 12 日）：腹痛腹泻明显缓解，腹胀肠鸣消失，纳食尚可，舌质淡红，苔白，脉细，守上方继服 14 剂，诸症皆除。

按：脾胃为后天之本，脾胃运化功能失常，水谷不化，故见食少，水湿下注大肠则见泄泻、肠鸣辘辘；脾虚肝乘，气机不得转枢，脾气不升，胃气不降反升，滞于中焦故见嗳气；

中焦气滞不通则痛，故见腹痛腹胀，且由情绪变化诱发。结合舌脉象此患者辨为脾虚肝旺之证。治疗当以抑肝扶脾、行气消胀、祛风除湿止泻，故以痛泻安肠方加味治疗。方中重用白术健脾燥湿以补土，炮姜温脾胃而止痛止泻，二者共为君药；陈皮、防风、炒白芍和君药白术为痛泻要方，疏肝健脾、缓急止痛；乌梅味酸，与白芍配伍加强缓急止痛之功；木香、砂仁、炒白扁豆、炒麦芽健脾止泻；需要特别说明的是蝉蜕，配合防风，祛风而胜湿，具有较好的止泻效果；炙甘草为使药，健脾和胃、调和诸药。全方合用，使脾复健运，肝气调达，周身气机升降有序，大肠传导正常，气血生化得复。其后患者病情稳定，腹泻未再发。

五、临证备要

（一）肝脾同治

本病与肝脾两脏密切相关，以脾虚为本，肝脾同病。肝脾两脏在生理与病理上联系紧密。生理上，肝为刚脏，喜条达而恶抑郁，主一身之气机，脾为太阴湿土，以升为健，为后天之本。《血证论》有云："食气入胃，全赖肝木之气以疏泄之，而水谷乃化。"肝之疏泄助脾运化饮食水谷，共同承担消化食物的功能，是谓"土得木而达"。病理上，肝脾两脏发病常相互影响，共同为病，《金匮要略》所言"见肝之病，知肝传脾，当先实脾"，是对肝脾两脏病理传变的生动说明。故本病在治疗上应重视肝脾同调并举。此外，调肝法众多，临证时可据情况酌情使用疏肝、柔肝、敛肝之法，秉持治病求本、辨证论治原则，切勿拘泥于一法一方。

（二）重视升阳

腹泻型肠易激综合征患者腹泻日久，多表现为阳虚、气陷之象。脾胃气虚，清阳下陷，清阳不升则精微下流，脾虚不运则水湿内生。升阳举陷法为金元医家李东垣所创。《黄帝内经》云："饮入于胃，游溢精气，上输于脾，脾气散精，上归于肺，通调水道，下输膀胱。水精四布，五经并行，合于四时五脏阴阳，揆度以为常也。"此即指饮食入胃，水谷精微之气经脾气升清上输于心肺，从而化生气血，肺朝百脉，将气血布散濡养全身，此谓"清阳为天"；有升而有降，水谷浊气下输膀胱，化生糟粕，排出体外，此谓"浊阴为地"。故治疗本病应当以甘温益气之品使阳气上浮、上升。对于久泻患者，可适当配伍升麻、白术、黄芪助清阳上升，亦可少佐防风、柴胡等风药，风气内通于肝，风药可入肝经，使肝木得疏，脾土得安。

（三）慎用固涩

针对本病的腹泻一症，若患者邪盛而正虚不甚时，应慎用收敛固涩或有敛邪之性的补药。因本病主因湿邪为患，湿邪存在于本病发生的全过程，可形成寒湿、湿热之邪留滞于肠腑，也可阻滞肝脾之气机，进而加重湿邪的产生，形成恶性循环，湿邪既是致病因素，亦是病理产物。对于寒湿、湿热等有形之邪一味使用补益药或涩肠止泻之品，有"闭门留寇"之弊，使邪气难除而易伤正气，反加重病情。应辨明疾病主要矛盾，温清并用，攻补兼施，酌情选用固涩之品。

第八节　功能性便秘

功能性便秘（functional constipation，FC）属于功能性肠病的一种，临床主要表现为排便困难、排便次数减少或排便不尽感，且不符合便秘型肠易激综合征（IBS-C）的诊断标准，又可根据便秘发生的部位及结肠动力学特点将其细分为慢传输型便秘（STC）、出口梗阻型便秘（OOC）和混合动力型便秘（MC）三型。由于对疾病认识的进一步提高，以及社会生活方式和饮食结构等的改变，功能型便秘发病率呈现逐年上升趋势，以女性和老年人多见。便秘不仅能引起痔疮等肛门部疾病的发生，还可诱发心脑血管疾病，增加肠癌患病风险，引起焦虑、抑郁等情绪异常，严重影响患者的身心健康。中医认为可将本病归于"大便难""脾约""秘结"等范畴。

一、病因病机

中医古籍对于便秘病因的认识各有侧重。《素问·至真要大论》云："太阴司天，湿淫所胜……大便难。"指出湿邪是导致便秘的一大因素。《灵枢·五邪》则谓："邪在肾……腹胀，腰痛，大便难。"说明便秘与肾相关。《注解伤寒论》认为"胃强脾弱，约束津液"导致"小便数，大便难"。《济生方·便秘》提出："多因肠胃不足，风寒湿暑乘之，使脏气壅滞，津液不能流通，所以秘结也。"通过长期临床观察发现，功能型便秘多与饮食不节、情志失调、外邪侵袭、禀赋不足等因素有关，病位在肠，涉及脾肾诸脏，病性以虚为主，兼有忧思抑郁、心烦易怒等气滞症状，气机失和、五脏不调（重责脾肾）、津液匮乏为其主要病机。脾肾不足、清气不升，则大肠传导无力；津亏肠燥、腑气不降，则大肠传导不畅。

（一）脾肾不足，清气不升

陈修园在《景岳新方砭·毓麟珠》中云："水与土相聚而生草，脾与肾相和而生人。"从脏腑生理而言，肾脾分别为先后天之本，人之元气根于肾而资生于脾，是生命活动的原动力，脾肾安和，元气充沛，则脏腑功能健旺。《黄帝内经》曰："肾主水""肾开窍于二阴""大肠、小肠皆属于胃"。脾的运化功能可以把水谷转化为津液精微，布散全身，而肠道的传化排泄又离不开肾阳的温煦与肾阴的濡润。因此，先天禀赋不足、久病用泻药、年老脏腑功能衰退、嗜食肥甘厚味皆可损及脾肾，导致脾肾虚弱，一方面可使糟粕传导动力不足，在肠中留滞而造成排便困难、排便次数减少，一方面可使气血化源不足、津液亏少，肠道失于濡养，魄门启闭不利，而有大便干结、排便不畅感。脾肾不足，清气不升，轮枢不运，则糟粕难行。

（二）津亏肠燥，腑气不降

《脾胃论·大肠小肠五脏皆属于胃胃虚则俱病论》云："大肠主津，小肠主液。"小肠、大肠归属六腑，主受盛化物、传导糟粕，其气以降为顺，以通为用，食物残渣经小肠下传大肠，并在大肠转化为粪便，食物中的水分大部分被小肠吸收，又在大肠重吸收，参与机体水液代谢，进而影响粪便的便质及排出。肠道津液充足、润滑通畅是大便正常排出的前提条件。因此，无论气滞化热、燥热内结的阳结，还是气血阴阳亏虚的阴结,都存在肠道津液亏损、腑气滞涩不行的潜在病机。或因七情不畅、劳倦内伤、久坐少动等因素导致腑气郁滞,化热伤阴,阴伤肠燥,传导失司,则大便干涩难行;或有阳盛之体,过食辛辣厚味、恣饮酒浆,以致胃肠积热,津液耗伤,肠道失润,则大便干结,难以排出;或有年老体弱、气血两虚、久服泻剂者,津亏不能行舟,糟粕不行。

二、治则治法

目前西医对功能性便秘的治疗以药物治疗为主,包括泻剂、促动力药以及微生态制剂等,短期内可改善患者症状,但长期使用易产生耐药性及依赖性,且停药后便秘症状反复甚至加重。中医主张辨证施治、随机应变,不可偏执一法一方或一味攻下。功能性便秘总属肠腑气机升降失调,脾肾亏虚、津亏肠燥为重要病机,笔者以补虚滋阴、恢复升降为治则,提出健脾补肾以温阳升清,滋阴润肠以降气通腑的治法。

(一)健脾补肾,温阳升清

《证治汇补》言:"大约燥属肾,结属脾。"五劳七伤,诸虚百损,皆可伤及脾肾,脾肾亏虚,清阳不升,肠道传导无力,发为本病,治宜健脾补肾,温阳升清。脾虚肌肉痿弱无力,胃肠动力不足,可表现为排便困难、排便次数减少、纳差、食后腹胀,宜用人参、黄芪、白术之品,直补中焦之气;脾为后天气血津液化生之所,脾虚化源不足,则大便干结质硬,宜用当归、白芍滋阴润泽。肾阳虚失于温煦,蒸腾气化失常,气动无力,魄门失司,虽有便意,但排便不畅,重用肉苁蓉助阳滑肠;肾阴虚失于濡润,水道干涩,大便亦难,宜用生地黄、熟地黄、麦冬等滋阴生津。《外经微言·大肠金篇》云："大肠得肾中水火之气，始得司其开阖也。倘水火不入于大肠，开阖无权，何以传导变化乎！"强调肾之水火阴阳对于大肠开阖的重要性。再者，脾肾不足，气滞中焦，日久酿生湿热，需配伍威灵仙、皂角刺祛湿化浊。

（二）滋阴润肠，降气通腑

《诸病源候论·大便难候》中记载："大便不通者，由三焦五脏不和，冷热之气不调，热气偏入肠胃，津液竭燥，故令糟粕痞结，壅塞不通也。"津液不足、糟粕内结，肠道传导不畅，亦可导致便秘，治宜滋阴润肠，降气通腑。大便艰涩难出，便质干如羊粪状者，宜用生地黄、麦冬、玄参增液行舟，配伍火麻仁、郁李仁、杏仁等质润通便之品使燥结粪便缓缓而下；腑气不畅，积滞较重者，可加枳实、木香、陈皮等行气消积。叶天士言："腑病以通为补，与守中必致壅逆。"于滋补之中加入理气，使补而不滞，宽肠通便。此外，肠燥津亏，燥结阻滞，少佐柴胡、升麻益气提升，所谓"开天气以通地道"，相反相成，事半功倍。

三、方药经验

（一）验方介绍

根据功能性便秘气阴两虚兼有气滞的病因病机，以恢复气机升降为要旨，自拟芪地通便方为治疗本病基础方，临床疗效颇佳。方以生黄芪、生地黄为君。《本草正义》谓黄芪"凡中气不振，脾土虚弱，清气下陷者最宜"，能补气兼能升气，

《本草纲目》运用生黄芪治疗"老人便秘",取其补而善通之意。《本草发挥》云:"生地黄性寒,味苦。凉血补血,补肾水真阴不足。"《雷公炮制药性解》云生地黄为"老人津枯梗结"之要药,已有研究表明生地黄提取液具有润肠通便的作用。二药相合,气阴双补,补气则增力行船,滋阴则增液行舟。生白术、枳实、肉苁蓉、火麻仁、全瓜蒌为臣。生白术气味甘温,质多脂液,燥而能润,多糖是其治疗便秘的活性组分;枳实行气消积,《本草新编》谓"枳实性速而治下,下者主血,治在心腹""用枳实于白术之内,使之荡涤而下化",枳实、白术配伍后可显著改善结肠动力障碍。肉苁蓉"专补肾中之水火""能滑大肠";火麻仁体润去燥,"专利大肠气结便秘";全瓜蒌性寒,味甘、苦,苦寒泻下通便,甘能润燥滑肠。五药相合,健脾行气,补肾润肠。威灵仙、皂角刺为佐,取其辛温之性,通络除湿,祛风化浊,以复肠道开导之能。炙甘草为使,益气调中。全方寓通于补,补运结合,补气以通便,壮水以行舟,共奏健脾补肾、滋阴润肠、调畅气机之功。

(二)药味加减

临床时需把握标本、虚实、寒热之间的转化关系,按需调整补虚药和通下药的比例,据证加减。对于禀赋阳盛、积热较盛者,加大黄、芒硝、厚朴等承气汤类,攻下实热,荡涤燥结;对于体弱阳虚、阴寒内生者,加肉桂、干姜、丁香等辛温散寒,温阳通便;对于情志失和、气滞明显者,加木香、槟榔、乌药等降气散结,导滞通便;对于中气不足、下元亏虚者,加党参、山药、附子等健脾益肾,补虚通便;对于年老体虚、气血不足者,加当归、熟地黄、川芎等养血补血,润肠通便;对于湿热内积者,加虎杖、薏苡仁、白蔻仁等清热利湿,缓下通便；对于血瘀腹痛者，加桃仁、红花等活血化瘀，行气通便。

四、验案举隅

姜某，女，59 岁，2018 年 11 月 19 日初诊。主诉：大便干结难解 20 年。现病史：患者 20 年前无明显诱因下出现大便干结伴有排便次数减少、排便困难，初起症状较轻，后逐渐加重，长期服用番泻叶，现用乳果糖口服溶液 15mL 日 1 次、双歧杆菌三联活菌胶囊 420mg 日 2 次口服治疗，疗效不佳。肠镜提示结肠黑变。刻下症见：大便干结，呈羊屎球状，无便意，4~5 日一行，甚则 15 日一行，脘腹胀满，偶有腹痛，矢气臭秽，嗳气，无反酸烧心，小便调，纳眠可。舌质红，苔白腻，脉细。

西医诊断：功能性便秘。中医诊断：秘结（脾肾不足，津亏肠燥，升降失常）。

予芪地通便方加味。处方：生黄芪 15g，生地黄 30g，生白术 30g，枳实 10g，肉苁蓉 30g，火麻仁 15g，威灵仙 15g，全瓜蒌 30g，皂角刺 10g，芒硝 10g，厚朴 10g，神曲 15g，玄参 15g，麦冬 15g，生白芍 15g，杏仁 10g，桃仁 15g，郁李仁 15g，旋覆花 10g，代赭石 9g，炙甘草 6g。共 14 剂，颗粒剂。水冲服，日 2 剂。配合舒泰清（聚乙二醇电解质散剂）1 袋日 2 次口服。

2018 年 12 月 3 日二诊：药后大便 2~3 日一行，量少质干，脘腹胀满减轻，矢气臭秽，偶有嗳气。舌质红，苔白腻，脉细。守上方，加酒大黄 10g、晚蚕沙 15g，生地黄、白术加至 45g。共 28 剂，颗粒剂，服用方法同前。

2018 年 12 月 29 日三诊：药后大便每日 2~3 次，质黏，排便通畅，腹部胀满消失，嗳气消失，舌质红，苔白，脉细。守上方，去旋覆花、代赭石，酒大黄减至 6g。共 28 剂，颗粒剂，服用方法同前。三诊后诸症好转，患者停药，半年后随访，并无反复。

按：患者素体脾虚，脾胃功能受损，枢机传化不利，气虚无力推舟，则糟粕内停、排便不畅；脾虚可致精血津液化生不足，则大肠失润、大便干结；气机阻滞中焦，不通则痛，发为腹胀腹痛；气滞日久，酿生湿热，则矢气臭秽；脾胃虚弱，胃气上逆，则有嗳气；病程日久，由脾及肾，肾虚津亏，加之久服泻药，阴血津液亏损更甚，便秘日渐加重。结合舌脉，辨为脾肾不足，津亏肠燥，升降失常，方用芪地通便方加味。大便不通，矢气频转，时有腹痛，此皆阳明腑实之象，急则通下，加芒硝、厚朴泻下除满，神曲消食下气；肠枯少津，大便燥结，加玄参、麦冬、生白芍滋阴增液，杏仁、桃仁、郁李仁润燥通便；胃虚气逆，加旋覆花、代赭石下气止逆。全方攻补兼施、升降相宜，通补结合则开阖有度，轮枢有序则肠腑自通，配合渗透性泻剂聚乙二醇促进肠蠕动。二诊时，排便困难较前好转，仍有腹胀、矢气等湿热之象，加酒大黄泻热通便，晚蚕沙除湿化浊，使湿热从大便而去，浊邪下走，清阳复升，气机得通，增大白术、生地黄剂量以健脾滋肾、益气壮水，推动大肠传导，使燥结缓缓而下。三诊时，排便顺畅，气滞、气逆之象消失，故去旋覆花、代赭石，酒大黄减量，再进 28 剂巩固疗效。

五、临证备要

（一）补虚为主，通运为辅

《灵枢·口问》曰："中气不足，溲便为之变，肠为之苦鸣。"《景岳全书》亦云："秘结证，凡属老人、虚人、阴脏人及产后、病后、多汗后，或小水过多，或亡血、失血、大吐、大泻之后，多有病为燥结者，盖此非气血之亏，即津液之耗。"功能性便秘一般病程偏长、反复发作，总属"因虚致秘"，以气病津伤为本，燥屎内结为标，证属本虚标实。虽可用攻下暂缓病情，但正气虚弱者攻伐之后，大便已下而病根未解，气血津液随之耗散，正气更虚，进一步加重病情，迁延难愈。此即李东垣在《兰室秘藏》中所言："治病必究其源，不可一概用巴豆牵牛之类下之。损其津液，燥结愈甚，复下复结，极则以至导引于下而不通，遂成不救。"故而遣药处方时应当着眼于核心病机，以补虚固本为主，通运导滞为辅。

（二）重视全身气机的升降

功能性便秘病位在肠，与脾肾密切相关，其余脏腑亦可影响气机升降。饮食入胃，脾升胃降，水谷得以运化，精微输布全身，糟粕下传大肠，大肠的传导有赖于肝主疏泄的功能，若肝郁气滞，腑气不通，发为便难，唐容川直言："肝主疏泄大便，肝气既逆，则不疏泄，故大便难。"肺主治节，大肠互为表里，若肺失宣肃，则大肠传导无力，华佗谓之："肺疾则大肠之力不足，故便不畅，或便后失力，上无感，下不应也。"三焦通行诸气，运行水液，三焦功能异常，则全身气机不畅，水湿内停，可表现为大便不爽或秘结不通，叶天士在《温热论》中提出"分消走泄"法，不仅用于外感病，亦可用治内科杂病，其中包括便秘。胃肠相关，胃主降浊，若胃失和降，则腑失传导，肠不能运，国医大师徐景藩善用半夏、麦冬降胃滋阴治疗功能性便秘。气机失调牵一发而动全身，临床用药当多脏调燮，顾护全身使气机调畅。

（三）慎用蒽醌类药物

功能性便秘起病缓慢，病程较长，没有引起足够重视，部分患者自行口服大黄、芒硝、番泻叶、芦荟、决明子、何首乌等含蒽醌类成分的中药，或含有相关成分的保健食品、本草饮料，泻下攻伐后，症状可得一时缓解，停药后易于复发，如此长期应用，不良反应显著增加。目前公认，长期滥用蒽醌类泻下剂是导致结肠黑变病的最主要原因，这与含色素的巨噬细胞不断聚集有关，结肠黑变本身无较大临床意义，但此病患者中肿瘤发生率高，其与癌症相关性尚不明确，应警惕常与之合并存在的大肠腺瘤和大肠癌。此外，长期使用蒽醌类成分药物可对人体消化、泌尿、生殖等系统造成一定损伤。因此，谨慎使用蒽醌类药物，攻下当"中病及止"，过用则戕伐正气。

第九节　溃疡性结肠炎

溃疡性结肠炎（ulcerative colitis，UC）是一种肠道（主要累及直肠、结肠）的慢性非特异性炎症，主要表现为腹泻、黏液脓血便、腹痛、里急后重等肠道症状，或可伴有发热、贫血、消瘦等全身症状，部分患者可见关节损害、皮肤黏膜病变等肠外表现。近年来溃疡性结肠炎在全球的发病率及相关致死、致残率持续上升，我国溃疡性结肠炎的患病率约为11.6/10万。西医治疗主要采用氨基酸水杨酸制剂、激素、免疫抑制剂及生物制剂，对部分患者疗效不佳或不良反应明显，并且可能导致癌症和感染的风险增加。中医将溃疡性结肠炎归于"久痢""肠风""肠澼"等范畴，临床证实中医药治疗优势显著。笔者以太极升降论指导临床治疗溃疡性结肠炎，取得满意疗效。

一、病因病机

溃疡性结肠炎在不同阶段，症状不同，病情各异，但总离不开气机升降失调，具体表现为脾肾之阳气虚弱，当升不升；湿热之浊气汇聚，当降不降。溃疡性结肠炎的本质乃本虚标实之证，溃疡性结肠炎的发展则是一个正气渐虚、邪气日盛的动态变化过程。

（一）脾肾阳虚，清气不升

《景岳全书》云："凡里急后重者，病在广肠最下之处，而其病本则不在广肠，而在脾肾。"《医宗必读》亦言："痢之为证，多本脾肾。"认为禀赋不足、脾肾虚弱乃本病发生之根。

素体禀赋虚弱之人，因感受外邪、饮食失节、情志失调、劳倦日久等因素损及脾胃气机，脾胃升降失序，气机阻滞不通，不通则痛，发为腹痛；脾气不升，清气下陷，则见腹部坠胀、腹泻频频；脾气虚弱，运化无力，则见食少纳差、腹胀肠鸣。溃疡性结肠炎初起常以轻度腹痛、腹胀、腹泻等脾气虚弱症状为主。气虚日久，伤及阳气，脾阳渐虚，临证常见泻利加重，伴有完谷不化、腹痛绵绵、喜温喜按、神疲乏力、肢体倦怠等脾阳不足的表现。脾病日久，下必及肾，肾阳衰微，寒从中生，则见腹部怕冷，受寒加重，下利清谷，腰膝酸软，形寒肢冷，均为脾肾阳虚之象。此即由脾气虚，渐至脾阳虚，终至脾肾阳虚的演变过程。

（二）湿热内生，浊气不降

湿邪热毒是本病发生的关键病理因素。《证治汇补》云："肠澼者，谓湿热积于肠中，即今之痢疾也。"沈金鳌在《杂病源流犀烛》中记载："大抵痢之病根，皆由湿蒸热壅，以致气血凝滞，渐至肠胃之病。"

或因外湿入里，或因脾失健运，津液输布失常，水液停聚，湿浊内生，留滞中焦，初起可见大便稀溏，夹有少量黏液脓血，肠鸣辘辘，腹痛，里急后重；湿邪内停日久，郁而化热，湿蒸热壅，蕴于肠道，与气滞、血瘀搏结，肉腐成脓，则有下痢黏液脓血，伴腹痛、里急后重、肛门灼热下坠感；湿热久羁，化火化毒，则见下痢无度，多量黏液脓血便，甚至下鲜血，伴发热、腹痛明显等。此外，湿热俱盛，蒸腾上下，亦可以解释溃疡性结肠炎常合并的一些肠外表现。湿热流注于肢节，可见关节红肿热痛，出现强直性脊柱炎；湿热浸淫肌肤，可见皮肤黏膜炎症反应，出现反复性口腔溃疡、结节性红斑；湿热上熏头目，可导致巩膜外层炎等眼部病变。此即由湿邪内生，渐至湿热偏盛，终至湿热酿毒的演变过程。

二、治则治法

西医学治疗本病，以诱导缓解、维持缓解、防治并发症为主，笔者在临床中衷中参西，依循太极升降之理治疗本病，着重调节气机的升降，从而能够取得更好的临床疗效。

（一）健脾补肾，温阳升清

所谓"邪之所凑，其气必虚"，素体禀赋虚弱、正气亏虚之人，先天或后天一方不足，从脾肾论治溃疡性结肠炎尤为重要。《景岳全书》云："脾弱者，因虚所以易泻。"腹泻是溃疡性结肠炎最突出的症状之一，初起即有脾气不足、阳气下陷，因此临证时重用炒白术、炒薏苡仁、茯苓等健脾益气之品，以助渗湿止泻，此即"虚者补之"；而对于溃疡性结肠炎阳虚明显或者进入缓解期，有下利清稀、腹部怕凉等脾肾阳虚症状，重用炮姜、补骨脂、附子以温运脾肾、益气回阳，此即"寒者温之"；泻注日久，幽门滑脱，少佐补骨脂、肉豆蔻、罂粟壳温肾涩肠止泻，此即"滑者涩之"；本有清气下陷，又过用补气温涩，则气滞中焦，亦碍升降，故需少佐升麻、柴胡等风药，鼓舞中气，升举清阳，此即"下者举之"。

（二）清肠化湿，通腑降浊

西医认为本病多与肠黏膜持续炎症损伤有关，故多以氨基水杨酸类药物消除炎症。中医认为炎症多因于湿热，肠道湿热则泻痢无度，清热化湿实为本病的治标之法，能够快速缓解患者腹泻腹痛等症状。对于溃疡性结肠炎活动期，腹痛伴里急后重明显、舌红苔黄腻的患者，加大苦参、黄连、白头翁等苦寒燥湿之品的剂量，此即"热者清之"；湿性缠绵，故少佐枳实、槟榔等下气消积之品，通腑导滞，此即"通因通用"。北方人多嗜食肥甘厚味，肠中湿热与饮食积滞常合而为病，据证加入焦麦芽、焦神曲、焦山楂等消食导滞之品，疗效更佳。

三、方药经验

（一）验方介绍

溃疡性结肠炎发病的主要病机是气机升降失调，而阴阳失衡、寒热偏盛则是气机升降失调后的具体表现。笔者针对寒热错杂证中热大于寒者，创立了清肠温中方；而对于寒大于热者，则创立了新乌梅丸。二方均可恢复气机升降、平调肠道，配合药味加减，同气相求，平治权衡。

1. 清肠温中方 主要由炮姜、黄连、苦参、青黛、木香、三七、地榆炭、炙甘草等组成。方中炮姜性味辛温，主入脾经，振奋脾阳，升举清气；黄连、苦参苦寒，归大肠经，清利肠中湿热，青黛咸寒，清热凉血，以此三味苦寒清热，燥湿降浊；木香辛温行气，三七、地榆炭散瘀止血，以此三味行气化瘀，通畅气血；甘草，甘平缓中。诸药相合，辛开苦降以平调寒热，气血通调以和畅阴阳，共奏清肠化湿、温中健脾之效。

2. 新乌梅丸 本方是在《伤寒论》乌梅丸基础上加减而成，药物组成包括乌梅、黄连、黄柏、细辛、花椒、炮姜、桂枝、制附片、木香、苦参、青黛、三七、地榆炭、白头翁、秦皮、炙甘草等。方中乌梅酸涩敛肠，《药性赋》称其"可升可降，阴也"。其用有二：收肺气除烦止渴，主泄痢调胃和中"；白头翁清热止痢，青黛清热解毒，黄连、黄柏清利中下二焦湿热，秦皮、苦参燥湿收涩，以此六味清热燥湿，涩肠通腑；桂枝、细辛温经解表，炮姜、川椒温中散寒，附子温肾助阳，以此五味温补一身上下内外，升阳助火；木香、三七、地榆炭合用以行气散瘀，气血同调；炙甘草，补中益气。诸药相合，温清并用以兼顾标本，酸辛相伍以平衡阴阳，共奏清利湿热、健脾益肾之效。

（二）药味加减

病本在肠，视标本缓急、脏腑偏重，灵活加减药味。腹痛即泻、泻后痛减者，肝脾不和，加陈皮、炒白术、炒白芍、防风以疏肝健脾、胜湿止泻；腹痛绵绵、受寒加重者，脾肾阳虚，加吴茱萸、补骨脂以温阳散寒、补火升清；腹痛明显、夜间加重者，瘀血阻络，加蒲黄、五灵脂、血竭以活血祛瘀、通络止痛；肛门灼热、下利黏液脓血者，湿热较重，加马齿苋、薏苡仁、败酱草、大血藤以清热解毒、化湿降浊；脓血增多或伴鲜血者，肠生痈疡，加槐花炭、白及、珍珠粉凉血止血、生肌敛疮；出血较多、神疲乏力者，气血两虚，加党参、黄芪、阿胶、生地黄益气补血。

四、验案举隅

（一）清肠温中方案

张某，男，30岁，2022年9月12日初诊。主诉：间断腹泻伴黏液脓血两年。现病史：患者两年前无明显诱因患溃疡性结肠炎，就诊于当地医院，口服美沙拉秦肠溶片1g日3次，辅佐美沙拉秦栓1g每晚1次，控制不佳。肠镜提示：溃疡性结肠炎（全结肠，复发型，活动期）。刻下症见：大便每日3~4次，不成形，有黏液脓血，腹部怕凉，时有腹痛腹胀、里急后重感，肛门灼热明显，肠鸣辘辘时作，偶有反酸烧心、口中异味，神疲乏力，肢体倦怠，面色萎黄，纳食尚可，眠浅盗汗，自述心烦易怒，焦虑不安，舌质红，苔白，脉弦细。既往史：肝功能异常。

西医诊断：溃疡性结肠炎。中医诊断：久痢（升降失调，寒热错杂）。

予清肠温中方加味。处方：黄连6g，炮姜10g，陈皮10g，炒白术15g，炒白芍15g，木香6g，苦参10g，青黛3g，三七3g，白及10g，地榆炭15g，槐花炭15g，荆芥炭10g，苍术10g，黄柏10g，焦麦芽10g，马齿苋15g，徐长卿15g，炙甘草6g。共28剂，配方颗粒，日1剂。

二诊（2022年10月13日）：药后大便次数有所减少，每日2~3次，不成形，黏液较前减少，无脓血，腹痛缓解，腹部仍怕凉，肠鸣辘辘不明显，里急后重及肛门灼热感消失，反酸烧心减轻，纳眠尚可，舌质红，苔白，脉弦。辅助检查：便常规＋隐血：（－）。守上方去三七、徐长卿，加肉桂10g、蒲黄炭10g、炒薏仁15g，共28剂，煎服方法同前。

三诊（2022年11月10日）：药后诸症缓解，大便每日2~3次，基本成形，无肉眼可见黏液脓血，腹部怕凉好转，偶有肠鸣，舌质红，苔白，脉细。故效不更方，上方继服1个月。半年后复查肠镜，提示为溃疡性结肠炎（缓解期）。随访至今，病情稳定，未见反复。

按：本案患者平素焦虑易怒，肝失疏泄，克伐脾土，久之伤及脾阳，运化失司，水液内停，郁而化热，酿生湿热；湿热下移结肠，阻滞气机，损伤肠络，故可见腹泻、黏液脓血便；脾阳不足，清气不升，故可见腹泻、腹部怕冷、神疲乏力、肢体倦怠；肠道湿热、浊气不降，阻滞腹部，故可见腹胀腹痛、里急后重、肛门灼热、肠鸣等。结合舌脉，考虑本病为升降失调、寒热错杂（热大于寒）证，给予清肠温中方以清肠化湿、温中健脾。患者此次就诊以黏液脓血便为主诉，湿热明显，加苍术、黄柏清热燥湿，徐长卿、马齿苋化湿止痢；出血较多，加槐花炭、地榆炭、荆芥炭、白及收敛止血；肝旺乘脾，加痛泻要方之陈皮、白术、白芍柔肝补脾；脾虚运化无力，加焦麦芽健脾消食。全方寒热同调，标本兼治，升降通达，相得益彰。二诊时湿热缓解，论治以虚寒、瘀血为主，故去三七、徐长卿，加肉桂温中散寒、炒薏仁健脾利湿、蒲黄炭活血化瘀。

（二）新乌梅丸案

张某，女，34岁，2018年11月20日初诊。主诉：腹泻黏液脓血便3年。现病史：患者3年前无明显诱因出现腹泻黏液脓血便，于当地医院查肠镜提示：溃疡性结肠炎（全结肠，复发型，活动期），口服美沙拉秦缓释颗粒1g日4次，联合中药治疗（具体不详），症状时轻时重，病情反复发作，控制不佳。刻下症见：大便每日3~5次，稀溏，有黏液脓血，腹部怕凉，时有腹痛、里急后重感，肛门灼热不明显，四肢冰凉，全身对冷敏感，纳眠尚可，舌质淡红，苔白，脉沉细。辅助检查：便常规+隐血：（+）。

西医诊断：溃疡性结肠炎。中医诊断：久痢（升降失调，寒热错杂）。

予新乌梅丸加味。处方：乌梅30g，白头翁15g，黄连6g，炮姜10g，附子10g，川椒10g，细辛3g，黄柏10g，秦皮

10g，苦参 15g，青黛 6g，三七 6g，木香 6g，地榆炭 30g，炙甘草 6g，肉桂 10g，白术 30g，白芍 30g，徐长卿 15g，砂仁 3g。共 14 剂，水煎服，日 1 剂。

二诊（2018 年 12 月 4 日）：药后大便次数有所减少，每日 2 次，成形，黏液脓血较前明显减少，腹痛缓解，里急后重感消失，纳眠尚可，舌质淡红，苔白，脉沉细。守上方加炒薏仁 15g、炒蒲黄 10g，共 21 剂，煎服方法同前。

三诊（2018 年 12 月 25 日）：大便每日 1~2 次，基本成形，无黏液脓血，腹部怕凉，腹痛、里急后重感基本消失，手脚转温，舌质淡红，苔白，脉沉细。守上方，去炒薏仁、炒蒲黄，加威灵仙 15g、延胡索 10g，川椒增至 15g，共 28 剂，煎服方法同前。半年后复查肠镜，提示为溃疡性结肠炎（缓解期），随访至今，病情未再反复。

按： 本案患者腹泻黏液脓血便反复发作 3 年，久病伤阳，脾阳不足，运化失司，酿生湿热，下聚大肠，灼伤肠络，故可见黏液脓血便；湿热内生，浊气不降，故可见腹痛、里急后重感；脾阳不足日久导致肾阳亏虚，脾肾阳气不足，清气不升，故可见腹泻；温煦失司，故可见腹部怕冷、手脚冰凉，全身对冷敏感，这也是与清肠温中方辨证的重要鉴别点。结合舌脉，考虑本病为升降失调、寒热错杂（寒大于热）证，给予新乌梅丸以清利湿热、健脾益肾。患者全身怕冷、腹痛腹泻，下焦虚寒明显，故原方去走表之桂枝，加肉桂引火归原；湿重于热，加徐长卿、秦皮、砂仁化湿止泻；兼顾气滞，加白术、白芍健脾疏肝理气。全方温清并用、补泻兼施，阴阳调达，标本同治。二诊时，热象已不明显，湿、瘀留恋，难以速愈，故加炒薏仁利水渗湿，炒蒲黄止痛化瘀。三诊时，以威灵仙易炒薏仁以增强祛风除湿之力，延胡索易蒲黄以活血化瘀，同时，重用川椒以温中健脾，其后病情逐渐趋向稳定，继续健脾补肾、温阳升清以善后。

五、临证备要

（一）调寒热以复升降

脾与胃同居中焦，脾升胃降为人体气机升降之枢纽，从其阴阳五行属性而言，脾为太阴湿土，易从寒化，脾寒则收涩不升，胃为阳明燥土，易从热化，胃热则腾越不降，其寒化热化常同时存在，故脾胃病多见寒热错杂证。溃疡性结肠炎患者常因感受外邪、饮食失节、情志失调等因素导致脾胃失调，中焦阳气受损，正虚邪停，郁而化热，最终成虚实夹杂、寒热错杂之象。寒热与气机升降相互影响，寒热失和，则气机失调，气机失调亦可加重寒热之变，故治疗当平调寒热以恢复脾胃升降功能。历代医家十分注重平调寒热，孙思邈在《备急千金要方》中将黄连、干姜、当归、阿胶合而为驻车丸以治疗久痢，刘河间运用芍药汤治疗湿热痢疾时，使用了少量肉桂制约黄芩、黄连之苦寒。笔者治疗溃疡性结肠炎则重视辛温与苦寒的药对应用，诸如黄连炮姜配伍，辛温以适其升，苦寒则适其降，寒热并用，气机调畅。

（二）补脾肾以固本源

《类经》曰："太阴主泻，传于少阴为痢，此正言脾肾也。盖泻因于脾，其邪犹浅；传于肾而为痢，病则甚矣。"《医述》亦云："又因脾肾之阳素虚，阴邪从中而下者，先伤太阴，继伤少阴，关闸大开，痛泄无度。"禀赋虚弱、情志失调、饮食失宜等因素导致脏腑功能失调，多先累及脾，久之及肾，正气愈虚，酿生湿、热、痰、瘀、浊、毒等病理产物，蓄积于内，不得外泄，邪气日盛，正虚邪恋导致溃疡性结肠炎病情反反复复。笔者谨遵"治病必求于本"思想，以补脾益肾为培元固本之常法，意在恢复中焦健运、肾阳温煦，使得人体元真之气得以恢复、畅达，即所谓"五脏元真通畅，人即安和"之意。

（三）常监测以防癌变

溃疡性结肠炎患者患结直肠癌的相对风险是普通人群的2.4倍，病程越长，发生癌变风险越高。溃疡性结肠炎由慢性炎症开始，历经炎性增生、异型增生、腺癌进展演变至腹腔侵袭性转移的"炎－癌"序列演变过程，涉及多级系统、多个阶段、多条信号转导通路、多重基因分子调控机制的复杂网络，任意节点的改变都可能影响疾病的发展预后及转归。因此临床需要及时监测预防癌变，结肠镜筛查可以发现异型增生和早期癌，对于临床监测溃疡性结肠炎癌变意义重大，根据欧洲克罗恩病和结肠炎组织（ECCO）指南的建议，轻度全结肠炎、炎症后息肉者需3年查一次肠镜，而中重度全结肠炎、异型增生、过去5年内出现狭窄、合并原发性硬化性胆管炎（PSC）者需每年查一次肠镜。

第十节　克罗恩病

克罗恩病（crohn's disease，CD）是一种病变可累及全消化道，以末段回肠及其邻近结肠为主的慢性肉芽肿性炎症性肠病，腹泻、腹痛和体重减轻是其常见症状，可伴有发热、食欲不振、贫血等全身表现，如出现关节、皮肤、黏膜等部位受累的肠外表现和肛周病变、肠梗阻、消化道出血等并发症，需高度怀疑克罗恩病。克罗恩病高发于欧美国家，近年来中国的发病率和患病率也在快速上升。根据不同的疾病表现及临床特点，中医认为可将本病归于"腹痛""泄泻""肠痈"等不同范畴，辨证施治，具有较好的疗效。

一、病因病机

克罗恩病起病多缓慢而隐匿，活动期、缓解期交替出现，迁延难愈。西医认为，克罗恩病的发病可能与遗传易感性、免疫失调、环境、感染以及肠道菌群改变等因素有关。中医则认为克罗恩病的病因有外感时邪、饮食劳倦、情志所伤、禀赋不足等，证候多为本虚标实，本虚责之脾肾气虚或阳虚，是发病内在原因；标实因于湿热壅滞、气滞血瘀，是发病外在因素。克罗恩病虽为消化系统疾病，但涉及全身气血阴阳，气机升降失常贯穿病程始终，气血阴阳亏虚，则升降无力，清阳不升；气血精微传导受阻，则升降紊乱，浊阴不降，腑气不畅。

（一）清气不升，责之脾肾

《素问·阴阳应象大论》云："清气在下，则生飧泄。"说明人体清阳不升则见腹泻，而人体清阳的正常升发，又有赖于脾之运化、肾之温煦，故脾肾亏虚为克罗恩病致病之本。

禀赋虚弱之人，因感受外邪、饮食不节、情志失调、劳倦日久等因素损伤脾胃，脾虚失运，水谷不化，下注大肠，发为泄泻；气损及阳，脾阳虚衰，清浊不分，可见泄泻加重，完谷不化；下利日久，脾不散精，生化乏源，后天无以养先天，肾气失充，温煦失常，关门不固，可见下利清水，泄泻不止，甚至滑脱不禁。故《医方集解》云："久泻皆由命门火衰，不能专责脾胃。"此外，脾肾亏虚，清阳不升，窍道失于濡养润降，可出现耳目失聪、头晕乏力、精神倦怠；精微不运，骨髓不充，可出现体重下降、营养不良、小儿发育迟缓。因此，"脾肾亏虚"为本，贯穿克罗恩病发生发展的全过程。

（二）浊气不降，因于湿热瘀毒

《证治汇补》云："生冷油腻留滞于内，湿蒸热瘀伏而不作，偶为调摄失宜，风寒暑湿干触秽浊，故为此疾。"《医林改错》亦曰："元气既虚，必不能达于血管，血管无气，必停留而瘀。"浊气不降，水谷糟粕留滞中焦，湿谷郁而化热，气滞血瘀，酝火酿毒，累及肠道，加重克罗恩病炎症反应。故湿热瘀毒是克罗恩病的重要致病之标。

或因外感湿热，直中肠道；或因肥甘厚味，酿生湿热；或因脾胃虚弱，水湿停聚，郁久化热。湿热蕴结肠道，发为炎症，肠镜下可见黏膜鹅卵石样改变及节段性纵行溃疡；湿热胶结，熏灼肠腑脉络，络损血溢，肉腐成脓，肉眼可见黏液脓血便，镜下可见瘘管形成、腹腔脓肿。如《丹溪心法》所云："赤痢乃自小肠来，白痢乃自大肠来，皆湿热为本。"王清任进一步说道："气无形不能结块，结块者必有形之血也。"指出湿热阻滞，瘀血内停，酝酿毒邪入络，闭阻气机，腑气不通愈甚，出现肠梗阻；瘀血日久，新血不生，气血更虚，而致病邪留恋难愈。因此，克罗恩病的发病总不脱离湿热瘀毒，而肠腑湿热瘀毒积滞始终是克罗恩病的主要病理因素。

二、治则治法

目前西医主要以氨基水杨酸制剂、糖皮质激素、免疫抑制剂、生物制剂和小分子药物治疗，并配合戒烟、营养支持辅助治疗。中医药在本病的治疗方面有一定的优势。本病以虚证为主，而黏液脓血、里急后重、肛门灼热等症状并不突出，故脾肾不足为其始动因素，湿热、血瘀、火毒为继发病理产物，因此治疗时应遵循"荣以行升降，通以畅气机"的原则，方能取得更好疗效。

（一）健脾补肾、温补阳气以升清

患者或因先天不足，或因后天失养，脾胃失运、肾阳不煦，发为本病，治宜健脾补肾，多用辛散温补之品升举阳气。克罗恩病初起，有大便溏薄、倦怠懒言、腹胀食少等脾气虚症状，当重用党参、黄芪、山药、白扁豆、白术益气补脾，化湿止泻；气病伤阳，有完谷不化、畏寒怕冷等脾阳虚症状，加用附子、荜茇、炮姜、干姜温中补脾，散寒止泻；克罗恩病复发，久病阳虚，下焦无火，有泻利清水、形寒畏冷、腰膝酸软等肾阳虚症状，加用肉桂、补骨脂、巴戟天、淫羊藿补肾助阳，升阳止泻，配伍山茱萸、覆盆子、菟丝子、芡实益肾固精，收涩止泻；肾主骨生髓，久病髓海亏空，患者身体瘦弱、头晕目眩，加用肉苁蓉、熟地黄、龟板胶、鹿角胶益精填髓，以期健脾补肾以升清阳。

（二）清热化湿、化瘀解毒以降浊

脾肾阳虚，水湿运化无力，聚于肠道，日久可化生湿热，邪若不除，其病难愈，治宜清热化湿，多用苦寒下行之品泻火降浊。克罗恩病活动期，有下利黏液脓血、里急后重、肛门灼热等湿热症状，加用黄连、黄柏、苦参清热泻火，佐以砂仁、茯苓、泽泻、猪苓化湿利水；克罗恩病中后期，正气渐虚，伏邪深入，造成瘀血、毒邪交织，出现发热、黏液脓血便加重、心烦躁扰、口干口苦等热邪深重症状，加用白头翁、马齿苋、半枝莲、土茯苓清热解毒；热盛肉腐，变生痈疡，出现瘘管、脓肿，重用败酱草、薏苡仁和冬瓜子等药解毒活血、消痈排脓；同时加用当归、丹参、桃仁、红花活血散瘀，木香、陈皮、川芎行气以助血运；瘀浊互结，凝为包块，少佐三棱、莪术、竹茹、僵蚕逐瘀散结，最终使气血和而湿热瘀毒消。

三、方药经验

（一）验方介绍

治疗本病，当以恢复气机升降为要旨，笔者从"养荣补虚、通降肠腑"立法，自拟脾肾双补方为治疗本病基础方。方由生黄芪、炒薏苡仁、炮姜、山茱萸、巴戟天、苦参、青黛、败酱草、白及、三七、乳香、蜈蚣、陈皮、甘草组成。方中重用生黄芪为君药，《名医别录》称其："补丈夫虚损，五劳羸瘦。止渴，腹痛，泄痢，益气，利阴气。"意在补气升清、托疮生肌。臣以炒薏苡仁、炮姜补脾，炒薏苡仁取其燥湿健脾而止泻，炮姜"止而不动，能固正于内"，取其温中升阳而止泻。佐以山茱萸、巴戟天补肾，山茱萸酸敛固脱，《神农本草经读》又谓："山萸味酸收敛，敛火归于下焦，火在下谓之少火，少火生气，所以温中。"巴戟天温补肾阳、壮精益气，《景岳全书》云其治"小腹阴中相引疼痛"。以苦参、青黛、败酱草苦寒清热、燥湿排脓。以三七、乳香、蜈蚣活血散瘀、通络止痛。以陈皮理气健脾，使补而不滞；白及敛疮生肌，促进肠黏膜修复。甘草调和诸药，为使药。全方重视补虚，重用益气、健脾、补肾之品，兼顾清热、除湿、化瘀、解毒，寒温并用、标本兼顾，共奏健脾补肾、涩肠止泻之效。

（二）药味加减

克罗恩病的治疗尤以扶正固本为主，所谓"人之气血壮旺，愈能驾驭药力以胜病也"。中气不足、神疲乏力者，加人参、白术、山药等培本固源、健脾益气；脾虚有湿、大便不爽者，加茯苓、莲子、芡实等培土制水、健脾止泻；脾胃虚弱、运化无力者，加焦三仙、焦槟榔等化积下气，助运脾胃；久病及肾、下焦无火、下利清稀者，加仙茅、淫羊藿、肉苁蓉、补骨脂等补肾助阳、强壮筋骨。克罗恩病活动期或缓解期时，视情况酌情加减清热化湿、化瘀解毒之品。若湿热明显、有黏液脓血便者，加黄连、黄芩、厚朴等清热燥湿；若热毒深重、变生脓肿者，加白头翁、土茯苓、蒲公英、马齿苋等清热解毒；瘀热互结、舌有瘀点者，加牡丹皮、赤芍、紫草等凉血化瘀。

四、验案举隅

高某，男，16岁，2022年7月15日初诊。主诉：腹痛腹泻伴少量黏液脓血1年。现病史：患者1年前无明显诱因患克罗恩病，就诊于当地医院，鼻饲管服用安素（肠内营养粉剂）、百普力（肠内营养混悬液），口服美沙拉秦缓释片1g日3次，辅以地衣芽孢杆菌活菌胶囊2片日2次，控制不佳，饮食不慎、情绪不佳均易导致腹泻。肠镜提示：胃、小肠、结肠节段性溃疡，活动期。刻下症见：大便每日 6~7 次，不成形，伴少量黏液脓血，有里急后重感，腹痛即泻，泻后缓解，脐腹持续性疼痛，腹部怕凉，食后腹胀，肠鸣辘辘，矢气较多，偶有反酸烧心、口苦嗳气，四肢不温，神疲乏力，面色苍白，纳食欠佳，眠可。平素心烦易怒，忧虑不安，自述发病以来体重减少 30kg。舌质红，苔薄白，脉细弱。

西医诊断：克罗恩病。中医诊断：泄泻（脾肾虚弱、清气不升；湿热内阻，浊气不降）。

予脾肾双补方加味。处方：生黄芪 30g，炒薏苡仁 10g，炮姜 10g，山茱萸 10g，巴戟天 10g，苦参 10g，青黛 3g，败酱草 10g，三七 3g，乳香 3g，蜈蚣 3g，陈皮 6g，白及 15g，炙甘草 6g，肉桂 6g，怀山药 15g，徐长卿 10g，土茯苓 10g，炒白芍 10g，炒白术 10g，防风 3g，川楝子 6g，延胡索 6g。共14 剂，颗粒剂。水冲服，日 1 剂。

二诊（2022 年 7 月 29 日）：药后大便次数有所减少，每日 3~4 次，不成形，偶有少量脓血，里急后重已不明显，腹痛即泻缓解，脐腹隐痛，腹部怕凉，腹部胀满已不明显，肠鸣矢气减少，全身乏力改善，反酸烧心嗳气消失，纳食欠佳，眠可，心情尚可，精神好转，体重增加 2kg。舌质红，苔薄白，脉细。守上方去炒白芍、防风，加炒麦芽 10g、焦山楂 10g、仙鹤草 15g，肉桂增至 10g，共 28 剂，颗粒剂，服用方法同前。

三诊（2022 年 8 月 27 日）：诸症好转，大便每日 1~2 次，基本成形，无肉眼可见黏液脓血，脐腹疼痛不明显，腹部怕凉好转，肠鸣矢气减少，全身乏力改善，纳眠可，心情可，体重增加 5kg。舌质红，苔薄白，脉细。守上方去川楝子、延胡索，加仙茅 6g、淫羊藿 6g，共 28 剂，颗粒剂，服用方法同前。

此后根据辨证调整，在原方基础上巩固疗效。一年后随访患者，病情基本稳定，无不适症状。

按：本案患者平素紧张易怒，肝气横逆，侵犯脾土，加之学业压力大，饮食不节，导致脾胃虚弱，从而出现腹痛即泻、泻后缓解、反酸烧心、口苦嗳气；久泻失治，伤及脾肾，阳虚阴盛，水湿中阻，出现腹部怕凉、脐腹疼痛、肠鸣矢气；湿浊久恋，血瘀络伤，出现里急后重、黏液脓血便。结合舌脉，辨为脾肾虚弱，湿热内阻，升降失常，方用脾肾双补方加味。方中黄芪大补元气，炒薏苡仁、炮姜、山茱萸、巴戟天补脾益肾，苦参、青黛、败酱草清热燥湿，三七、乳香、蜈蚣祛瘀通络，陈皮理气，白及收敛，甘草调中。考虑脾肾阳虚为本，加肉桂补火助阳，怀山药健脾固肾；肠道局部湿热，加徐长卿祛风化湿，土茯苓清热解毒；脾虚肝旺，腹痛作泻，加炒白芍养阴除烦，炒白术补气健脾，防风胜湿止痛，合而取痛泻要方之意；肝郁化火，脘腹疼痛，加金铃子散之川楝子、延胡索疏肝泻热、活血止痛。遣方特点为清温并进，消补兼施，气血同调。二诊时，肝火平息，湿热减轻，仍有脐腹隐痛、大便脓血等气虚、血瘀症状，故去炒白芍、防风，加炒麦芽、焦山楂健脾开胃，仙鹤草止血补虚，加大肉桂用量以增引火归原之效。三诊时，肝气柔顺，腹痛消失，仍有腹部怕凉等阳虚症状，故去川楝子、延胡索，加仙茅、淫羊藿补肾助阳、以固其本。

五、临证备要

（一）扶正为主

李东垣有言："脾胃之气下流，使谷气不得升浮，是生长之令不行，则无阳以护其荣卫，不任风寒，乃生寒热，皆脾胃之气不足所致也。"无论辨为何种证型，克罗恩病的核心在于脾胃失运，水谷精微流失，久之肾阳虚衰，温煦失职。患者大多表现为食欲不振，身体消瘦，营养缺乏，西医治疗时十分重视营养支持疗法，建议多补充钙、铁、锌、锡、镁等微量元素，维生素 B、维生素 D 等，视病情给予肠内、肠外营养支持。然而克罗恩病患者肠道炎症水肿，营养丢失增加、吸收减少，即使积极补充营养物质，仍有较高概率发生营养不良。因此，扶正培本是治疗本病的关键，通过益气、温阳二法培补脾肾，即《脾胃论·饮食劳倦论》所言"惟当以甘温之剂，补其中，升其阳"。脾为阴土，得阳始运，其气主升，不得温燥，则寒湿生，故以甘温辛燥之品升发脾阳，助脾健运。肾为水火之宅，肾中之水，有火则安，无火则泛，故以辛甘温补之品生发元气，温化水湿。通过扶助人体元气最终达到"正气存内、邪不可干"的目的。

（二）祛邪为辅

《儒门事亲·凡在下者皆可下式》中指出："陈莝去而肠胃洁，癥瘕尽而荣卫昌，不补之中，有真补者存焉。"克罗恩病患者多夹湿、热、瘀邪，若纯补不泻，反使伏邪深入，当加以攻邪，邪去而元气自复，故祛邪亦是补虚，应当重视。西医治疗克罗恩病多用氨基水杨酸类药物如美沙拉秦等，免疫抑制剂如硫唑嘌呤、甲氨蝶呤等，通过抑制黏膜免疫反应，减轻炎症，间接达到祛邪的目的。然而此类药物可伴有胃肠道反应、骨髓抑制等不良反应，进一步耗伤人体正气，中药在其安全性和有效性方面具有优势。因此，治疗时以清热、除湿、化瘀三法祛邪除积。清热除湿，以防化火成毒，徒伤正气；活血化瘀，瘀血去而新血生，补养元气。即沈金鳌所言："痢之为病，由于湿热蕴积，胶滞于肠胃中而发，宜清邪热，导滞气，行瘀血，而其病即去。"

（三）升降为本

朱丹溪《格致余论》云："脾具坤静之德，而有乾健之运，故能使心肺之阳降，肾肝之阴升，而成天地之交泰，是为无病之人。"脾胃升降相因，坎离相济，龙虎回环，方为无病。黄元御提出："中气衰则升降窒，肾水下寒而精病，心火上炎而神病，肝木左郁而血病，肺金右滞而气病。"治疗克罗恩病必以恢复脏腑气机升降为要，不独考虑脾胃升降，亦需兼顾心、肾、肝、肺之四象轮转，方可事半功倍。心为火居上，肾为水居下，水升火降，阴阳自和，中土畅达；若阳亢于上，阴微于下，水火不交，升清降浊失常，中土壅塞，发为本病。治疗时当以黄连、白芍清降心火，肉桂、附子温升肾水。《医学入门》论曰："肝与大肠相通。"即言大肠传化糟粕为肝疏泄功能的部分体现，《灵枢·本输》云："肺合大肠，大肠者，传道之腑。"肺与大肠相表里，肺气的肃降亦能帮助大肠传导。肝升肺降得宜，则中焦传导不滞。再者，肺主气，肝藏血，肺肝气血之升降又可助脾胃化生气血，临证常用桔梗、陈皮宣降肺气，川芎、白芍疏解肝郁。

第十一节　非酒精性脂肪性肝病

非酒精性脂肪性肝病（nonalcoholic fatty liver disease，NAFLD）是脂肪性肝病的一种，根据疾病进展可分为单纯性脂肪肝（NAFL）、脂肪性肝炎（NASH）、肝纤维化（HF）、肝硬化（HS），常见于体形肥胖的人群，且随着生活水平的提高，非酒精性脂肪性肝病的发病率日益提高。现代研究认为其病因与脂代谢障碍、胰岛素抵抗、氧化应激、炎症、细胞凋亡、纤维化和肠道微生物区系失调等有关。尚无特异性治疗非酒精性脂肪性肝病的药物，主要以改善饮食和生活方式为主。本病依据其症状和病机归属于中医学"肝癖""湿阻""胀满""积证""胁痛"等病证的范畴。

一、病因病机

本病病位在肝，又与脾胃息息相关，肝脾左升，脾气升清正常则运化有力，痰湿不聚；肝气疏泄正常亦能辅助脾气升清，二者相辅相成，共同完成运化水谷精微的生理功能。任何一脏功能失常，都会引起他脏生理功能的失常，病理产物的出现，而脂肪肝以肝周脂肪堆积为主要病理表现。根据中医理论，多数医家认为病理的脂肪多为痰湿堆积所致，而脾为生痰之源，因而治疗本病，多从肝脾二脏入手，本病本为脾虚肝郁，标为痰湿瘀阻。

（一）脾虚肝郁，清气不升

脾为太阴，多虚多寒，同时脾主运化，可以将水谷精微上输于肺，散布于周身，转化为营卫气血，人体方能营养充沛，正气充足，百病不侵。若因暴饮暴食、外邪侵袭、药物损伤、先天不足等原因导致脾胃功能受损，清阳不升，脾失健运，则水液代谢失常，水湿停聚，化而为痰。朱丹溪在《格致余论》中提到"司疏泄者，肝也"。肝主疏泄，喜条达而恶抑郁，为参与全身气机升降的重要脏腑，肝脏疏泄正常则气机调畅、气血调和，若脾胃气机升降失常，中焦气机逆乱，会影响肝脏的疏泄，使其郁而为病。《素问·宝命全形论》云："土得木而达。"可知肝脏又会反过来影响脾脏的运化功能。肝脏的疏泄可以促进脾脏的运化功能，若肝郁而为病，清气不升，必累及脾脏，脾失健运，水液代谢失常，则水湿停聚，化而为痰，痰湿互结，郁结于肝胆，亦发为本病。

（二）痰热瘀阻，浊阴不降

痰、热、瘀为临床中常见病理产物，为本病之标。或因暴饮暴食，嗜食肥甘厚味，湿浊由口而入，纳入过多，排出不畅，化而为痰；或药物损伤、饮食不节、先天不足等导致脾胃受损，脾失健运，水湿停聚，化而为痰，痰浊停聚中焦，浊阴不降，可阻碍气机升降。《难经》中载有："肝之积，名曰肥气。"体内肥脂之气过多地蓄积于肝脏发为本病，而肥脂中医多认为是痰湿，因此在疾病初期，病理产物以痰湿为主，痰湿互结，浊阴不降，滞于肝胆，常见于轻度脂肪肝。而随着疾病的进展，痰湿积聚中焦日久，酿生湿热，阻滞气机，血行不畅，产生瘀血，此时疾病由气入血，病理产物增加，痰瘀互结于肝胆，常见于中重度脂肪肝。痰、湿、瘀皆为本病不同阶段的有形阴邪，皆能阻滞气机，滞而不降，使气机升降失常更加严重，反过来促使病理产物堆积，形成恶性循环，加速疾病的进展。

二、治则治法

（一）健脾疏肝，升阳化气

《金匮要略》云："见肝之病，知肝传脾，当先实脾。"肝脾两脏相辅相成，其中一脏失常，皆能引起其余脏腑的失常。非酒精性脂肪肝病位在肝，又与脾息息相关，临床中常见肝郁脾虚型患者，肝为刚脏，喜条达而恶抑郁，若肝气郁结，可致使胆汁疏泄不畅，影响脾胃正常的运化功能，故治疗本病时应疏肝解郁，常用柴胡、香附、白芍等药。脾为太阴，多虚多寒，本病患者多因饮食不节，肥甘厚味摄入过多，有碍脾脏运化，使脾气不足，脾阳不振，清阳不升，气机升降失常，故治疗本病时应健脾理气，温阳升清，恢复脾脏运化以及中焦气机升降，使脾阳充沛，痰湿得运，常用白术、陈皮、生姜等药。临床治疗本病当以健脾疏肝、升阳化气为法，从基本病机入手，治病求本，随症加减，往往有较好的疗效。

（二）化痰清热，活血降浊

痰、热、瘀为本病不同阶段的病理产物，亦为本病之标，病理产物的堆积导致脂肪肝的程度不断进展，故在治疗本病时不仅要从基本病机入手，解决疾病根本，更应重视标本兼治，疗效更佳。疾病初期，脾失健运，水湿停聚，化而为痰，病理产物以痰湿为主，故应加以化痰除湿，常用白术、半夏、泽泻等药燥湿化痰，利水渗湿，减轻肝脾负担，促进其生理功能恢复正常；疾病日久，痰湿化热，阻滞气机，血行不畅，瘀血内生，此时应在化痰除湿清热的同时活血化瘀，常用绞股蓝、郁金、丹参等药。总的来说，治疗本病之标，当以化痰除湿、活血降浊为法，使病理产物得以祛除，标本兼治，疾病乃除。

三、方药经验

（一）验方介绍

气机升降失常为本病的基本病机，其中尤以肝脾二脏为主，疏肝解郁、健脾升阳是恢复肝脾气机升降的主要策略，因此自拟健脾疏肝方，本方由绞股蓝、郁金、炒白术、茯苓、泽泻、水飞蓟、草决明、丹参、白芥子、生山楂组成。方中绞股蓝健脾益气、活血降脂，郁金疏肝解郁、活血祛瘀，二者共奏健脾疏肝之效，故为君药；白术健脾益气、化湿降浊，水飞蓟疏肝利胆、化浊降脂，泽泻利湿化浊，三者助君药健脾疏肝，并可利湿化浊，共为臣药；茯苓健脾益气、淡渗利湿，决明子平降肝阳、通便化浊，丹参活血化瘀、清心安神，白芥子化痰降浊、散结通络，山楂健胃消食、化瘀降浊，共为佐使药。本方标本兼治，既能健脾疏肝、升阳化气，又能化痰除湿、活血降浊，有较好的临床疗效。

（二）药味加减

本病基本病机为气机升降失调，肝气郁而不升，脾气虚而不运，产生一系列病理产物。若肝气郁结明显，可加柴胡、白芍、枳壳、香附等疏肝解郁；肝气郁而化火，出现胁痛不适、口干口苦等症，可加用黄芩、龙胆草清泻肝火；肝肾同源，若伴肝肾亏虚者，可加用首乌、枸杞补益肝肾；若浊阴不降，影响胃腑通降，肠道传导不利引起便秘，则应加用大黄、虎杖等泻下通便；若大便黏腻不爽加皂角刺、晚蚕沙；便溏加苍术、炒薏苡仁；水泻减当归加山药、莲子肉、诃子肉；气短乏力加生黄芪、党参；恶心呕吐加竹茹、旋覆花、代赭石；若因胁肋不适而烦躁失眠者，可加用栀子、淡豆豉，组成栀子豉汤，清热除烦。

四、验案举隅

患者，男，45 岁，已婚，2021 年 6 月 14 日初诊。主诉：发现脂肪肝 5 年，体态肥胖，喜食肥甘厚味，进食后易腹胀，胁肋部不适感，四肢倦怠乏力，动则汗出，间断腹泻，大便不成形，每日 1~2 次，小便平，睡眠差，睡后易醒，舌淡，边齿痕，苔白腻，脉弦细。血清胆固醇 6.81mmol/L、低密度脂蛋白 1.32mmol/L。腹部 B 超示：中度脂肪肝。

西医诊断：脂肪肝。中医诊断：腹胀（肝郁脾虚）。

处方：绞股蓝 10g，郁金 10g，炒白术 15g，茯苓 15g，泽泻 20g，水飞蓟 15g，草决明 10g，丹参 30g，白芥子 10g，焦山楂 15g，干荷叶 15g，陈皮 12g，柴胡 10g，黄芪 15g，炮姜 9g，酸枣仁 20g。共 14 剂，水煎服，早晚分服，并嘱其坚持健康饮食，少吃肥甘厚味，减少主食摄入，增强运动，充足睡眠。

二诊（2021 年 6 月 28 日）：药后腹胀缓解，胁肋部不适感改善，四肢倦怠乏力减轻，仍动则汗出，纳食尚可，腹泻改善，大便仍不成形，每日1次，小便平，舌淡红，苔白微腻，脉弦细。守上方黄芪加至20g，加党参9g。患者体重有所减轻，嘱其继续少吃，多动，充足睡眠。

三诊（2021年7月12日）：药后腹胀消失，胁肋部不适感消失，四肢倦怠乏力消失，动则汗出改善，纳食尚可，大便成形，每日1次，小便平，舌淡红，苔薄白，脉弦细。体重明显减轻，复查B超示：轻度脂肪肝。守上方，嘱其继服2周，以巩固疗效。

按：此案为非酒精性脂肪肝中比较典型的肝郁脾虚型，患者喜食肥甘厚味，脾胃负担较重，脾胃受损，运化无力，痰湿停聚不能排出，影响气机升降，故易腹胀；肝为脾之母，子病及母，影响肝脏气机疏泄，肝气郁滞，故胁肋部不适；脾气虚弱，不能固摄，故四肢倦怠乏力，动则汗出；脾虚不运，水液分布不均，故易腹泻，大便不成形；脾虚，气血生化乏源，故舌淡；舌脉与诸症相符。故用健脾疏肝方加减，以健脾疏肝，祛湿化痰。二诊药后病情较前缓解，但仍大便不成形，动则汗出，增加党参及加重黄芪剂量以补气健脾从而止泻止汗。三诊诸症消失，体重明显减轻，脂肪肝有所缓解，故继服上方以巩固疗效。

五、临证备要

（一）肝脾同调

非酒精性脂肪肝临床中多见体态肥胖的患者，多因饮食不节所致，肥甘厚味由口而入，痰浊无法完全排出，发为本病。本病虽病位在肝，但脾脏运化失调是发病之源，若脾失健运，水谷精微不能输布转化为营卫气血，反而化湿生痰，成为痰浊膏脂；痰浊内蕴，外溢于肌肤则为肥胖，内积于肝则为脂肪肝，发为本病。同时脾胃气机升降失常，会影响肝脏的疏泄，使其郁而为病，进一步影响气机的升降，加重脾胃功能的失常。故治疗非酒精性脂肪肝时应当肝脾同治，在健脾的同时疏肝，使脾脏运化功能恢复，肝脏气机疏泄如常，则痰浊得以清除，疾病得到缓解。

（二）病痰饮者，当以温药和之

《金匮要略》云："病痰饮者，当以温药和之。"此为治疗痰饮病之大法，因本病为脾胃虚弱、脾阳不振、运化无力、阳不化阴、本虚标实之病，饮为阴邪，得温则行，得寒则聚，故治疗痰饮病时应用温药以助脾胃阳气，用药不可过于刚燥，以免伤正，不可专事温补，以防碍邪，使脾脏运化功能恢复正常，以助消除痰湿水饮。临床中常用胆南星、半夏、白术等药温化寒痰，使痰浊去除，脾脏负荷减轻，促进疾病的恢复。

（三）重视健康宣教

非酒精性脂肪肝患者绝大多数因饮食不节，喜食肥甘厚味引起，且生活压力较大，运动较少，睡眠不足，多项原因累积，引起本病的发生。故嘱咐患者进行饮食、作息、运动方面的调节往往比用药更为重要，作为临床医生，应重视对患者的健康宣教，通过减少主食、脂肪的食用量降低每日热量的摄入，并每周积极进行体育锻炼，保证充足的睡眠，从而起到降低体重、减少肝周脂肪、缓解脂肪肝程度的作用，与药物治疗相结合，疗效更佳。

第十二节　肝硬化

　　肝硬化（cirrhosis）是以弥漫性纤维化、假小叶形成、纤维瘢痕组织的聚集、血管扭曲变形、门静脉血回流受阻、门－体侧支循环形成为病理特征的多种慢性肝病共同的病理阶段。肝硬化可分为代偿期、失代偿期，其中代偿期肝硬化多无明显临床症状，失代偿期肝硬化则以门静脉高压和肝功能减退为特征，患者常因并发腹腔积液、消化道出血、脓毒症、肝性脑病、肝肾综合征和癌变等导致死亡。肝硬化可由多种慢性肝病进展而来，有慢性病毒性肝病、酒精性肝病、非酒精性脂肪性肝病、自身免疫性肝病、寄生虫性肝病，此外还有不明原因的肝硬化。中医学中无"肝硬化"病名记载，根据其临床表现，可将其归属于"黄疸""胁痛""积聚""鼓胀""肝积"等范畴。

一、病因病机

　　肝硬化的致病因素包括酒食不节、情志不畅、感受外邪、虫毒侵蚀等。本病病位主要责之肝、脾，随着病情进展可及肺、肾。肝、脾为全身脏腑气机升降、气血出入之枢纽。五行中肝属木、脾属土，《素问·宝命全形论》云"土得木而达"，《金匮要略》亦言"见肝之病，知肝传脾，必先实脾"，可见二者关系密切。肝阴木主升、胆阳木主降，脾阴土主升、胃阳木主降，其中之一气机失常易致其余三者异常，因此临床诊治中当斡旋中焦太极，分明清浊之功，复其土木升降。

（一）湿热内生，浊阴不降

湿热内生，浊阴不降，即土壅木郁。外来之邪诸如酒、食、虫、毒之类，入体侵犯脾土；脾胃为水谷精微之海，脾主升清、胃主降浊，升降气机失常，脾不运化，湿浊渐停滞中焦，郁而化热，湿热渐生稽留中焦，即为土壅；土壅即见，一则使胃土更不得降，一则使肝胆疏泄、通降不成，则更壅滞中焦，木郁而见。临床表现可见土壅所致的脘腹胀满、恶心呕吐、口臭口干、便秘不通等症，可见木郁表现的口苦咽干、胁肋胀痛，甚至身目发黄等。土壅木郁已成，湿热聚中见凝生痰，且太极升降停滞日久，必累及血分，血行不畅伤及肝络，则生瘀血，湿、热、痰、瘀停聚在肝脏，清浊不分聚于肝木，则最终表现为肝硬化。

（二）肝郁脾虚，清阳不升

肝郁脾虚，清阳不升，即土虚木乘。其中土虚指患者素体脾胃虚弱，以本虚为主。木乘则因土为木之所胜，土虚则木乘之；肝体阴而用阳，主升发，喜条达而恶抑郁，木得土而生，今土虚中气下陷，陷则令木失其条达之性，肝郁不升，故多表现为肝郁脾虚之证。土虚木乘、肝郁脾虚，一方面中焦气机失常；另一方面肝气郁滞中焦更克脾土，脾为胃行其津液，脾虚则本应运化之津液更不得行。肝因郁、脾因虚而不升其清阳，久则湿浊停滞，留聚中焦，湿浊停聚日久，则生痰饮之邪，亦碍胃腑之通降；太极升降失司，清浊不明，日久瘀血渐成；湿、滞、痰、瘀停聚在肝脏，最终表现为肝硬化。临床中可见以脾虚为主要表现的脘腹满闷、纳呆食少、肢体困倦等，可见以肝郁为主要表现的心烦口苦、胁肋胀痛，甚至身目发黄等。

二、治则治法

（一）祛湿清热，通腑以降浊

针对湿热内生、浊阴不降的主要病机，当治以祛湿清热、通腑以降浊。祛湿分化湿、燥湿、利湿等：湿在上焦宜化，在中焦宜燥，在下焦宜利。因过食肥甘或恣啖酒酪或虫扰、热毒等外来之邪所引起的湿浊，祛湿当以治其病因为主。《素问·至真要大论》有云"温者清之"，当用寒凉性能的药物以清其热。故清热祛湿以复其肝、脾升清之功，以祛土壅木郁之象。治疗中多用龙胆草、黄芩、栀子、泽泻、车前子、当归、地黄、柴胡、甘草等。传承董建华院士"通降论"学术思想，为使邪有出路，以其主要病位责之肝（胆）脾（胃），当对壅滞其内的湿、热、痰、瘀之邪分其清浊，浊者当降之，通腑为法。常用药物大黄、枳实、生地黄、枳壳、芍药、芒硝、厚朴、虎杖、车前子、栀子、黄芩、黄连、黄柏、半夏、桃仁、红花等。

（二）健脾疏肝，升阳以化湿

针对肝郁脾虚、清阳不升的主要病机，当治以健脾疏肝、升阳以化湿。因先天脾胃不足，或他病致脾胃亏虚，运化无力，使水饮湿邪停聚留存体内，故治湿应注意健脾。《素问·五常政大论》云："发生之纪，是谓启陈，土疏泄，苍气达，阳和布化，阴气乃随，生气淳化，万物以荣。"这里的"土疏泄"指木气条达，土得木制化而疏通；《素问·宝命全形论》言"土得木而达"，因此健脾的同时需注意疏肝以复升其阳。

在临床中，又可因患者虚实夹杂倾向的不同而呈现从寒化或从热化两种状态，因此治疗当斡旋太极升降，健脾疏肝、升阳以化湿为主，少佐温阳或清热之品以温化寒湿或清热化湿。针对本虚为主要表现者，遵循《金匮要略》"病痰饮者，当以温药和之"；对于实邪较明显者，当加强祛邪之品。常用药物如柴胡、白芍、炒防风、炒枳壳、陈皮、砂仁、神曲、茯苓、焦白术、太子参、法半夏、木香、炙甘草等。

三、方药经验

（一）验方介绍

太极升降失司是本病的重点，恢复肝、胆、脾、胃的气机升降是治疗该病的主要策略。根据土壅木郁、土虚木乘致使清浊不明的主要病机，给予柴归汤，使土得而木达，在临床应用中取得了较好的效果。柴归汤是小柴胡汤与当归芍药散的合方，二方均源自《伤寒杂病论》。小柴胡汤主要由柴胡、黄芩、姜半夏、生姜、党参、甘草、大枣等组成，可和解少阳，疏解肝胆；当归芍药散主要由当归、白芍、川芎、茯苓、白术、泽泻等组成，具有养血调肝、健脾利湿之效。两方合用，一则可以祛湿清肝热、通腑以降浊；二则还可健脾疏肝、升阳以化湿，通过恢复机体气机升降，实现气血水同调，从而达到治疗目的。

（二）药味加减

土壅木郁者，如胀痛甚，可加川楝子、延胡索、木香理气止痛；如兼瘀象，则加延胡索、莪术以活血化瘀；若兼烦热口干、舌红、脉细弦者，加牡丹皮、山栀、赤芍、黄芩等凉血清热。土虚木乘者，如肝旺可加钩藤以平之；土虚如寒湿中阻、腹胀、舌苔白腻者，可加苍术、厚朴、陈皮、砂仁、桂心等温化药物；如腹中冷痛，畏寒喜温，舌苔白，脉缓，可加肉桂、吴茱萸、全当归等温经祛寒散结。若致胁肋胀痛，加五灵脂、延胡索、佛手片活血行气止痛；如痰瘀互结，舌苔白腻、脉滑，可加白芥子、绞股蓝、半夏、苍术等化痰散结药物。

四、验案举隅

袁某，男，47岁，2017年5月9日初诊。主诉：间断胁肋胀痛3年余，身目发黄2天。现病史：确诊酒精性肝病10年余，北京某三甲医院确诊肝硬化5年，间断胁肋胀痛3年余，2天前无明显诱因出现身目发黄，外院诊为"酒精性肝硬化　肝细胞性黄疸"。刻下症见胁肋胀痛、身目发黄、恶心呕吐、无呕血黑便、脘腹胀满、口秽、口干、口苦、便秘、心烦易怒、尿黄、舌红、苔黄腻、脉弦滑。既往饮酒史30余年，已戒2个月，否认其他慢性肝病病史。

西医诊断：酒精性肝硬化。中医诊断：黄疸（湿热蕴结，痰瘀内阻，升降失司）。

处方：柴胡10g，黄芩15g，生姜10g，姜半夏9g，党参10g，炙甘草6g，大枣20g，当归10g，白芍15g，川芎10g，茯苓30g，白术15g，泽泻12g，酒大黄10g，车前子30g，茵陈15g，延胡索10g，川楝子9g。

二诊（2017年5月16日）：药后胁肋胀痛改善明显，身目不黄，自述胆红素、肝酶、胆管酶较前下降明显，大便2日1行，口苦稍缓解，舌红，苔黄腻，脉弦滑。守上方加薏苡仁

30g、徐长卿 15g。

三诊（2017 年 6 月 13 日）：药后无胁肋胀痛，复查肝功正常，食欲不佳，余症均缓解，舌红，苔白，脉弦。予上方去茵陈、泽泻，改酒大黄 6g，茯苓 15g，加桔梗 6g、枳实 6g、牡丹皮 6g、丹参 20g。

四诊（2017 年 8 月 15 日）：药后诸症基本消失，病情基本稳定，继予上方巩固治疗，随访至今未见明显不适。

按： 该患者素喜酒食肥甘，湿、热、痰、瘀壅滞中焦，升降失司，故见恶心呕吐、脘腹胀满、口秽、口干、便秘、心烦易怒等症；肝胆疏泄不利，清浊不明，则见胁肋胀痛、口苦等症，外泄于血则见黄疸。因此，其证属于湿热内生、浊阴不降。治疗用柴归汤加减，切中病机，故而二诊胁痛、黄疸缓解。三诊症舌脉合参考虑清浊已分、升降得复，故去通腑之品，加以凉血升清之品，以太极升降论复其肝、脾、胆、胃升降，守方得效。后患者间断于门诊就诊，肝硬化病情未进一步发展，临床症状控制较好。

五、临证备要

（一）调肝脾以升清，降胆胃以泄浊

治疗肝硬化其病位涉及多个脏腑，主要有肝、胆、脾、胃，病久则会累及其他脏腑。因此治疗该病需注重恢复肝、脾的升发和胆、胃通降泄浊的功能。辨证当明虚实，土壅木郁则以祛湿清热、通腑以降浊，土虚木乘则以健脾疏肝、升阳以化湿。该病既有实证，亦有虚证，实证往往兼有湿、热、瘀、滞、痰，虚证又有气血阴阳的不通，临证应根据邪气兼夹与阴

阳气血亏虚的差异，相应地调整治法方药，注重气机升降的恢复，分明清浊，往往有较好的疗效。

（二）注意活血化瘀类药物的配合

治疗肝硬化，需注意活血化瘀类药物的配合。无论辨证其病机如何，因其升降失司日久，皆会致其血瘀而见临床诸症，因此临床诊治时需使用活血化瘀类的药物。但需要注意的是活血化瘀类药物多属攻伐之品，有破血、逐瘀之功，如过用、久用，易于损伤正气、破络出血，要把握好何时使用，清楚攻、补的关系与主次轻重缓急。正如《素问·六元正纪大论》所言："衰其大半而止。"切不可急功近利。

（三）定期监测，久病防变

肝硬化患者治疗期间及停药后，应制定合理的长期随访及管理策略，防止该病进一步进展，以及恶化的可能。临床诊治时需根据患者病情程度和治疗方案的不同，每3~6个月进行检测评估，定期行实验室检查、影像学检查、内镜检查以及病因学监测。

第十三节　肝硬化腹水

肝硬化是各种慢性肝病进展至以肝脏弥漫性纤维化、假小叶形成、肝内外血管增殖为特征的病理阶段，腹水（ascites）是失代偿期肝硬化患者最常见的并发症之一，当腹腔内出现过多游离液体（>200mL）时称为腹水。肝硬化常见病因有：病毒性肝炎，酒精性肝病，代谢相关脂肪性肝病，自身免疫性肝病，遗传、代谢性疾病，药物或化学毒物，寄生虫感染，循环障碍等。肝硬化腹水以腹部胀满、小便短少，甚则腹大如鼓、皮色苍黄、脉络暴露为主要表现，属于中医"鼓胀"范畴。另外，肝硬化腹水可参考中医"鼓胀""单腹胀""蛊胀""蜘蛛蛊""水鼓""气鼓""血鼓""虫鼓""酒鼓"等进行治疗。

一、病因病机

肝硬化腹水的主要病因包括虫毒感染、酒食不节以及黄疸、胁痛、积聚失治等，而情志所伤、劳欲过度也是本病诱发或加重的因素。该病初起为湿热邪毒侵犯中焦，气机升降失衡，脾胃升降失调，而致土壅木郁，肝失条达；肝藏血、脾统血，病则及血，肝脾两伤，脾失健运，清浊不分，水湿聚于腹中，更碍血行，气、血、水互结，久病及肾，气化无权，气、血、水结更甚。本病首病气血，继而病水，肝郁血瘀是其源，气机升降无权是其本，因此临床诊治当分明太极、复其升降，升清以解肝郁，化瘀以降浊。

（一）清气不升，责之脾肾阳虚

该病肝郁是为其源，而致清气不升。然若施治仅开解肝郁，行疏肝解郁之法，是不能恢复其清气升发之力的。这是因为该病病机以气滞、血瘀、水停互结为标实，久病伤正，本虚是其根本，临床诊治中在注重开解肝郁的同时，需意识到本虚更是责之于脾、肾二脏的升发无力，即病久损及脾肾之阳。临床上我们观察到肝硬化腹水患者除了腹大如鼓的表现，无论是以气滞或血瘀或湿热或水饮为主，作为标实，都存在着因久病所致的脾肾阳虚的舌脉证表现。

（二）浊阴不降，因于水瘀互结

肝硬化是以湿、滞、瘀停聚肝木而发，腹水则是肝硬化日久，湿聚为水，其中气滞日久更加重血瘀内生；肝藏血，肾主水，"肝肾同源"，水与瘀互结，腹水难愈。该病标实以水瘀互结为重，浊阴不得降。《金匮要略》中"血不利则为水"的思想提示了二者的关联，本病二者更是互为因果，互相加重。气、血、水互结于腹而成鼓胀，水瘀互结于中，故见腹部胀满、小便不利等症。

二、治则治法

（一）健脾补肾，温阳升清

针对脾肾阳虚所致清气不升的主要病机，当治以疏肝解郁、健脾补肾，温阳以升清。《金匮要略》载"见肝之病，知肝传脾，当先实脾""肾主水""肝肾同源"，肝、脾、肾气机升降失司，导致气血水互结。《医理真传》云："阳气流通，阴气无滞，自然胀病不作。阳气不足，稍有阻滞，百病丛生。"故应健脾补肾以温阳升清。治法当在调解肝郁以升发肝气的同时，注重脾、肾二脏的升清，维护脾、肾阳气，健脾补肾，这样肝、脾、肾之左升畅顺，清气得升。常用药物干姜、白术、茯苓、苍术、白豆蔻、陈皮、乌药、附子、肉桂、丁香、高良姜、生姜等。

（二）化瘀利水，利导降浊

针对水瘀互结所致浊阴不降的主要病机，当治以化瘀利水、利导降浊。血瘀是该病的主要病理因素之一，"治病必求于本"，因此当化瘀祛除病因。然水瘀互结，仅化瘀必难消腹水，需同步治水。水者当利，本病久病伤正伴随体弱，若施以逐水之法恐伤正更深，有助邪之弊，因此以利水为法。利水有二，皆以"因势利导"之法。《素问·汤液醪醴论》有言"开鬼门、洁净府"，开鬼门在本病的应用即为开宣肺气，以复通调水道之功，仿效提壶揭盖之法；肾主水，司二便，洁净府，即为利小便。瘀者聚于腹，继承董建华院士"通降论"，亦可通腑以泄瘀。化瘀与利水共行，因势利导，血瘀得化，病水得利，自此浊阴得降，鼓胀则易消。常用药物赤芍、牡丹皮、桃仁、红花、川芎、香附、丹参、莪术、鳖甲、酒大黄、枳实、枳壳、厚朴、杏仁、白术、茯苓、猪苓、泽泻、泽兰等。

三、方药经验

（一）验方介绍

治疗本病，当以太极升降论，复其升降为旨。根据本病气、血、水互结的特点，本虚标实的特征，以太极升降论指导，健脾补肾、温阳升清，化瘀利水、利导降浊，可选用实脾饮加减。实脾饮源自《重订严氏济生方》，由附子、干姜、茯苓、甘草、白术、木瓜、木香、草果、槟榔、厚朴、生姜、大枣组成。方中以附子、干姜为君，附子善于温肾阳而助气化以行水，干姜偏于温脾阳而助运化以制水，二药相合，健脾温肾，扶阳抑阴；臣以茯苓、白术渗湿健脾，使水湿从小便去；佐以木瓜除湿醒脾和中，厚朴、木香、槟榔、草果行气导滞，令气化则湿化，气顺则胀消；生姜、大枣益脾和中，生姜兼能温散水气。甘草健脾益气，调和诸药，为使药。诸药合用，可温补脾肾之阳以达升清之效，通过恢复清气的升发，并结合该病病因之虫毒感染、酒食不节、情志不遂、黄疸、胁痛、积聚失治等，辨病因施治，加入化瘀利水之品因势利导降浊，实现气、血、水同调，复其升降。

（二）药味加减

肝郁明显者，加柴胡、枳壳、郁金、芍药、延胡索、莱菔子、苏木等疏肝解郁、理气止痛；气虚者，加黄芪、人参、党参、太子参等益气；若湿热为因可予黄芩、栀子、泽泻、车前子等清利湿热；如瘀象重者，则加丹参、川芎、赤芍、当归、延胡索、莪术、鳖甲以活血化瘀；若病损及阴者，可予西洋参、沙参、麦冬、生地黄、枸杞子、猪苓、阿胶、女贞子、墨旱莲、茜草、仙鹤草等。

四、验案举隅

张某，男，55岁，2022年9月7日初诊。主诉：发现肝硬化腹水8个月余，腹胀加重1周。现病史：患者2021年6月外院确诊酒精性肝硬化失代偿期，间断予降酶、保肝、利尿、补充白蛋白等治疗，于2022年1月无明显诱因出现腹部胀大，就诊于医院，诊断为"酒精性肝硬化，失代偿期，腹腔积液"，定期复诊，间断予腹腔穿刺放腹水、利尿、补钾、补充白蛋白等对症治疗，效果不满意，建议予经颈静脉肝内门腔静脉分流术，患者拒绝。1 周前患者无明显诱因出现腹胀明显，前来就诊。刻下症见腹大如鼓，胁肋胀满，无呕血黑便，口干、口苦，心烦易怒，纳食不佳，夜眠不安，体重 51kg、腹围 90cm，畏冷，小便不利、色黄，大便每日 4 行（口服乳果糖），不成形，舌体胖、色红，苔黄腻，脉沉弱。既往饮酒史 20 余年，已戒 1 年，否认其他慢性肝病病史。

西医诊断：酒精性肝硬化失代偿期。中医诊断：鼓胀（湿热中阻，脾肾阳虚，升降不利）。

处方：附子 10g，茯苓 15g，干姜 10g，炙甘草 6g，炒白术 15g，木瓜 6g，木香 6g，草果 10g，焦槟榔 10g，厚朴 15g，泽泻 12g，丹参 20g，桃仁 6g，酒大黄 9g，生姜 10g，大枣 10g。

二诊（2022 年 9 月 21 日）：药后腹部胀大改善明显，尿量增加，大便每日 4 行，口苦缓解，纳食稍有改善，余症减轻，舌脉同前。上方减酒大黄为 3g，加焦三仙各 10g。

三诊（2022 年 10 月 10 日）：药后已无腹部胀大，余症均缓解，舌体胖、色红，苔薄白根腻，脉弦。上方加西洋参 10g 以健脾益气。

四诊（2023 年 1 月 18 日）：复查腹部超声仅见少量腹水，自觉无明显腹胀，病情基本稳定，继予上方巩固治疗，随访至今未见明显不适。

按：该患者素喜酒食肥甘，湿热壅滞中焦，酒毒湿热蕴内，则见舌色红、苔黄腻；但酒毒伤脾，久病及肾，脾肾两亏，气化失司，清气不升，水液内停，腠理不开，浊阴不降，水邪停留腹中，而成鼓胀，故见腹水、腹大如鼓；脾胃不足，不能运化水谷，故而食欲不振；久病伤正损阳则畏冷、舌胖、沉取脉弱，及阴则口干。其证本为脾肾阳虚、清气不升，水瘀互结、浊阴不降，因此给予实脾饮加减，以健脾温肾、利水消肿，方药切中病机，故二诊时腹水改善明显，三诊舌象显示湿热已退，然本虚仍存，合参脉象考虑升降得复，故减清热利导通腑之品，并增益气养阴之品，以太极升降论复其气机升降，守方得效。后患者间断于门诊就诊，肝硬化腹水得到控制，病情基本稳定。

五、临证备要

（一）肝、脾、肾同治

肝、脾、肾在太极升降论中的位置非常重要，治疗肝硬化腹水需在疏肝解郁的基础上重视脾肾阳气的恢复。肝硬化腹水的"水"为阴邪，易伤阳气，阳气被伤，则水湿难化；脾喜燥恶湿，湿邪困脾易致脾虚、脾阳不足，久而亦会影响肾阳；肝、脾、肾不得升发清气，则痰饮水湿不得行，停聚腹中而成鼓胀。"阳化气，阴成形"，因此当同治肝、脾、肾，疏肝解郁，温脾肾护阳。

（二）气、血、水同调

该病以气、血、水互结而成，因此治法上当以气、血、水同调。气者，当注重复其升降之性。第一，肝郁则解郁，肝旺则平肝、柔肝，注重肝之气机稳态，保其升发的同时而不致太过；第二，需注重肺气的宣发与通降，水之不利时责诸肺；第三，太极升降之气得复是为关键，临床诊治中不应局限于脏腑，更应调整全身气机状态。血瘀是其发病的根本，因此化瘀是为重点，但水瘀互结，二者互为因果，二者需同治，故

"因势利导"以化瘀治水。另外，瘀水互结之象，解之亦赖气机升降得复，因此，气、血、水当同调，往往可得到较好的疗效。

（三）活血药物的使用需谨慎

活血药物的应用在治疗该病中发挥着重要作用，在治疗上可配合健脾益气的药物如黄芪、白术、茯苓、焦三仙等，以避免活血耗气之弊。但仍应注意的是，要慎用这类药物。腹水患者处于肝硬化失代偿期，凝血功能异常，需活血以化瘀，但须时时警惕其出血风险。另外，活血化瘀类药物多属攻伐之品，有破血、逐瘀之功，如过用、久用，易损伤正气、破络出血，需谨慎用药。

第十四节　胆囊炎

慢性胆囊炎（chronic cholecystitis，CC）是指胆囊黏膜长期炎症，通常由胆囊结石、高脂饮食等引起，呈慢性发作，也可由急性胆囊炎反复发作、失治所致。病理表现为胆囊黏膜炎性反应、胆囊壁纤维化、胆囊收缩、功能减退甚至丧失等，临床症状表现为反复发作的右上腹、右肋部的胀痛或不适、腹胀、嗳气、食欲下降、恶心欲吐等。中医认为该病属于"胆胀""胁痛""恶心""纳呆"等病范畴，辨证施治，具有较好的疗效。

一、病因病机

黄元御在《四圣心源》中指出:"肝随脾升,胆随胃降。"肝性刚急主动主升,胆主疏泄主降,肝随脾升,胆随胃降,协理中焦气机升降,气机升降协调则机体健康。不论是肝气不升或是胆气不利,均会致使气机升降失常,诱发肝胆部位疼痛等症状。慢性胆囊炎病因主要为情志失调、虫石积滞、饮食失节、感受外邪、久病体虚等,病位属肝胆,与脾胃密切相关,病性本虚标实,以"肝脾失调,清阳不升"为本,以"胆腑郁热,通降失调"为标。

(一)胆腑郁热,通降失调

唐容川《医学见能》中指出:"胆者,肝之腑,属木,主升清降浊,疏利中土。"胆主降,少阳胆经少血多气,乘肝之余气疏利中焦,助胆汁通泻、胆火下降。胆的生理功能易受情志、结石、饮食等因素影响,致使胆气郁滞。本病病程迁延不愈,湿热、结石、痰浊等余邪留恋,病理产物堆积,阻滞胆经,致使胆失通降,胆气不利,郁而化热成实,病理产物堆积更甚,循环往复、不断加重。少阳胆经气机不通,则右上腹、右肋部胀痛剧烈,正如《素问·缪刺论》云:"邪客于足少阳之络,令人胁痛不得息。"胆气不利,气机上逆,导致嗳气、恶心欲吐等症状。胆腑郁热太过,可出现发热、口苦、呕吐等症状。痰浊甚者碍脾,导致口黏、纳差、腹泻等症状。

（二）肝脾失调，清阳不升

《临证指南医案》云："人身左升属肝，右降属肺，当两和气血，使升降得宜。"肝气调达，随脾而升，脾运化饮食物，化生为水谷精微，清阳升于上，滋养机体，荣卫之气生化有源。脾运化而生气血，肝藏血，因此气血得充。正气分为先天和后天，脾胃为后天气血生化之源，健脾和胃可助肝胆疏泄，正气充足方能驱邪外出。本病因情志失调而肝气郁滞，肝郁乘脾，脾失健运，清阳不升，经络不荣，使右上腹胀痛或不适反复发作。或饮食伤脾、久病脾虚、土虚木乘，脾阳不升，清阳不升，阳化气功能不足，气血生化乏源，经络失养，不荣则痛。肝脾气滞，升降失司，气机上逆而致腹胀、嗳气、恶心呕吐等症状。脾虚日久，失其常性，脾失健运，无法消化吸收水谷精微，水液代谢失常，聚湿生痰，出现纳差、神疲乏力、腹泻等症状。

二、治则治法

（一）清热利胆，通腑降浊

本病病在肝胆，湿热、结石、痰浊等病理产物蓄积，胆腑郁滞，生热化火，浊阴不降，此为本病之标。胁痛、恶心呕吐、口苦等症状较重，辨证以标实为主时，治疗当以清热利胆、通腑降浊为主。《素问·六元正纪大论》提出"木郁达之"为其治法，常用柴胡、川楝子清肝利胆，柴胡配黄芩为少阳胆经引经要药，共奏清热利胆之效；伴胆囊结石可辅金钱草、海金沙、鸡内金等清热解毒、化湿利胆排石；辅以香附、枳壳、鸡内金等调气和血、胆胃同治。同时可适当运用延胡索、青皮等辛燥性味的理气药，需避免助热生火。清肝利胆，疏泄气机，通降浊邪，祛除湿热等病理产物，使胆经气机得通，郁热得清，缓解胁肋部胀痛灼热等临床症状。

（二）疏肝健脾，升阳除湿

慢性胆囊炎病性本虚标实，肝病日久，肝木乘土，肝郁脾虚。《慎斋遗书》提出："诸病不愈，必寻到脾胃之中，方无一失……寻到脾胃而愈者甚众。"脾气亏虚，脾失健运，水湿运化受阻，痰湿困脾，进一步阻滞气机，清阳不升则浊阴不降，可致肝胆疏泄受阻，胆汁难以运行而生有形之邪。因此肝脾不调、清阳不升是主要病机，治疗原则为疏肝健脾、升阳除湿，使气机升降有序，水谷精微输布机体，荣养经络。《医学纲目》云："凡治风之药皆辛温，上通天气，以发生为体。"风药性辛温、气轻味薄，具有轻扬上升、发散阳气、升阳举陷之效，清阳升发，则荣卫之气生化有源。临床常施以升麻、柴胡、葛根等，升举脾阳、疏肝理气，升麻、葛根为阳明胃引经要药，升发脾胃清阳，柴胡为少阳胆引经要药，升发少阳春生之气；辅以枳壳、木香宽中理气，调畅气机、补而不滞；辅炒白术、茯苓、炒薏苡仁等健脾益气以助运；辅苍术、厚朴、法半夏燥湿化痰。

三、方药经验

（一）验方介绍

本病本虚标实，少阳经经气不通、不荣则痛，治疗当以恢复气机升降、疏肝利胆、清热泻火为治疗大法，在治疗时常以柴金汤加减为主。

柴金汤方出自《伤寒论》大柴胡汤合《太平圣惠方》金铃子散，主要由柴胡、黄芩、大黄、枳实、半夏、白芍、大枣、生姜、延胡索、川楝子组成，主治少阳阳明合病、郁热化火。大柴胡汤重用柴胡为君药，配臣药黄芩和解清热，以除少阳之邪；轻用大黄配枳实以内泻阳明热结，行气消痞，亦为臣药。芍药柔肝缓急止痛，与大黄相配可治腹中实痛，与枳实相伍可以理气和血，以除心下满痛；半夏和胃降逆，配伍大量生姜，以治呕逆不止，共为佐药。大枣与生姜相配，能和营卫而行津液，并调和脾胃，功兼佐使。金铃子散中金铃子（即川楝子）味苦性寒，善入肝经，疏肝气，泻肝火；延胡索辛苦而温，行气活血，长于止痛。柴金汤疏肝利胆、升清降浊、清热泻火，是胆囊炎发生、发展、变化各阶段的常用方剂。

（二）药味加减

气滞日久致血瘀，右上腹疼痛剧烈者，加颠倒木金散（木香、郁金）、旋覆花汤（旋覆花、红花、绛香）理气活血止痛；气机阻滞，右上腹胀满者，加陈皮、枳壳、香附、香橼、佛手等行气消胀；气机上逆，打嗝嗳气、恶心呕吐者，加旋覆代赭汤（旋覆花、代赭石）降逆化痰、益气和胃；气滞化热生实，阳明腑实，大便不通者，加小承气汤（枳实、厚朴、大黄）轻下热结；伴有胆囊结石者，加四金（金钱草、海金沙、郁金、鸡内金）利胆排石；脾气亏虚，健运失职，食欲不振者，加焦四仙（焦山楂、焦麦芽、焦神曲、焦槟榔）健脾助运。

四、验案举隅

魏某，男，34岁，2023年3月10日初诊。现病史：患者1年多前无明显诱因出现腹痛，伴恶心欲吐、食欲不振，无发热畏寒、腹泻、黄疸，于外院就诊诊断为"急性胆囊炎，胆囊结石"，给予抗感染等治疗后，病情好转。此后患者常自觉腹痛，外院诊断为"慢性胆囊炎，胆囊结石"，3天前进食油腻食品后腹痛较前加重，自服药物缓解不明显，遂就诊于门诊。刻下见：右上腹疼痛、胀满，恶心欲吐，食欲不振，无反酸烧心，胃脘怕冷不明显，口干口苦，容易烦躁，大便每3日一次，干燥，小便正常，睡眠差。舌红，苔薄黄，脉数。

西医诊断：慢性胆囊炎。中医诊断：胆胀（胆腑郁热，通降失调）。

处方：柴胡10g，黄芩15g，酒大黄6g，枳实9g，姜半夏9g，白芍9g，大枣10g，生姜10g，延胡索10g，川楝子9g，香附10g，陈皮10g，川芎10g。共14剂，配方颗粒，每日两次，每次一袋。告知患者清淡饮食、少吃肥厚油腻之品。

二诊（2023年3月24日）：药后上腹疼痛、胀满较前缓解，恶心欲吐基本消失，考虑仍有食欲不振，加焦山楂10g、焦麦芽10g、焦神曲10g。

三诊（2023年4月7日）：上腹疼痛、胀满基本消失，食欲有所恢复，继服上方加减治疗。随访至今，除偶有轻微疼痛外，病情基本稳定，未再复发。

按：此案慢性胆囊炎反复发作为主诉，考虑为胆腑郁热，通降失调。胆腑郁热，气机不畅，不通则痛，故而可见右上腹疼痛胀满；胆气不利，木旺克土，故而可见食欲不振；胃气上逆，致使恶心欲吐；胆腑郁热太过，可出现口干口苦；胆腑郁热，通降失调，肠腑不通，故而可见便秘。结合舌脉，均为胆腑郁热、通降失调之证，故而给予柴金汤，以清热利胆、通腑降浊、行气活血止痛。考虑右上腹胀满明显，合用柴胡疏肝散，加强理气消胀的作用。二诊症状较前缓解明显，但仍有食欲不振，加入焦三仙，以健脾胃助运化。

五、临证备要

（一）以通为补

六腑具有受纳和传导水谷的功能特点，具有泻而不藏、实而不满的运动特点，尤其是胆具有贮藏排泄胆汁、主决断的生理功能，一旦湿热、结石、痰浊等病理产物蓄积，阻滞胆经，致使胆失通降，胆气不利，郁而化热成实，最终形成胆腑郁热、通降失调。因此，治疗上，当以通降为主，清热利胆、疏泄气机，通降浊邪、祛除湿热，使胆经气机得通，郁热得清，气机升降恢复正常，从而达到"以通为补"的治疗目的。

（二）胆胃同治

脾胃同居中焦，同属六腑，具有"以通为用、以降为顺"的生理特点。胆胃在升降关系上表现为胆中清气助胃受纳水谷，胃中浊气引胆汁下降以助消化，升中有降，降中有升，胆胃谐和，则疏达通降平衡协调。若胆腑郁热、通降失调，一则不能助胃以消化，二则还可造成中焦气机紊乱，胃气壅滞，出现胃痛胃胀等，胃气上逆，出现恶心呕吐、反酸烧心等。相反，胃气壅滞后，土壅木郁，反过来也会加重胆气不舒，形成恶性循环。因此治疗时应该胆胃同治，疏肝利胆、和胃降逆，以恢复胆胃气机为要点。

第十五节　胆石症

胆石症（cholelithiasis）是指胆道系统包括胆囊和胆管内发生结石的疾病，其临床表现取决于胆结石的部位、是否造成胆道梗阻和合并感染等因素。如无梗阻或嵌顿者，大多无临床症状，或仅有轻度上腹、右上腹和右侧肩背部不适、隐痛、嗳气、腹胀、大便不畅或便溏等症状，或由胆囊结石引起慢性胆囊炎临床症状；一旦发生梗阻，容易诱发胆道感染，急性胆囊炎、胆源性胰腺炎、急性化脓性胆管炎，表现为上腹疼痛、恶心呕吐、纳差、黄疸、发热寒战、脉速，严重者可出现休克。中医根据症状将本病归属"胆胀""腹痛""黄疸""胁痛"等病证范畴，辨证施治，具有较好的疗效。

一、病因病机

（一）胆腑郁热，浊气不降，胆道堵塞

《东医宝鉴》云："肝之余气，溢入于胆，聚而成精。"胆附于肝，肝胆依靠经脉相互络属，二者互为表里；肝之精气化生胆汁，胆汁的化生与排泄，受肝之疏泄调节，因此肝胆关系密切。过食肥甘致脾胃运化失常，内生湿浊，郁久化热，或邪热外袭，或感受湿邪化热，或湿热内侵，蕴结胆腑；或者情志

不遂，忧思暴怒，肝脏疏泄失常，胆腑气郁，均会造成胆腑郁热，浊气不降。《症因脉治》曾言："肝胆主木，最喜条达，不得疏通，胆胀乃成。"表明肝胆疏泄失常，气血运行失常引发的机体代谢产物无法排出体外，蕴积体内的病理产物久蕴化热，炼液成石，日久积为砂石堵塞胆道，不通则痛。

（二）寒湿瘀血，清阳不升，积聚为石

脾为太阴湿土之脏，得阳气之温煦作用则运化水湿，喜温燥而恶寒湿，得温燥则运行，得寒湿而困乏。湿困中土，脾阳不振，运化功能减弱，或湿热迁延日久，或过用苦寒药物，以致脾阳受伤，清阳不升，胆液为湿所遏，胆汁疏泄失常，留滞日久，凝聚不散而成石。同时，叶天士《临证指南医案》指出："大凡经主气，络主血，久病血瘀。"皆因病久气血阴阳亏虚，无力鼓动血运，血滞于经。且本病影响肝脾气机运行，气机失调，而《寿世保元》云："气有一息之不运，则血有一息之不行。"瘀血既是病理性产物，又是一种新的致病因素。血行不畅，不能濡养肝胆而致肝胆疏泄失常加重，胆腑不通，疏泄失常，瘀积成石。因此，寒湿瘀血，亦是胆石症的重要致病因素。

二、治则治法

西医学治疗本病，主要是缓解症状、减少复发，消除炎性反应，消除结石，避免并发症的发生。以手术为首要治疗手段，但存在手术创伤、复发率高及术后易发生并发症等问题。中医治疗本病"急则治标，缓则治本"，笔者以太极升降论为理论基础，重点调节肝胆的气机升降，一方面可利胆去石，另

一方面还可改善临床症状，降低复发率及并发症。

（一）利胆泄热，通腑降浊

胆上承于肝而旁系于胃肠，与肝表里相和，受肝气疏泄之令下运脾胃。胆腑气机通降调顺，通纳有节，可助脾胃升降有度。同时，胆为中精之腑，其性清净，最恶湿热，或因恣食辛辣肥甘，或因情志问题，湿热内生，造成胆腑郁热、浊气不降、胆道堵塞。因此，治疗时，当以利胆泄热、通腑降浊为要，从而恢复肝升胆降的气机功能。临床常用柴胡、枳壳、赤芍、郁金、金钱草等清热利胆，大黄、芒硝、厚朴、虎杖等通腑降浊。简而言之，本病多为实热证，利胆泄热、通腑降浊是治疗大法。

（二）散寒化瘀，升阳祛湿

本病迁延日久、失治或寒湿伤脾阳，运化功能降低，清阳不升，湿遏胆汁。阳为邪所遏，邪胜则病进，正胜则病退，因此当以扶正为主，祛邪为次，临床处方时除了利胆祛湿外，还需加入温阳化气、健脾祛湿的中药，同时配伍黄芪、山药、薏苡仁等健脾利湿药物。考虑久病及瘀问题，还应加入活血、化瘀、散瘀之品，若结石增大或腹痛明显者，还可采用破血、通瘀、逐瘀之药，如三棱、莪术等。总之，对于疾病后期或出现虚实转化时，祛邪不忘扶正，需要散寒化瘀、升阳祛湿，从而恢复肝胆疏泄功能。

三、方药经验

（一）验方介绍

胰清汤：本方主要在大柴胡汤、茵陈蒿汤、四金散基础上创制而成，主要由柴胡、黄芩、姜半夏、生姜、枳实、赤芍、酒大黄、茵陈、焦栀子、海金沙、金钱草、鸡内金、郁金、炙甘草等组成。方中柴胡为君药，疏肝利胆、清热除湿；黄芩、茵陈清热利湿退黄为臣药；酒大黄、栀子、海金沙、金钱草、鸡内金、郁金利湿退黄，姜半夏、生姜、枳实、赤芍化痰理气，为佐药；炙甘草健脾和胃、调和诸药，为使药。诸药合用，可利胆泄热、通腑降浊，恢复肝胆气机升降出入，从而达到治疗目的。

（二）药味加减

若腹痛或后背疼痛明显者，加金铃子散（延胡索、川楝子）以活血化瘀止痛；若胸胁胀满者，加香附、陈皮、香橼、佛手等疏肝理气、除胀消满；若恶心呕吐者，合温胆汤，加陈皮、竹茹、茯苓等化痰和胃；若食欲不振者，加焦四仙（焦山楂、焦神曲、焦麦芽、焦槟榔）以消食和胃；若便秘腹胀者，加枳实、瓜蒌、芒硝，以消胀满、通肠腑；若病情迁延不愈，寒湿较重者，可用茵陈五苓散或茵陈术附汤。

四、验案举隅

马某，男，82岁，2021年3月2日初诊。主诉：间断发热伴上腹部疼痛 4 个月余。现病史：患者 4 个月前出现发热伴上腹部疼痛，痛可耐受，体温最高 39℃，全身乏力，无恶心呕吐，小便浓茶色，自服 1 粒布洛芬 4 小时后大汗出，体温降至正常，腹痛缓解。其间上述症状间断发作 5 次，间隔时间逐渐缩短，未予重视诊治。3 天前患者因反复发热伴上腹痛于我科就诊，查生化、腹部超声、胸部 CT，考虑诊断"胆总管结石伴胆管炎"，入院后行经内镜逆行性胰胆管造影术（ERCP）+ 取石术取出大小不等数枚结石。刻下症见：间断发热，体温最高 38.6℃，右上腹部胀满、疼痛，时有恶心，食欲不佳，偶有反酸烧心，身目小便黄，大便 3 日未行，平素大便干燥。舌红，苔黄略厚，脉弦滑。

中医诊断：胆胀（胆腑郁热，浊气不降）。

予胰清汤加味。处方：柴胡 10g，黄芩 15g，姜半夏 9g，生姜 10g，枳实 10g，赤芍 10g，酒大黄 10g，茵陈 30g，焦栀子 10g，海金沙 30g，金钱草 30g，鸡内金 15g，郁金 10g，瓜蒌 30g，丹参 30g，炙甘草 6g。共 5 剂，颗粒剂，日 2 剂。

二诊（2021 年 3 月 6 日）：药后未再发热，右上腹部胀满、疼痛较前缓解，恶心基本消失，食欲逐渐转好。黄疸较前明显减轻。大便 2 日一行，黏滞。上方去丹参、瓜蒌，加焦山楂 10g、焦神曲 10g、焦麦芽 10g 以健脾消食。

三诊（2021 年 3 月 10 日）：药后诸症较前减轻，继服上方，告知可出院后门诊调理。后随访半年，病情未再反复。

按：患者老年男性，平日嗜食肥甘厚味，日久生湿蕴热，湿热互结，伤及脾胃，熏蒸肝胆，湿热久蕴，煎熬胆汁，聚而为石，砂石阻塞，遂致上腹疼痛胀满。湿热内蕴外蒸，故见发热、黄疸；温热蕴中，携酸水上泛，故反酸烧心、食欲不振。结合患者舌红、苔黄、脉弦滑，是为胆腑郁热、浊气不降之象。综上，本病病位在胆，病性以实为主，证属胆腑郁热、浊气不降，施以胰清汤以利胆泄热、通腑降浊，加瓜蒌以理气通腑，丹参以活血止痛。次诊患者食欲仍欠佳，加焦三仙以健脾消食。三诊虽症状消失，但湿热体质仍需进一步调理，故嘱咐门诊进一步巩固治疗。

五、临证备要

（一）泄热通腑，当先调畅气机

胆石症的形成，与气滞、湿邪、胆石、瘀血等导致胆腑郁热相关，法当清热利胆、泄热通腑。张锡纯在《医学衷中参西录》中云："然非脾气之上行，则肝气不升，非胃气之下行，则胆火不降。"意即肝胆气机问题受到脾胃升降的影响，因此治疗胆石症，需要从整体调畅人体的气机，做到肝脾升、胆胃降，升降有度，气机协和，方能达到治疗目的。

（二）顾护脾胃，贯彻始终

重视脾胃，保护胃气。在治疗本病时，无论外感、内伤，均时刻顾护胃气，苦寒泄热之品易伤脾胃，病后调理宜养脾胃。脾胃为后天之本，脾胃足正气足，有利于预后。且本病虽病位在胆，但与肝失疏泄密切相关，肝失疏泄易木旺乘土，从先安未受邪之地角度出发，顾护胃气也应当贯彻治疗全程。

（三）注重虚实转换

本病的转归主要为实证向虚证转化，而成虚实夹杂之证。

实证之初多为"湿、热、瘀",久则由实转虚,郁热不解,耗伤阴津,久病及肾,致肝肾阴虚;而过服寒凉,劳力伤气,又可转化为气虚郁滞,进而转化为阳虚郁滞,形成虚实夹杂的证候。临床当据虚实而施治,实证应疏肝利胆通腑,祛邪为主,根据邪气的不同,分别合用理气、化瘀、清热、利湿、排石等法;虚证应补虚疏通,扶正祛邪,在上面的基础上合用滋阴或益气温阳等法。

第十六节　胰腺炎

胰腺炎根据发病的病理过程及病程长短的不同可分为急性胰腺炎(acute pancreatitis,AP)和慢性胰腺炎(chronic pancreatitis,CP),本书以慢性胰腺炎的中医治疗为讨论重点。慢性胰腺炎是胰腺组织的结构和(或)功能出现不可逆的持续性损害,胰腺实质被纤维组织取代的炎症过程。本病多由于酗酒、吸烟、高脂血症等多种因素诱发。慢性胰腺炎基本病理改变包括慢性炎症、腺泡萎缩、胰管变形、部分或广泛纤维化、钙化、假性囊肿形成,导致胰腺内分泌、外分泌腺体功能不可逆损伤,严重损害患者的生活质量。患者典型表现为发作性上腹部疼痛,后期可出现脂肪泻、消瘦等,多迁延难愈、症状反复。本病属于中医"腹痛""胁痛""脾心痛""胰瘅""泄泻"等疾病范畴。《难经》有云:"脾重二斤三两,扁广三寸,长五寸,有散膏半斤。"此处"散膏"即指胰,因此胰腺又属中医"脾病"的范畴。

一、病因病机

《灵枢·厥病》有载:"腹胀胸满,心尤痛甚,胃心痛也……痛如以锥针刺其心,心痛甚者,脾心痛也。"说明本病以腹部疼痛、胀满为主要表现。本病多因饮食不节或不洁、饮酒过度、嗜食肥甘,损伤脾胃,导致脾胃虚弱,运化失职,中焦升降失司;或情志不畅,肝气郁滞,肝脾不和,脾土壅滞,引起气机郁闭,气滞日久,伤及血分,气血郁滞,痰浊内生,不通则痛。病位在脾胃与肝,以"脾阳不足,清气不升"为发病之本,"痰瘀内阻,浊气不降"为发病之标。病性属本虚标实,本虚与标实相互影响,相互转化,日久不愈。

(一)脾阳不足,清气不升

《素问·痹论》言:"饮食自倍,肠胃乃伤。"长期饮食不节、酗酒过度、嗜食肥甘,易损伤脾胃。脾胃同居中焦,为"后天之本"。脾气亏虚,影响中焦气机斡旋,气机阻滞。《素问·经脉别论》云:"饮入于胃,游溢精气,上输于脾,脾气散精,上归于肺,通调水道,下输膀胱。水精四布,五经并行,合于四时五脏阴阳,揆度以为常也。"阐明脾气有布散水谷精微的作用,将精微物质上输于心肺,营养头面、五官,并通过心肺化生气血,输注全身。脾气虚馁,升清之力减弱,清窍失养,可见头目眩晕,神疲乏力;"清气在下,则生飧泄",清气下陷,加之脾虚水谷不化,清浊不分,则见大便溏泄;中焦气机不畅,则见腹胀、腹痛;脾虚日久,脾阳不振,虚寒内生,温煦无力,则见腹痛隐隐,大便溏薄,畏寒肢冷,倦怠乏力。迁延日久,可损及他脏,病深难愈。

（二）痰瘀内阻，浊气不降

本病常有标实之证，表现在痰浊、瘀血、气滞三方面。慢性胰腺炎本质为胰腺组织炎症反应，冯桂贞等认为，低度炎症的中医病机为虚实夹杂，气虚、气滞是炎症发生的重要条件，痰饮、瘀血是炎症的主要病理产物，也是引起炎症缓慢进展的因素，痰瘀互结是炎症的基本病理特征。脾阳不足，阳气推动无力，水谷运化失司，津液停聚而生痰浊，痰浊内阻；气为血之帅，气虚无力运血，加之病程缠绵，久病入络，"络主血，久病血瘀"，导致瘀血内停。气滞、痰浊、血瘀内阻，积聚中焦，浊气不降，不通则痛。

痰瘀交阻贯穿本病，为本病迁延难愈的关键因素。瘀血不除，新血难生，日久则愈虚、愈瘀。痰瘀阻滞气机，气滞又引起瘀血加重、痰湿不化。虚、瘀、痰三者共同致病，互为因果，导致本病复杂难治。

二、治则治法

（一）温中补虚，健脾升清

《素问·生气通天论》有言："阳气者，若天与日，失其所，则折寿而不彰。"说明了阳气对于人体的重要作用。阳气有温煦、推动、固摄、防御等作用，是维持人体各项功能正常运行的物质基础。《丹溪心法》中指出："凡心腹痛者，必用温散，此是郁结不行，阻气不运，故痛。"即提出运用温阳散寒法治疗心腹疼痛。《脾胃论·脾胃胜衰论》中有言："百病皆由脾胃衰而生。"脾胃为"后天之本"，脾胃亏虚则纳运失职，气血化生不足，清阳升举无力，百病由此而生，导致气滞、痰湿、血瘀等病理产物的生成，而这些病理产物又加重脾胃的虚弱，形成"正虚邪实"的恶性循环。根据慢性胰腺炎"脾阳不足，清气不升"的病机所在，治疗宜遵《素问·至真要大论》"劳者温之""损者益之"之旨，以温中补虚、健脾升清为基本治法。和中焦，以调气机；温脾胃，以升阳气。

（二）化痰祛瘀，行气降浊

痰浊、瘀血是慢性胰腺炎的主要病理产物，也是炎症持续存在的主要因素。《诸病源候论·虚劳病诸候上》云："劳伤之人，脾胃虚弱，不能克消水浆，故为痰饮也。"百病皆由痰作祟，痰浊内阻，脉络不通，可加重疾病。《医林改错》有言："元气既虚，必不能达于血管，血管无气，必停留而瘀。"即气虚无力运血，瘀血由之而生，而慢性胰腺炎病程长，久病多瘀，痰、瘀阻滞脏腑经络，中焦升降失常，使病情愈加迁延难愈。因此在温阳健脾的同时，应同时兼顾气滞、痰浊、瘀血，辅以行气、化痰、祛瘀之法，标本兼治。另外，祛痰的同时不能只着眼于"痰"，应追本溯源，解决根本问题所在。《证治准绳》云："治痰先补脾，脾复健运之常，而痰自化矣。"化痰的同时勿忘健脾祛湿以助化痰之效。如是则脾胃得养，经络得通，气血调畅，升降相宜，脏腑得以充养。

三、方药经验

（一）验方介绍

本病整体而言，当以温中补虚、健脾升清为主要治则，临床常以黄芪建中汤为基础方。黄芪建中汤源自东汉张仲景的《伤寒杂病论》，主要由小建中汤（桂枝、白芍、甘草、生姜、大枣、饴糖）加黄芪而成，主治"虚劳里急，诸不足"，即脾胃虚寒造成的虚劳性疾病。本方以黄芪、饴糖为君药，黄芪性微温、味甘，补益肺脾之气；饴糖甘温质润，温补中焦，缓急止痛。臣以辛温之桂枝温阳气，祛寒邪；酸甘之白芍养营阴，缓肝急，止腹痛。佐以生姜温胃散寒，大枣补脾益气。炙甘草为使药，益气和中，调和诸药。本方中，饴糖配桂枝，辛甘化阳，温中焦而补脾虚；芍药配甘草，酸甘化阴，缓肝急而止腹痛，是治疗脾胃虚寒证腹痛的经典处方。

（二）药味加减

若腹痛明显者，加当归芍药散，当归芍药散也是治疗腹痛的经典处方，方中当归、川芎、赤芍养血活血止痛，茯苓、白术、泽泻健脾祛湿，临床中两方常合并使用，用于脾胃虚寒证腹痛的治疗。若腹痛伴有瘀血者，亦可再加金铃子散合失笑散。若脐下疼痛者，合桂枝茯苓丸。腹胀明显者，加木香、砂仁、枳壳、厚朴，以行气消胀；腹泻明显者，加茯苓、炒白术、炒扁豆、炒薏苡仁，以健脾祛湿止泻。若食欲不佳、早饱者，此为脾虚，加枳术丸、四君子汤，以健脾胃促运化。若胃脘或肚子怕冷，手脚冷，此为阳虚明显，可加附子、肉桂。若情绪容易波动、焦虑不安者，此为肝郁，加四逆散。

四、验案举隅

王某，女，20岁，学生。2022年10月8日初诊。患者5岁时无明显诱因出现腹痛，就诊于北京某医院，诊断为急性胰腺炎，胰管先天狭窄，经内镜逆行胰胆管造影术（ERCP）植入支架及消炎治疗。后来 8~10 岁共做 6 次支架手术，其间伴随服用中药调理，后 7 年未发病。3 年前无明显诱因再次出现腹痛，于北京某医院再行 ERCP 手术，取石 2 块，放入支架 2 个。自 2019 年至 2022 年共 6 次手术，5 次植入支架。刻下症：左上腹隐痛，遇冷后明显，喜温喜按，时有针刺感，时有胃胀，无反酸烧心，胃脘怕冷，食欲不佳，进食量减少，无口干口苦，大便每日 4~5 次，不成形。神疲乏力，手脚冰凉。末次月经 10 月 2 日，有痛经及血块。舌淡红有齿痕，苔薄白，脉沉细。

西医诊断：慢性胰腺炎。中医诊断：腹痛（脾阳不足，清气不升）。

处方：黄芪 15g，桂枝 10g，炒白芍 30g，炙甘草 10g，生姜 15g，大枣 20g，当归 10g，川芎 10g，茯苓 15g，炒白术 30g，泽泻 12g，木香 6g，砂仁 6g，丹参 30g。

二诊（2022 年 10 月 15 日）：药后上腹疼痛较前明显缓解，食欲较前增加，大便减为 2~3 次，仍不成形，精神转佳。患者喜温喜按，胃脘怕冷，手脚冷，考虑阳虚明显，上方加高良姜 10g、香附 10g，继服。

三诊（2022 年 10 月 29 日）：患者上腹疼痛基本消失，食欲有所增加，病情较前好转。上方继服巩固治疗。随访至今，患者腹痛未再反复，慢性胰腺炎未再复发。

按：本例患者，因先天因素，先患急性胰腺炎，经过多次支架及消炎治疗，转为慢性胰腺炎，病情反复发作，久病伤阳，脾胃阳虚，气血生化乏源，不能濡养，不荣则痛；脾阳不足，不能温煦，故而胃脘怕冷、手脚冰凉、痛经等；脾虚，清气不升，故而大便不成形。综合舌脉，均为脾阳不足、清气不升之象。故而给予黄芪建中汤以温中补虚、缓急止痛，患者腹痛明显，合当归芍药散、丹参饮（木香代替檀香）；二诊患者腹痛较前缓解，中焦阳虚仍明显，故合良附丸。其后患者继续服用中药治疗，病情较前稳定，慢性胰腺炎未再复发。

五、临证备要

（一）温补为主，祛邪为辅

《黄帝内经》有云："正气存内，邪不可干""邪之所凑，其气必虚"。鉴于本病发生的根本原因在于本虚，秉持法随证立、治病求本的原则，立法应以固护脾胃为主。李东垣在《脾胃论·脾胃胜衰论》中指出："百病皆由脾胃衰而生。"若脾胃受损，五脏六腑失于充养，疾病由生。结合本病的基本病机，控制慢性胰腺炎应健脾温中以固本为主，行气、祛痰、化瘀以祛邪为辅。首用黄芪、党参等甘温之品补其中土，使中焦健运，气血充足，参以化痰祛瘀理气之品以和气血，畅气机，使中焦升降之枢得以恢复。此外，临证治疗应因人、因证而异，勿局限于一法一方，以中焦脾土为主线，灵活变通，随证治之。

（二）缓急止痛，重在柔肝

慢性胰腺炎以腹痛为主要症状，结合本病慢性病程，考虑疼痛多为虚实夹杂，虚、瘀并见，若治疗仅用理气活血之法，虽气滞、瘀血得祛，但疼痛常并不见缓解。应考虑其血虚、血瘀并见的特点，临证方药中可结合甘缓之品，运用药对芍药、炙甘草（即芍药甘草汤），以补血柔肝，祛瘀生新。《神农本草经》中将芍药列为上品，谓其"主邪气腹痛……止痛"，芍药苦、酸、甘，微寒，敛阴止痛，可补肝之阴血，甘草甘、平，善缓急止痛。二者相合，酸甘化阴以补肝体。《素问·平人气象论》云："肝藏筋膜之气也。"肝体用平和，可使筋脉得以弛张有度，以缓解筋膜经脉挛急而止痛。

第五章
脾胃病药论

　　"对药"是两种药物的组合，"角药"是三种药物的组合，"串药"是四种药物的组合。在经方中，随处可见对药、角药和串药的存在，如芍药甘草汤、甘草干姜汤、泽泻汤、甘麦大枣汤、十枣汤、苓桂术甘汤和四君子汤等，有专家认为，对药、角药和串药是方剂组成的最小单元，是经过临床应用被证明确实行之有效的、有一定的理论依据和一定组合法度的几种药物的固定配伍，并不是几味药物的简单凑合。对药、角药和串药因其功效之间的相互配合，临证往往能起到增效的作用，平衡药物之间的寒热温凉，同时又能降低药物的毒性等，灵活使用对药、角药和串药，犹如沙场点兵、排兵布阵，从而起到一击必中的效果。笔者传承董老经验，在临床治疗脾胃病时运用对药、角药和串药概率很高，兹将常用对药、角药和串药合计76个组合，总结如下。

第一节　论对药

1. 黄连、吴茱萸

黄连、吴茱萸相合是左金丸，出自《丹溪心法》，具有泻肝火、行湿、开痞结之功效。主治肝火犯胃、嘈杂吞酸、呕吐胁痛、筋疝痞结、霍乱转筋等证。方中重用苦寒之黄连，《本草新编》谓其："止吐利吞酸，善解口渴，治火眼甚神，能安心，止梦遗，定狂躁，除痞满。"以此为君药，一则清心火以泻肝火，即所谓"实则泻其子"，肝火得清，自不横逆犯胃；二则清胃热，胃火降则其气自降，如此标本兼顾，对肝火犯胃之呕吐、吞酸尤为适宜。吴茱萸辛苦而温，入肝、脾、胃、肾经，《神农本草经》记载："主温中，下气，止痛，咳逆，寒热，除湿，血痹，逐风邪，开腠理。"辛能入肝散肝郁，苦能降逆助黄连降逆止呕之功，温则佐制黄连之寒，使黄连无凉遏之弊，且能引领黄连入肝经，为佐药。二药辛开苦降，寒热并用，泻火而不凉遏，温通而不助热，使肝火得清，胃气得降，则诸症自愈。左金丸原方配比为 6∶1，笔者在临床上继承董老经验，根据患者寒热情况，将两者比例调整为 4∶1、2∶1 或 1∶1，即黄连 6 克、吴茱萸 1.5 克，黄连 6 克、吴茱萸 3 克，或黄连 3 克、吴茱萸 3 克，主次得当，寒热并用，辛开苦降，开郁与降逆并济，从而更好地达到疏肝以和胃的目的。

2. 黄连、炮姜

《伤寒论》中泻心汤类方中，以黄连配干姜，一寒一温，共奏辛开苦降之效。笔者仿泻心汤之意，以炮姜易干姜，辛温左升，伍黄连苦寒右降，取其寒温并调、清肠温中之用。《本草经集注》云："（黄连）主治热气……肠澼，腹痛，下痢……五脏冷热，久下泄澼脓血。"黄连一药，苦寒清热燥湿，又厚肠胃而止泻，是古方治疗湿热下利必用之品。炮姜既善温中止泻，又具温阳止血之功，与脾阳不足之本恰合，其性辛温，《本草经解》言其"禀天春升之木气……气味俱升"，与黄连苦寒沉降配伍，一寒一温，一升一降，用于溃疡性结肠炎或克罗恩病，症见腹泻、黏液脓血便、腹痛的治疗，既为标本同治而设，又暗合太极升降之理。

3. 枳壳、大腹皮

枳壳，味辛苦、性微寒，归脾、胃经，《本草衍义补遗》载枳实"泻痰，能冲墙倒壁"，功专破气消积，利膈宽中，通利大小便，善治上中焦之气滞。大腹皮味辛、性微温，归脾、胃、大肠、小肠经，《本经逢原》记载腹皮"性轻浮，散无形之滞气"，其质体轻浮，辛温行散，专行无形之滞气而理气宽中，利水消肿。如此配伍，枳壳性寒，善治上中焦之气滞，大腹皮性温，善治中下焦之气滞，一寒一温，一上一下，相互促进，达到行气消胀、利水消肿之目的。二者合用形成对药，适于腹胀大如鼓、腹水或湿热夹滞之脘腹胀满或胀痛的患者，可行气消胀，利水消肿，增强去滞除满之力。

4. 蒲公英、鸡内金

蒲公英味甘苦、性寒，归肝、胃经，《本草正义》载其"性清凉，治一切疔疮、痈疡、红肿热毒诸证"，可清热和胃，多用于治疗急慢性胃炎、胃十二指肠溃疡、肝炎、胆囊炎、功能性胃肠病等消化系统疾病。鸡内金味甘，性寒，归脾、胃、小肠、膀胱经，《滇南本草》言其"宽中健脾，消食磨胃"。《医学衷中参西录》称其为"消化瘀积之要药"，可健胃消食，化石通淋，涩精止遗，促进胃液分泌，增强胃肠动力。两药合用形成对药，有清热利湿消积之功。饮食不节，饥饱无度，食滞不消，食积易生热，热伤脾土，内镜下可见胃黏膜受损，产生胃内炎症。笔者常用此对药治疗食积郁热证，临床常见积食导致胃肠动力障碍等疾病。

5. 木香、苦参

木香、苦参是香参丸的组成药物，该方出自《奇方类编》，其云："治红、白痢极效。木香四两、苦参六两（酒炒），以甘草一斤熬膏，丸药桐子大，每服二钱。白痢姜汤下，红痢茶下。"木香味辛苦、性温，《日华子本草》载其"治心腹一切气……霍乱泄泻痢疾"。《本草求真》谓其为"三焦宣滞要剂"，擅长调中宣滞，行气止痛。苦参味苦、性寒，《本草正义》言苦参"大苦大寒，退热泄降，荡涤湿火"，有清热燥湿之功，常用于湿热痢疾。二药配伍，能清热燥湿止痢，又能行气而除后重，治疗湿热痢疾，里急后重者。笔者临床常以此药对治疗溃疡性结肠炎或克罗恩病，取得了较好的疗效。

6. 青蒿、黄芩

青蒿、黄芩的配伍最早见于《重订通俗伤寒论》的蒿芩清胆汤，本方主治少阳湿热痰浊证。方中青蒿味苦、性寒芳香，《本草新编》称其"尤能泻暑热之火""泻火热又不耗伤气血""引骨中之火，行于皮肤"，可清透少阳邪热。黄芩味苦、性寒，《神农本草经》言其"主诸热，黄疸，肠澼，泄痢"，善清胆热，并能燥湿。两药相合，既可内清少阳湿热，又能透邪外出，兼以芳香辟秽，共同清胆利湿，拨转太极枢机。与小柴胡汤证相比，本方所治病证有两个鲜明的特征，一为热邪偏重，二为兼有湿热痰浊。笔者临床中，见少阳证兼有痰湿内蕴，当胆气犯胃时，胃中痰涎随气上逆，见吐酸苦水，或者呕吐黄涎等症，使用柴芩温胆汤化裁时，常以青蒿替柴胡，以增强其清透少阳、分消走泄之力。

7. 百合、乌药

百合味甘、性寒，《本草经疏》云："百合……主邪气腹胀，所谓邪气者即邪热也，邪热在腹故腹胀，清其邪热则胀消矣；解利心家之邪热，则心痛自瘳……甘能补中，热清则气生，故补中益气。"百合养阴润肺止咳，清心安神。乌药行气止痛，温肾散寒。二药配伍用于寒凝气滞所致胸腹诸痛证。百合以滋阴降火润燥为用，配以乌药温经理气止痛。百合甘寒，乌药辛温，两药相配药性平和，刚柔并济，一阴一阳，一寒一温，一补一泄，一升一降，理气止痛，缓解胃胀胃痛，理气而不伤阴。临床因气滞、气机不畅所致的腹胀腹痛明显者常伍用之，也多用于胃阴不足、虚火内生之胃痛、胃胀、夜间烧心、消谷善饥等症。

8. 蚕沙、皂角刺

蚕沙与皂角刺的配伍，出自吴鞠通《温病条辨》的宣清导浊汤，原方由猪苓、茯苓、寒水石、晚蚕沙、皂荚子（去皮）组成。用于治疗湿温久羁，弥漫三焦，神昏窍阻，少腹硬满，大便不下。蚕沙味辛甘、性温，具有祛风除湿、和胃化浊作用，吴鞠通云："晚蚕沙化浊中清气，大凡肉体未有死而不腐者，蚕则僵而不腐，得清气之纯粹者也。故其粪不臭不变色，得蚕之纯清。虽走浊道而清气独全，既能下走少腹之浊部，又能化浊湿而使之归清，以己之正正人之不正也。用晚者，本年再生之蚕，取其生化最速也。"皂荚子味辛、性温，降浊润燥，润肠通便，祛风消肿。晚蚕沙以升清为主，皂荚子以降浊为要。二药伍用，左升右降，升降协和，清升浊降。由于临床皂荚子使用较少，笔者常以皂角刺代替，组成蚕沙与皂角刺的对药，用于湿阻大肠或大肠湿热证见便秘患者的治疗，具有很好的宣清导浊通便之功效。

第二节　论角药

1.海螵蛸、浙贝母、蒲公英

海螵蛸与浙贝母组合是乌贝散。方中乌贼骨味甘涩咸、性微温，入肝、胃经，具有收敛制酸、止痛止血功效，现代研究认为其能保护胃肠黏膜，并促进早日修复，《现代实用中药》记载其"为制酸药，对胃酸过多、胃溃疡有效"。浙贝母味苦性凉，归肺、胃经，具有清热散结、软坚化痰之功效，借其清热缓泻之功，能制海螵蛸收敛涩肠之弊。《本草正义》记载："贝母，味苦而性寒，然含有辛散之气，故能除热，能泄降，又能散结。今人乃以通治风热、温热、时气热邪，则寒能胜热，辛能散邪也。主郁气痰核等证，则辛散苦泄，开结散郁也。"海螵蛸与浙贝母两药组成对药适用于胃脘胀痛、反酸，无论胃寒、胃热证，均可随证应用，是治疗胃酸过多之佳品，笔者临床常用于胃食管反流病、慢性胃炎、功能性消化不良和胃十二指肠溃疡等病的治疗。对郁热较重患者，常常加入蒲公英，三者形成角药。蒲公英味苦甘、性寒，入肝、胃经，《本草正义》云其"性清凉，治一切疗疮、痈疡、红肿热毒诸证"，具有清热解毒、消痈散结之效。三者相合能清降肝胃之火，增强清热和胃、制酸止痛的功效。

2.枳实、瓜蒌、酒大黄

枳实味苦辛、性微寒，《名医别录》载其"除胸胁淡癖，逐停水，破结实，消胀满，心下急，痞痛"，善于破滞气、行痰湿、消积滞、除痞塞，为中焦脾胃之要药。全瓜蒌味甘、性寒，《本草思辨录》言其"导痰浊下行，故结胸胸痹，非此不治"，既能润肺化痰，上清肺胃之热，宽中行气，开胸散结，还能润肠以通便。两者参合，相互促进，相互制约，共奏破气消积、宽胸散结、润燥通便之功。《万病回春》载有瓜蒌枳实汤，即由此两味药物组成。枳实能行能走，以走为要，但易于耗气伤正；全瓜蒌能行能守，以守为主，但易于助湿碍胃恋邪。两药相合，一守一散，破气而不伤正，润肠而不滋腻，互制其短，而展其长，特别适于便秘患者，若尚嫌药力不足，可加酒大黄活血通下。大黄味苦、性寒，《本草纲目》云："大黄乃足太阴、手足阳明、手足厥阴五经血分之药。"酒制大黄可增强活血之力。三药相合形成角药，能通调气血，荡涤通下，临床常用于大便不通畅或大便干结。

3. 旋覆花、代赭石、檀香

旋覆代赭汤出自《伤寒论》"伤寒……解后心下痞硬，噫气不除者，旋覆代赭汤主之"，为治疗痰气痞代表方，在临床上广泛应用。旋覆花首载于《尔雅》，味苦辛咸、性微温，咸能软坚，苦能降泄，辛温可散寒通络。代赭石味苦、性寒，《长沙药解》言其"驱浊下冲，降摄肺胃之逆气"。历来医家认为"诸花皆升，唯旋覆独降"，实际上旋覆花"可升可降"，苦降辛散，温以宣通，消痰利气，配伍代赭石可"旋转于上，使阴中隔阻之阳，升而上达"。檀香味辛、性温，无毒，《本草撮要》言其"功专调脾肺，利胸膈，去邪恶，能引胃气上升，进饮食"。旋覆花、代赭石配以檀香，三者形成角药，旋覆花左升，代赭石、檀香右降调畅脾肺，利膈宽胸，使整体气机从右下降，即上焦得通，浊阴得下，胃气因和，清升浊降，太极一转，嗳气得除。笔者应用此角药组合，临床上能有效改善患者反酸、嗳气、呕吐等症。

4. 浙贝母、蒲公英、龙胆草

《本草纲目拾遗》云浙贝母"治疝瘕，喉痹，乳痈，金疮，风痓，一切痈疡"。《本草正义》谓蒲公英"治一切疔疮、痈疡、红肿热毒诸证"。浙贝母、蒲公英相合，共奏清热解毒、散结消肿之功。现代药理学研究表明，蒲公英可以抗胃损伤、抗幽门螺杆菌，并能提高机体免疫力。龙胆草味苦、性寒，归肝、胆经，《本草正义》言龙胆草"大苦大寒……清泄肝胆有余之火，疏通下焦湿热之结"。《本草新编》又云："龙胆草……其功专于利水，消湿，除黄疸。"龙胆草苦寒之性可加强浙贝母、蒲公英从右降清泄肝胃郁热、散结消痈之效，也能给邪出路，引导郁热以下行。笔者在临床上运用此角药凉降肺胃，用于治疗胃食管反流病或功能性消化不良导致的烧心、反酸等症，具有很好的疗效。

5. 黄连、黄柏、炮姜

黄连、黄柏伍用出自黄连解毒汤。黄连味苦、性寒，善治湿热中阻，《神农本草经》载其"主热气目痛……肠澼腹痛下利"。黄柏味苦、性寒，能泻相火、退虚热，《医学启源》言其"泻膀胱龙火一也，利小便热结二也，除下焦湿肿三也，治痢先见血四也"。连柏相合，苦寒右降、清热燥湿，长于清泻中下焦湿热，适用于中下焦热盛之湿热泻痢、湿痹痿躄等症。炮姜味苦涩、性温，主温升脾经，长于温经止血，《医学入门》言其"温脾胃，治里寒水泄，下痢肠澼，久疟，霍乱，心腹冷痛胀满"。炮姜伍连柏相反相成，使清热而不伤正，止血而无寒冷之弊，特别适用于中下焦湿热之证，症见腹泻黏液脓血等。

6. 地榆炭、槐花炭、荆芥炭

地榆味苦酸涩、性微寒，《本草纲目》言其"除下焦热，治大小便血证"。《本草正》谓其"味苦微涩，性寒而降，既清且涩，故能止吐血、衄血，清火明目"。现代研究表明，地榆炒炭后组织结构发生变化，可产生一定数量的碳素，具有吸附、收敛作用，可促进止血。槐花味苦、性微寒，《本草纲目》言其"炒香频嚼，……又疗吐血衄血，崩中漏下"。《本草正》谓之主"皮肤风热，凉大肠，杀疳虫，治痈疽疮毒，阴疮湿痒"。地榆、槐花相伍，主治血热吐衄、便血痔血。荆芥味辛、性微温，《本草纲目》言其"功长于祛风邪，散瘀血，破结气，消疮毒"。《本草汇言》云："凡一切失血之证，已止未止，欲行不行之势，以荆芥之炒黑，可以止之。"荆芥为"血之风药"，止血但不致寒凉凝滞，荆芥炭与地榆炭、槐花炭相伍更可清血散风止血，而无寒冷之弊。故笔者将此三炭组为角药相依为用，常用于治疗溃疡性结肠炎或克罗恩病患者出现鲜血便或痔疮便血等症。

7. 黄柏、苍术、川牛膝

黄柏、苍术、川牛膝出自三妙丸。三妙丸原方见《医学正传》，功可燥湿清热、消肿止痛。黄柏、苍术、川牛膝组成角药，用于湿热下注引起的湿热痹证、湿疹痒痛、脚气肿痛、湿热带下等。黄柏味苦、性寒，《神农本草经》言"主五脏，肠胃中结热，黄疸，肠痔，止泄痢，女子漏下赤白，阴阳蚀疮"，是三妙丸的主药。苍术味辛苦、性温，《本草正》谓其"性温散，故能发汗宽中，调胃进食，去心腹胀疼、霍乱呕吐……其性燥湿，故治冷痢冷泄、滑泻、肠风、寒湿诸疮"。《药品化义》云："统治三部之湿，若湿在上焦，易生湿痰，以此燥湿行痰；湿在中焦，滞气作泻，以此宽中健脾；湿在下部，足膝痿软，以此同黄柏治痿，能令足膝有力。取其辛散气雄，用之散邪发汗，极其畅快。"川牛膝味苦酸、性平，《神农本草经》谓其"主寒湿痿痹，四肢拘挛，膝痛不可屈伸"，《滇南本草》云其"强筋舒骨，止腰疼膝疼酸麻，治瘀血堕胎"。纵观诸药，黄柏苦寒燥湿清下焦湿热，苍术苦温统治一身之湿，川牛膝酸温强腰膝、引诸药下行，三味相合清热燥湿，共奏消肿止痛之效，临床常用于外阴湿疹或肛门湿疹。

8. 青黛、苦参、三七

青黛味咸、性寒，清热凉血，解毒消斑，《本草经疏》载其"解毒除热，固其所长"，《本经逢原》谓之"泻肝胆，散郁火，治温毒发斑及产后热痢下重"，又《本草求真》云其"取苦寒之性，以散风郁燥结之义"。苦参味苦、性寒，燥湿利尿，《神农本草经》载其"主心腹结气，癥瘕积聚，黄疸，溺有余沥，逐水，除痈肿，补中，明目止泪"，《神农本草经百种录》言之"专治心经之火"。青黛、苦参苦寒燥湿解毒，大泻心肝火盛，用于湿热蕴结肝胆肠胃之湿热便血、肠风下血、痔漏便血等症。三七味甘微苦、性温，《本草纲目》载其"止血散血定痛……下血血痢……此药气温，味甘微苦，乃阳明、厥阴血分之药，故能治一切血病"，《医学衷中参西录》谓其"味苦微甘、性平。善化瘀血，又善止血妄行，为吐衄要药……能化腐生新"。针对脾胃病中湿热火盛、迫血妄行等症，使用凉血之药在所难免，但如何防止寒凉冰遏，值得思考，笔者将三七加入青黛、苦参中构成角药，以期凉中有温、止血不留瘀之效。常用于治疗溃疡性结肠炎或克罗恩病患者出现腹泻黏液脓血便等症，效果明显。

9. 三七、白及、地榆炭

三七味甘微苦、性温，功专化瘀止血、活血定痛，入血分，具有"止血不留瘀之效"。现代研究发现三七的主要成分为三七皂苷，能有效缩短凝血时间和凝血酶原时间，有很强的止血作用，具有止血和活血化瘀双重调节作用。白及味苦甘涩、性寒，《神农本草经》谓之"主痈肿、恶疮、败疽，伤阴，死肌，胃中邪气，贼风鬼击，痱缓不收"，《本草汇言》言其"质极黏腻，性极收涩……因热壅血瘀而成疾者，以此研末日服，能坚敛肺藏，封填破损，痈肿可消，溃败可托，死肌可去，脓血可洁，有托旧生新之妙用也"。现代药理研究证实，白及中含有白及胶，其性极黏，具有收敛止血及生肌作用，并能促进红细胞和血小板聚集，明显缩短凝血时间和凝血酶原时间，促进止血。三七、白及相合，止血活血不留瘀，共同发挥止血活血、消肿生肌之效。此组角药更配以地榆炭导诸药从右阴降直入大肠，三药合奏凉血泄热、收敛止血之功，常用于治疗炎症性肠病患者出现腹泻黏液脓血便等症，效果明显。

10. 败酱草、炒薏苡仁、肉桂

败酱草、炒薏苡仁的组合出自《金匮要略》薏苡附子败酱散，考虑附子有毒，笔者以肉桂易附子，以期温阳导滞、泄结排脓。败酱草味辛苦、性微寒，始载《神农本草经》，其云："主暴热火疮，赤气，疥瘙疽痔，马鞍热气。"《名医别录》言其"除痈肿，浮肿，结热，风痹，不足，产后疾痛"，《本草正义》谓"此草能清热泄结，利水消肿，破瘀排脓"。薏苡仁味甘淡、性凉，《神农本草经》载其"主筋急拘挛，不可屈伸，风湿痹，下气"，《名医别录》言其"除筋骨邪气不仁，利肠胃，消水肿，令人能食"，《本草纲目》谓之"健脾益胃，补肺清热，去风胜湿"。肉桂味辛甘、性热，《珍珠囊》谓其"补下焦不足，治沉寒痼冷之病"，《汤液本草》言之"补命门不足，益火消阴"，《本草求真》云："凡病患寒逆，既宜温中，及因气血不和，欲其鼓舞……加以肉桂。"败酱草辛散苦泄，解毒排脓，活血消痈，为治肠痈要药，薏苡仁炒后寒性减轻，薏苡仁、败酱草化湿降气，以肉桂辛温补火助阳反佐败酱草，温通肠络以助败酱草、薏苡仁去其陈腐而不伤正。三药合奏清肠排脓、祛湿助阳之功，为治疗肠痈日久、痢下赤白之良药，尤其适用于肠镜检查提示回盲肠升结肠处可见溃疡糜烂者。

11. 杏仁、白蔻仁、薏苡仁

杏仁、白蔻仁、薏苡仁的组合见于《温病条辨》三仁汤方证，体现了宣上、畅中、渗下，三焦分消的配伍特点，可调和人体太极阴阳之升降。杏仁味苦、性微温，有小毒，《神农本草经》谓其"主咳逆上气，雷鸣，喉痹下气，产乳，金疮"，《本草便读》言杏仁"功专降气，气降则痰消嗽止，能润大肠"，是临床上宣肺止咳、润肠通便常用的药物。白蔻仁味辛、性温，《本草经疏》言其"主积冷气及伤冷吐逆，因寒反胃也，暖能消物，故又主消谷，温能通行，故主下气"。薏苡仁味甘淡、性凉，《名医别录》言其"除筋骨邪气不仁，利肠胃，消水肿，令人能食"。薏苡仁性味平和，药食两用，可利湿健脾、舒筋除痹，也有扶正之功。杏仁宣通上焦肺气，白蔻仁开中焦之湿滞，薏苡仁利下焦之湿热，三仁相合可畅太极升降之机、利湿浊，通利三焦从二阴以解，故常以之治疗湿热蕴伏，中焦气机阻滞，胃失和降之恶心呕吐、腹满身重、大便黏腻等症。

12. 泽兰、益母草、车前子

泽兰味苦辛、性微温，《神农本草经》言其"主乳妇内衄，中风余疾，大腹水肿，身面四肢浮肿"，《本草纲目》称泽兰"走血分，故能治水肿，除痈毒，破瘀血，消癥瘕"，《本经逢原》谓其"专治产后血败，流于腰股，拘挛疼痛"。益母草味苦辛、性微寒，《神农本草经》载其"茎主瘾疹痒"，《本草纲目》谓之"活血、破血、调经、解毒"。泽兰与益母草均为活血通经常用之药，兼具利水消肿之用。而泽兰清香辛散，活血疏肝，其性微温，祛瘀散结而不伤正气；益母草性微寒，专入血分，《本草求真》言其"行瘀血而不伤新血，养新血而不留瘀血"。但二者均善治因瘀而致的水肿，即《金匮要略》所云之"血不利则为水"。车前子味甘、性微寒，滑利能清利湿热，利水通淋。《神农本草经》云其"主气癃，止痛，利水道小便，除湿痹"，《医学启源》谓之"主小便不通，导小肠中热"。泽兰、益母草一温一寒，活血利水，伍车前子清热利尿，使血利、水行、经调、溺利而无水肿瘀阻之患，临床常用于治疗肝硬化腹水、下肢浮肿的患者。

13. 茵陈、栀子、虎杖

《金匮要略》曰："谷气不消，胃中苦浊，浊气下流，小便不通，阴被其寒，热流膀胱，身体尽黄，名曰谷疸。"茵陈蒿汤是治疗谷疸的常用之方，方中茵陈苦辛，归脾、胃、肝、胆经，清泄湿热退黄，栀子苦寒，归心、肺、三焦经，清降三焦火邪，助茵陈引湿热从小便而去，大黄泻热导瘀热从大便而下。笔者推陈致新，以虎杖易大黄，取其通利二便之功，组成本角药。虎杖味微苦、性微寒，归肝、胆、肺经，《日华子本草》载其"治产后恶血不下，心腹胀满，排脓"，《本草拾遗》言其"主风在骨节间及血瘀"，《药性论》称其"治大热烦躁，止渴，利小便，压一切热毒"。虎杖清热解毒，利湿通便退黄，有"小大黄"之称，与茵陈、栀子相伍能从二便祛湿热之邪，临床针对湿热黄疸，一身面目俱黄，恶心呕吐，腹微满，伴小便短赤，大便不爽或秘结者效果更佳。

14. 青蒿、地骨皮、川牛膝

青蒿、地骨皮组合源自清骨散。《本草新编》言："青蒿……专解骨蒸劳热，尤能泻暑热之火……泻火热又不耗伤气血。"青蒿气味芳香，性寒而不伤胃，既能达表透散肌间郁热，又可入里升发舒脾，泄热杀虫。地骨皮，《本草正》言其"其性辛寒，善入血分，凡不因风寒而热在精髓阴分者最宜。此物凉而不峻，可理虚劳"。二药合用可相互促进，清虚热、退伏邪。川牛膝味甘微酸、性微温，《医学衷中参西录》记载牛膝"善引气血下注，是以用药欲其下行者"，《医学传心录》谓牛膝"性善下行"，《药性论》云其"治阴痿，补肾填精，逐恶血流结，助十二经脉"。牛膝是引药下行的引经药，可治疗"病在下"的疾患。青蒿、地骨皮伍川牛膝仿青蒿鳖甲汤，青蒿辛温芳透，地骨皮辛寒凉血，川牛膝引青蒿、地骨皮下行深入热邪之所，共同清退下焦伏邪虚热。笔者临证常用此角药治疗妇女更年期烘热汗出或手足心热、烦躁等症。

15. 牡丹皮、栀子、黄芩

本角药取法犀角地黄汤之牡丹皮与黄连解毒汤之栀子、黄芩，以两清气血，凉血活血。牡丹皮味苦辛、性微寒，始载《神农本草经》，其云："主寒热，中风瘛疭、痉、惊痫邪气，除癥坚瘀血留舍肠胃，安五脏，疗痈疮。"《本草疏证》谓之"气寒，所通者血脉中热结"。牡丹皮清血分热邪，活血不留瘀。栀子味苦、性寒，《神农本草经》言其"主五内邪气，胃中热气"，《本草衍义》谓"栀子虽寒无毒，治胃中热气。又治心经留热，小便赤涩"。黄芩味苦、性寒，《神农本草经》载其"主诸热黄疸，肠澼泄痢，逐水，下血闭，恶疮疽蚀火疡"，《本草汇言》云："上焦之火，山栀可降，然舍黄芩不能上清头目。"栀子、黄芩两药合用可降火邪，清上焦实火，泻气分热邪，配入牡丹皮，可气血双清，适用于上焦火盛之吐血、衄血、咯血等上部出血之症，或者临床见患者精神抑郁、心烦意乱、失眠多梦、口干口苦等。

16. 桃仁、牡丹皮、赤芍

"初病气结在经，久则血伤入络"，这是叶天士在《临证指南医案》中关于病情发展由经入络的观点。在实际临证中，脾胃疾患日久，多会出现气滞血瘀络阻之证，笔者仿叶桂辛润通络法，取《金匮要略》桂枝茯苓丸之桃仁、牡丹皮、赤芍组成本角药以辛润活血通络。桃仁味苦甘、性平，《神农本草经》言其"主瘀血，血闭癥瘕"，《药品化义》载其"濡润凉血和血，有开结通滞之力"。牡丹皮味苦辛、性微寒，《神农本草经》载其"主寒热，中风瘛疭、痉、惊痫邪气，除癥坚瘀血留舍肠胃"，《本草疏证》谓之"气寒，所通者血脉中热结"。赤芍味苦、性微寒，《神农本草经》云其"主邪气腹痛，除血痹，破坚积"。桃仁以其质润体滑有祛除陈旧瘀血之功，配以牡丹皮辛润通络，赤芍功专"除血痹"，三药组成角药，可清热凉血，化瘀通络，临床上用于肝纤维化、肝硬化见瘀热之证颇有成效。

17. 旋覆花、郁金、威灵仙

旋覆花味苦辛咸、性微温，《神农本草经》言其"主结气，胁下满，惊悸，除水，去五脏间寒热，补中，下气"，《本草纲目》谓："所治诸病，功在行水、下气、通血脉尔。"郁金味辛苦、性寒，《本草纲目》称其"治血气心腹痛，产后败血冲心欲死，失心癫狂，蛊毒"，《本草正》谓之"止吐血、衄血"，《本草备要》言其"宣，行气解郁；泻，泄血破瘀。……凉心热，散肝郁"。旋覆花伍郁金仿《金匮要略》旋覆花汤，两药辛开苦降，寒温并用以散痰结、通阳气、活血脉，可治疗肝着胸闷不舒、痛胀等症。威灵仙味微辛咸、性温,《本草备要》谓其"性极快利,积疴不痊者,服之有捷效",《证类本草》言:"腰肾脚膝积聚,肠内诸冷病,积年不瘥者,服之无不立效。"现代药理学研究表明,威灵仙具有抗菌、抗肿瘤、免疫抑制、抗氧化、镇痛、利胆的作用。威灵仙配伍旋覆花、郁金组成角药,可通阳祛痰,理气降逆,临床常用于胸部憋闷、嗳气呃逆等。

18. 苏梗、香附、陈皮

苏梗、香附、陈皮取法《太平惠民和剂局方》之香苏散,重在调畅气机,宣通郁滞。《重订广温热论》载:"惟用轻清灵通之剂,渐渐拨醒其气机,宣通其络瘀,庶邪气去而正气不与之俱去。"苏梗味辛甘、性微温,《本草纲目》言其"味辛,入气分,其色紫,入血分",《本草乘雅半偈》云:"主气下者,可使之宣发,气上者,可使之宣摄。"笔者选用苏梗而不用苏叶,取梗走中而不走表,取其宣发之性以疏化中焦,而不使其宣透于外。香附味辛微苦微甘、性平,《本草纲目》称其"气平而不寒,香而能窜,其味多辛能散,微苦能降,微甘能和……乃气病之总司"。陈皮味苦辛、性温,《神农本草经》言其"主胸中瘕热,逆气,利水谷,久服去臭,下气通神",《药性论》称之"治胸膈间气,开胃,主气痢,消痰涎,治上气咳嗽"。此角药以苏梗宣透中焦、利阻滞为主药,伍陈皮苦温以燥湿下气,佐香附以主司诸气,合用不寒不热之品以使气机条畅,有利于复太极升降之常,顺气理脾、通降和胃、消胀止痛,用于胃气壅滞兼有肝郁者效佳,临床常用于胃食管反流病、功能性消化不良或慢性胃炎等疾病,表现为嗳气呃逆、胃脘胀满或胀痛等症。

19. 百合、乌药、小茴香

百合、乌药配伍源自陈修园《时方歌括》之百合汤，其云："久痛原来郁气凝，若投辛热痛频增，重需百合轻清品，乌药同煎亦准绳。"该方由百合、乌药组成，用于治疗情志失常、肝气拂逆之气痛、热痛。《神农本草经》云："百合，味甘平。主邪气腹胀，心痛，利大小便，补中益气。"《药品化义》谓乌药"气雄性温，故快气宣通，疏散凝滞……外解表而理肌，内宽中而顺气"。方中百合与乌药合用，配伍上一温一寒，寒温相济，乌药之辛温可温升肝阳，化解百合滋腻之弊，百合入肺阴，可凉降肺阴，可去乌药燥烈之性，防其伤阴。小茴香味辛、性温，始载于《新修本草》，《开宝本草》言其"主膀胱、肾间冷气及盲肠气，调中止痛，呕吐"，《本草汇言》言其"温中散寒，立行诸气，乃小腹少腹至阴之分之要品也"。若见胃阴不足兼有小腹胀满，肝经寒凝，虚火内生，三者可组成角药，辛开苦降，温肝阳，降肺阴，寒温相济，治疗胃阴不足之慢性萎缩性胃炎，颇有良效。

20. 乌药、小茴香、桂枝

乌药、小茴香出自《医学发明》天台乌药散，原书云其主治"男子七疝，痛不可忍，妇人瘕聚带下"。乌药味辛、性温，《本草衍义》言："乌药和来气少，走泄多，但不甚刚猛。"《本草求真》载其"逆邪横胸，无所不达，故用以为胸腹逆邪要药耳"。天台乌药散原方集众多辛温香燥、散寒行气之品于一方，重在散寒破滞，使气滞得消，寒凝得散，笔者运用太极升降论，采原方乌药、小茴香之辛温左升肝阳，伍桂枝辛甘升阳组成本组角药，桂枝通经脉入肝经，疏经气，可助乌药、茴香行气散寒，开郁气，增强升发肝阳之功，治中恶腹痛、胸膈胀痛、中风四肢不遂等症。诚如《成方便读》所言"宣气中之滞、暖下祛寒、导下而不欲其直下"之义，因其散寒行滞之功，临床常用于小腹或少腹胀满之症。

21. 皂角刺、晚蚕沙、广藿香

皂角刺、晚蚕沙出自《温病条辨》宣清导浊汤。皂角刺味辛、性温，有小毒，攻专润燥通便，散结消肿，《本草从新》载其"锋锐直达病所，溃散痈疽"。晚蚕沙味辛甘、性微温，《本草求真》谓其"入肝脾，兼入胃"，祛风除湿，又能活血。晚蚕沙得蚕纯清之气，味辛能左升直通上窍，升清化浊，又有除湿之功。吴鞠通云："晚蚕沙化浊中清气……皂荚辛咸性燥……能通上下关窍……俾郁结之湿邪，由大便而一齐解散矣。"皂角刺、晚蚕沙二药参合，一升一降，清升浊降，散湿结、祛痰浊、降浊气。广藿香始载于《名医别录》，味辛、性微温，辛散而不剧烈，微温而不燥热，《本草正义》言其"清芬微温，善理中州湿浊痰涎，为醒脾快胃、振动清阳妙品"，为治疗中焦气运不利、湿浊停滞之常用药。笔者发挥三药特长，组成角药，广藿香芳香温化，更助皂角刺、蚕沙化痰湿，降浊气；皂角刺、蚕沙使浊去清升，更利藿香醒脾升阳，十分适用于胃胀、腹痛、头昏、头晕伴大便黏滞不畅、排便不爽属湿浊之邪阻滞大肠，升降失调者，为祛除大肠湿浊之邪第一角药。

22. 杜仲、川断、牛膝

杜仲味甘、性温，《神农本草经》载其"主腰脊痛，补中益精气，坚筋骨，强志，除阴下痒湿，小便余沥"，《药性论》言其"主肾冷、腰痛"。《本草汇言》谓："凡下焦之虚，非杜仲不补；下焦之湿，非杜仲不利；足胫之酸，非杜仲不去；腰膝之痛，非杜仲不除。"川断，是续断的道地药材名称，味苦辛、性微温，《神农本草经》载其"主伤寒，补不足，金疮痈伤，折跌，续筋骨，妇人乳难"，《滇南本草》言其"补肝，强筋骨。走经络，止经中酸痛"，《日华子本草》谓其"助气调血脉，补五劳七伤"。牛膝味苦酸、性平，《神农本草经》言其"主寒湿痿痹，四肢拘挛，膝痛不可屈伸，逐血气，伤热火烂"，《滇南本草》谓其"强筋舒骨，止腰疼膝疼酸麻，治瘀血堕胎"。杜仲强腰膝，川断续筋骨，牛膝引药下达腰膝，活血通经。三味组成角药可加强温补肝肾、强腰膝之力，善治下部肝肾亏虚之腰膝关节酸痛，适用于腰膝酸软、关节不利之痿证。

23. 淫羊藿、仙茅、巴戟天

饮食不节、劳倦内伤日久，脾阳受损，后天不能滋养先天，病及于肾，故久患脾胃之病者应注意固护脾肾之虚，需脾肾同调，调肾温脾以固本虚，复运太极化生之源。淫羊藿味辛甘、性温，归肝、肾经，《本草备要》载其"补命门，益精气，坚筋骨"，《本草求真》云其"气味甘温，能补火助阳，兼有辛香，则冷可除耳，而风可散耳"。仙茅味辛、性热，归肾、肝、脾经，《本草正义》载仙茅"乃补阳温肾之专药"。巴戟天味甘辛、性微温，归肝、肾经，《本草求真》云其"专入肾……为补剂……强阴益精"。三药组成角药，补肾壮阳之功倍增，温肾之源，助肝阳左升，以达归于脾，运转太极升降之枢。临床上用治患者脾胃病腰膝酸软、怕冷等肾阳虚的症状，治本以固阳。

24. 柴胡、黄芩、法半夏

柴胡、黄芩、法半夏是经典的小柴胡汤基础药对，唐容川在《血证论》中云："小柴胡能通水津，散邪火，升清降浊。"《神农本草经》言："柴胡……主心腹，去肠胃结气，饮食积聚，寒热邪气，推陈致新。"黄芩味苦、性寒，《本草汇言》云："清肌退热，柴胡最佳，然无黄芩不能凉肌达表。"柴胡升清阳，黄芩降浊阴，两者合用能理阴阳升降之枢机。半夏、黄芩伍用出自《伤寒论》半夏泻心汤，《本草纲目》言"半夏能主痰饮及腹胀者，为其体滑而味辛性温也"。法半夏燥湿，湿去则脾能健运，柴胡解经，黄芩清腑，三药合用形成角药，能经腑同治，协调太极枢机，使清者自升，浊者自降，适用于脾胃虚弱日久，痰湿气滞导致的气机升降不利之口苦、恶心呕吐和腹胀等症。

25. 黄芪、桂枝、白芍

此角药出自《金匮要略》黄芪桂枝五物汤，主以左升温阳健脾为效。黄芪味甘、性微温，《本经逢原》言："性虽温补，而能通调血脉，流行经络，可无碍于壅滞也。"《本草备要》谓其"温分肉，实腠理，泻阴火，解肌热"。黄芪乃益卫固表、升阳利水之要药。桂枝味辛甘、性温，《长沙药解》云："走经络而达荣郁……舒筋脉之急挛，利关节之壅阻。"白芍味苦酸、性平，《神农本草经》云其"主邪气腹痛，除血痹，破坚积，寒热，疝瘕，止痛，利小便，益气"。桂枝辛甘化阳，从左升阳通行经络，白芍酸甘化阴，从右降阴补肝血敛肝阴，而有补血柔肝、缓急止痛之效，两药一阴一阳，通调血脉、缓急止痛，妙在黄芪实卫表，引桂、芍达表祛壅滞破血痹，共奏益气温经、养血除痹之效，临床常用于治疗脾胃病脾胃虚寒证之腹痛、腹胀、呕吐和痹证等。

26. 当归、生姜、桂枝

当归味甘辛、性温，《景岳全书》载："专能补血，其气轻而辛，故又能行血，补中有动，行中有补，诚血中气药，亦血中之圣药也。"当归气轻而辛，既能甘温补血养血，又能辛散活血，调经止痛，为补血活血、调经止痛之良药。生姜味辛、性微温，《本草备要》言生姜"行阳分而祛寒发表，宣肺气而解郁调中。"《药品化义》谓："生姜辛窜，单用善豁痰利窍，止寒呕，去秽气，通神明。"桂枝味辛甘、性温，《本经疏证》谓其用之之道有六："曰和营，曰通阳，曰利水，曰下气，曰行瘀，曰补中。"当归配桂枝辛甘左升肝阳，温润养血活血，生姜伍桂枝辛甘通阳行血脉。三味组成角药可以温通肝阳，助肝气生发，散寒止痛，适用于血虚寒滞之腹痛、腹胀或胃痛等。

27. 木香、砂仁、炒扁豆

湿盛困脾，宜仿参苓白术散，取木香、砂仁开胃气、行脾滞，炒扁豆健脾化湿。木香味辛苦、性温，《日华子本草》言其"治心腹一切气，膀胱冷痛，呕逆反胃，霍乱泄泻痢疾，健脾消食，安胎"。《本草纲目》谓："木香乃三焦气分之药，能升降诸气。"《本草衍义》云："木香专泄决胸腹间滞塞冷气。"砂仁味辛、性温，《药性本草》言其"主冷气腹痛，主休息气痢劳损。消化水谷，温暖脾胃"，《药品化义》谓之"主散结导滞，行气下气良品，一取其香气能和五脏，随所引药通行诸经"，《开宝本草》载其"治虚劳冷泻，宿食不消，赤白泻痢，腹中虚痛，下气"。炒扁豆味甘、性微温，《本草纲目》言其"性温平，得乎中和，脾之谷也"，《药品化义》谓之"主治霍乱呕吐，肠鸣泄泻，炎天暑气、酒毒伤胃，为和中益气佳品"。笔者取此三味相伍，可入太阴气分，运转太极中枢，通利三焦，散滞化气，运脾开胃以化清降浊，消暑除湿。临证用于暑湿吐泻、脾虚泄泻、湿浊带下等症。

28. 炒白术、茯苓、通草

炒白术、茯苓源自四君子汤。白术味苦甘、性温，《本草通玄》言其"土旺则能胜湿，故患痰饮者、肿满者、湿痹者，皆赖之也"。白术炒后补气健脾之功增。茯苓味甘淡、性平，

《神农本草经》载其"主胸胁逆气，忧恚惊邪恐悸"，《本草纲目》称其"开水道，开腠理"。通草味甘淡、性微寒，《本草纲目》云："通草色白而气寒，味淡而体轻……引热下降而利小便。"《本草正义》言："清热利水……但其无苦，则降泄之力缓而无峻厉之弊，虽则通利，不甚伤阴。"通草清热利尿可"利小便以实大便"，临床针对腹泻型肠易激综合征、功能性腹泻等属于脾湿泄泻证患者，笔者取炒白术、茯苓斡旋中焦，健脾祛湿，配通草清热利尿，使湿邪无脾湿之源，而有小水之去路，三药合奏健脾燥湿、清热利尿止泻之功。

29. 枳实、白术、威灵仙

《金匮要略》有"大气一转，其气乃散……名曰气分"，又云："心下坚，大如盘，边如旋盘，水饮所作，枳术汤主之。"此角药旨在拨动气机，升阳降浊。枳实味苦辛、性微寒，《名医别录》载其"除胸胁淡癖，逐停水，破结实，消胀满，心下急，痞痛，逆气"，《本草衍义补遗》称"枳实泻痰，能冲墙倒壁"，《本草纲目》云："大抵其功皆能利气……气通则痛刺止，气利则后重除。"白术味甘苦、性温，补气健脾，燥湿利水，《本草通玄》谓"补脾胃之药，更无出其右者"。威灵仙味微辛咸、性温，《本草备要》言其"性极快利，积疴不痊者，服之有捷效"，《证类本草》云："腰肾脚膝积聚，肠内诸冷病，积年不瘥者，服之无不立效。""浊气在上，则生腹胀"，标实之际，当先开胃，俟胃气得降，清阳自可升发，本组角药谨遵董老辛甘通阳之法，使用枳实、白术升清降浊，开脾胃阴阳之结，伍威灵仙辛温通阳，消除积滞，全方能拨动中焦痞滞之气机，使清者自升，浊者自降。临床常用于功能性消化不良或慢性胃炎等疾病，辨证为脾虚气滞之证。

30. 川楝子、延胡索、徐长卿

川楝子、延胡索源自金铃子散，《本经逢原》云："金铃子散，治心包火郁作痛，即妇人产后血结心疼。"金铃子散降火逆、散结血止痛之功"胜失笑散而无腥秽伤中之患"。川楝子味苦、性寒，《本草纲目》载其为"心腹痛及疝气要药"，《用药法象》云其"止上下部腹痛"。延胡索味辛苦、性温，《雷公炮炙论》言："心痛欲死，速觅延胡。"《本草纲目》谓其"能行血中气滞，气中血滞，故专治一身上下诸痛"，《本草求真》曰："其性温，则于气血能行能畅，味辛则于气血能润能散，所以理一身上下诸痛，往往独行功多。"《本草汇言》记载了延胡索不同炮制方法的药效特点："用之行血，酒制则行；用之止血，醋制则止；用之破血，非生用不可；用之调血，非炒不神。"徐长卿味辛、性温，《本草纲目》中记载徐长卿有"活血祛风、解痛消肿"的作用。金铃子散可降火逆，行气止痛，与活血止痛见长之徐长卿相伍可增强原方行气活血止痛之效。笔者体会，此角药的治疗范围很广，不论肝、胆、脾、胃、心、腹诸疾，证见气滞血瘀之疼痛者，均可相依配伍。

31. 炙甘草、大枣、浮小麦

炙甘草、大枣、淮小麦出自《伤寒杂病论》甘麦大枣汤，为治疗脏躁的名方。"胃不和则卧不安"，由于脾胃系统疾病的复杂性，患者长期饱受其痛苦，易出现失眠、焦虑抑郁症等，这在女性患者身上易表现为喜悲伤欲哭、心中恐惧感等。《素问·脏气法时论》云："肝苦急，急食甘以缓之。"淮小麦味甘、性凉，《本草汇言》云："此药系小麦之皮，枯浮无肉，体轻性燥，善除一切风湿在脾胃中。"可除肝阴之热。炙甘草味甘、性温，禀草中冲和之性，调和诸药，益气复脉，《药性论》中记载甘草可"补益五脏"，配伍淮小麦，则具有甘温补中之功，以助太极生化之源。大枣味甘，性温，《神农本草经》载其"主心腹邪气，安中养脾，助十二经，平胃气，通九窍，补少气、少津液、身中不足，大惊，四肢重，和百药"。淮小麦可以用浮小麦代替，三药联用可缓肝急、健脾气，适用于功能性胃肠病患者伴焦虑抑郁状态，症见喜悲伤欲哭，心中恐惧感，可取得很好的疗效。

32. 刺五加、贯叶金丝桃、预知子

笔者在临证中发现，患有消化系统疾病的患者因长期慢性疾痛折磨，往往会表现出焦虑抑郁状态，对疾病恐惧，患得患失。因此笔者特组成此角药，以期安神解郁定惊。刺五加味辛微苦、性温，《本草纲目》载其"补中益气，补肾安神，轻身耐老"，《名医别录》言其"补中益精，坚筋骨，强志意"。现代研究发现刺五加具有神经元保护作用，可有效改善失眠多梦、神经衰弱等症状。贯叶金丝桃又名贯叶连翘，国外称之为圣约翰草，《唐本草》云："此物有两种，大翘，小翘……其小翘生冈原之上，叶花实皆似大翘而细，山南人并用之，今长安惟用大翘子。"《本草图经》亦提及"连翘……有大翘、小翘两种"。现代研究发现贯叶金丝桃具有较好的抗抑郁、抗焦虑作用。预知子味苦、性寒，具有疏肝理气、活血止痛、散结的功效，《开宝本草》称其能"杀虫疗蛊，治诸毒"。刺五加、贯叶金丝桃二者可解郁安神，预知子活血理气之功著，三药配伍可起到疏肝解郁、理气活血、安神定魄之功，临床常用于焦虑抑郁状态或焦虑抑郁症患者，表现为心烦易怒、坐立不安、心情抑郁、睡眠障碍等。

33. 丹参、酸枣仁、夜交藤

丹参始载于《神农本草经》，具有祛瘀、生新、活血的作用，是妇科常用药，自古有"一味丹参饮，功同四物汤"的

美誉。除祛瘀活血作用外，《滇南本草》记载其可"补心定志，安神宁心。治健忘怔忡，惊悸不寐"。酸枣仁味甘、性平，入心、脾、肝、胆经，《名医别录》载其"主治烦心不得眠，脐上下痛，血转，久泄，虚汗，烦渴，补中，益肝气，坚筋骨，助阴气，令人肥健"，是失眠的常用药。《本草汇言》云："酸枣仁，均补五脏，如心气不足，惊悸怔忡，神明失守，或腠理不密，自汗盗汗；肺气不足，气短神怯，干咳无痰；肝气不足，筋骨拳挛，爪甲枯折；肾气不足，遗精梦泄，小便淋沥；脾气不足，寒热结聚，肌肉羸瘦；胆气不足，振悸恐畏，虚烦不寐等症，是皆五脏偏失之病，得酸枣仁之酸甘而温，安平血气，敛而能运者也。"临床上，对失眠患者，在方中加入丹参、酸枣仁对药，能够起到较好的养血活血、安神助眠作用。如失眠较重，可加入夜交藤。夜交藤味甘、性平，归心、肝经，养心安神。据《本草纲目》记载，"夜则苗蔓相交"，故取其阴阳交合之意，临床用于失眠疗效较好。夜交藤与丹参、酸枣仁三者配伍组成角药，可增强其养血安神之功。

34. 生龙骨、生牡蛎、琥珀

生龙骨味甘、性平，始载于《神农本草经》，其云："主心腹，鬼注，精物老魅，咳逆，泄痢脓血，女子漏下，癥瘕坚结，小儿热气惊痫。"《本草纲目》载其"益肾镇惊，止阴疟，收湿气脱肛，生肌敛疮"。牡蛎味咸涩、性寒，《海药本草》言其"止盗汗，去烦热，治伤阴热疾，能补养安神，治孩子惊痫"，入肝、肾经，具有敛阴潜阳、止汗涩精之效。龙骨、牡蛎常相须为用，是临床中重镇安神的常用药物组合。琥珀始载于《名医别录》，其载琥珀能"主安五脏，定魂魄，杀精魅邪鬼，消瘀血，通五淋"。《本草衍义补遗》云："琥珀属阳金，古方用为利小便，以燥脾土有功，脾能运化，肺气下降，故小便可通，若血少不利者，反致其燥急之苦。"现代药理学研究表明，琥珀有抑制中枢神经的作用，能抗惊厥、镇静、降低体温、镇痛等。此角药源自《伤寒论》中柴胡加龙骨牡蛎汤中生龙骨、生牡蛎、铅丹之组合，因铅丹有毒易为琥珀代替，琥珀伍龙、牡，能加强龙骨、牡蛎镇惊安神之效，肺主魄，此组角药能收敛心神魂魄，临床治疗失眠、多梦、心烦易恐等症，效果良好。

35. 丹参、夜交藤、炒枣仁

丹参味苦、性微寒，《神农本草经》载其"主心腹邪气，肠鸣幽幽如走水，寒热积聚；破癥除瘕，止烦满，益气"，《本草择要纲目》云其"苦寒无毒，平而降，阴中之阳也，入手少阴厥阴之经，心与胞络血分之药也"。夜交藤始载于《何首乌录》，味甘微苦、性平，《本草纲目》谓其"主风疮疥癣作痒，煎汤洗浴，甚效"，《本草从新》言其"补中气，行经络，通血脉，治劳伤"，《本草正义》云其"治夜少安寐，盖取其入交缠之义，能引阳入阴耳"。酸枣仁始载于《神农本草经》，其云："味酸、平，主心腹寒热，邪结气聚，四肢酸痛湿痹，久服安五脏，轻身延年。"《本草纲目》云："其仁甘而润，故熟用疗胆虚不得眠。"丹参苦寒清血中郁热，炒枣仁酸甘敛运血气，夜交藤甘苦引阳入阴，三药收敛阳气，养心安神，共奏交通阴阳之功。该角药适用于治疗心肝俱虚、虚烦不眠之失眠。

36. 桂枝、炙甘草、生牡蛎

桂枝甘草汤出自《伤寒论》，其云："发汗过多，其人叉手自冒心，心下悸，欲得按者，桂枝甘草汤主之。"具有补益心阳、化生阳气的作用。桂枝甘草龙骨牡蛎汤也源自《伤寒论》，善治冲气上逆、多汗、不眠、心悸怔忡等症，笔者采撷两方精华，化裁出桂枝、炙甘草、生牡蛎的角药。桂枝味辛甘、性温，《本经疏证》曰其"和营、通阳、利水，下气、行瘀、补中"。炙甘草味甘、性平，《神农本草经》言其"主五脏六腑寒热邪气"，《本草纲目》云其"阳不足者补之以甘……炙之则气温，补三焦元气"。生牡蛎，《名医别录》中载其"除留热在关节荣卫，虚热去来不定，烦满，止汗、心痛气结"。三药合用，以桂枝、炙甘草辛甘左升培补心阳、生牡蛎咸寒右降收敛止惊，善于治疗心阳不足导致的心神不安、惊悸怔忡、失眠多梦等症。

第三节　论串药

1. 黄连、吴茱萸、浙贝母、蒲公英

黄连、吴茱萸出自《丹溪心法》之左金丸，专治肝经火旺、横逆犯胃之证。黄连味苦、性寒，具有清热燥湿、泻火解毒之功，为君药。吴茱萸味苦辛、性热，有小毒，归肝、脾、胃经，《神农本草经》云："主温中下气，止痛，咳逆，寒热，除湿血痹，逐风邪，开腠理。"两药相配清火解郁，疏肝下气，一寒一热，相反相成，主治肝火犯胃，临床证见吞酸嘈杂、嗳气脘痞、胃脘灼痛等症。浙贝母味苦、性凉，归肺、胃经，《中药大辞典》记载："有辛散之气，故能除热，能泄降，又能散结……辛散苦泄，开结散郁也。"蒲公英味苦甘、性寒，入肝、胃经，《本草蒙筌》谓其"解食毒，散滞气"。笔者发挥董老"通降理论"，将左金丸与浙贝母、蒲公英组合成串药，辛温左升，苦寒右降，寒热并用，适用于肝胃郁热证较重的患者。四药相合能够增强清热和胃、制酸止痛的功效，临床

常用于非萎缩性胃炎、萎缩性胃炎、功能性消化不良或胃十二指肠溃疡等患者，具有很好的疗效。

2. 木香、黄连、炒白术、炒白芍

香连丸由木香、黄连组成，源于宋代《太平惠民和剂局方》，具有行气导滞、厚肠止痢的功效。《医方集解》谓黄连、木香两药"一寒一热，一阴一阳，有相济之妙也，经所谓'热因寒用'也"。黄连清热燥湿，厚肠止泻；木香升降诸气，畅利三焦，即刘河间"行血则便脓自愈，调气则后重即除"之义。笔者在原方基础上加炒白术温中健脾，其味甘苦、性温，可减轻黄连大苦大寒之性，健脾燥湿以运转脾胃太极；加炒白芍柔肝养血，缓肝不致克伐脾土。诸药合用，行气导滞，复运中焦脾胃通降之功，厚肠止痢之效益彰。

3. 白头翁、黄柏、黄连、秦皮

白头翁汤出自《伤寒论》"热利下重者，白头翁汤主之"，临证常见脓血下利者，可加减本组串药辨证施治。白头翁味苦、性寒，《神农本草经》谓其"主温疟、狂易、寒热、癥瘕积聚，瘿气，逐血止痛，疗金疮"，《本草求真》言之"总皆清解热毒之力也"。黄柏味苦、性寒，《神农本草经》载其"主五脏，肠胃中结热，黄疸，肠痔，止泄利"，《药品化义》谓之"味苦入骨，是以降火，能自顶至踵，沦肤彻髓"。黄连味苦、性寒，善治湿热中阻，《神农本草经》载其"主热气目痛……肠澼腹痛下利"。秦皮味苦涩、性寒，《本草汇言》载其"味苦性涩而坚，能收涩走散之精气，故仲景用白头翁汤，以此治下焦虚热而利者，取苦以涩之之意也"。本组串药遵太极阴降之道，针对下焦湿热火盛，迫血妄行之症，取白头翁走大肠清解下焦，柏、连苦寒清热燥湿，秦皮收涩止痢，集"清、燥、涩"于一体，谨遵"急则治其标"之义。

4. 半夏、黄芩、黄连、干姜

笔者在临证中发现痞满在脾胃病患者中多发，发作时常伴有腹痛、腹胀等症状，这多与气机阻滞、升降失司、上下痞滞有关。半夏泻心汤是《伤寒论》中辛开苦降消痞之代表方。清代张锡纯《伤寒论讲义》中载："陆九芝曰……芩、连之苦，不独可降可泻，且合苦以坚之之义。坚毛窍可以止汗，坚肠胃可以止利。"半夏味辛、性温，《神农本草经》谓其"主伤寒寒热，心下坚"，《名医别录》言其"消心腹胸中膈痰热满结"。干姜味辛、性热，《神农本草经》谓其"主胸满咳逆上气"，《本草纲目》言其"去脏腑沉寒痼冷、发诸经之寒气，治感寒腹痛也"。半夏、干姜辛开左升，消痰和降胃气以调和脾胃气机；黄芩、黄连苦燥右降，取其苦寒清利中焦邪热以消痞，诸药合用形成串药，寒热并用、辛苦相行，运转中焦气机，共奏清热燥湿、开痞消结之功。

5. 金钱草、海金沙、广郁金、鸡内金

金钱草、海金沙、广郁金是三金汤的主要组分，三金汤功专通淋排石、化瘀止痛。金钱草味苦酸、性凉，功专清热利胆、通淋排石，《本草纲目拾遗》载其"治脑漏白浊热淋"。海金沙味甘淡、性寒，功专清热解毒、利尿通淋，《本草纲目》言其"治湿热肿满，小便热淋、膏淋、血淋、石淋、茎痛，解热毒气"，尤善止尿道疼痛，为治诸淋涩痛之要药。广郁金味辛苦、性寒，《本草纲目》载："治血气心腹痛，产后败血冲心欲死，失心癫狂，蛊毒。郁金入心及包络，治血病。"《本草备要》言其"行气，解郁，泄血，破瘀。凉心热，散肝郁，治妇人经脉逆行"。金钱草化湿热利小便，海金沙清血分入膀胱，郁金苦寒泄降，行气解郁，三药合参使湿热从小便而出。鸡内金始载于《神农本草经》，味甘、性平，"生者化石，炙则

排石"。张锡纯在《医学衷中参西录》中指出："鸡内金为鸡之脾胃，中有瓦石铜铁皆能消化，其善化有形瘀积可知。"鸡内金可助三金汤右降排石止痛，适用于胆道结石、泌尿系结石等症。此串药可使湿热石浊下降，排石止痛。

6. 苦参、土茯苓、地肤子、白鲜皮

苦参味苦、性寒，燥湿利尿，《神农本草经》载其"主心腹结气，癥瘕积聚，黄疸"，《神农本草经百种录》言其"专治心经之火"。土茯苓味甘淡、性平，《本草纲目》载其"健脾胃，强筋骨，去风湿，利关节，止泄泻"，《本草正义》谓其"利湿去热，能入络，搜剔湿热之蕴毒"。地肤子味辛苦、性寒，《滇南本草》称其"利膀胱小便积热，洗皮肤之风"，《本草求真》谓其"治淋利水，清热，功颇类于黄柏，但黄柏其味苦烈，此则味苦而甘，使湿热尽从小便而出"。白鲜皮味苦、性寒，《本草纲目》载其"气寒善行，味苦性燥"，《本草求真》称其"开关通窍，俾水行热除，风息而症自克平"。此串药有功专燥湿之苦参、入络搜邪之土茯苓、祛湿于小便之地肤子，开关通窍、引药达肤之白鲜皮，互相配伍可引药达体表，燥湿祛邪从小水而出，可谓功专而力雄也。临床常用于湿热导致的肛门、肛周、外阴或全身皮肤瘙痒，内服或外用泡洗均可达到很好的疗效。

7. 杏仁、柏子仁、郁李仁、火麻仁

五仁丸出自《世医得效方》，笔者采富含油脂的果仁于一方，以杏仁、柏子仁、郁李仁为基础，伍火麻仁以治津亏肠燥便秘。苦杏仁味苦辛、性温，有小毒，《神农本草经》谓其"主治咳逆上气"，是临床上常用的宣肺止咳、润肠通便药物。《药征》云："杏仁，主治胸间停水，故治喘咳，而旁治短气结胸、心痛、形体浮肿。"柏子仁味甘、性平，《本草纲目》

云："柏子仁，性平而不寒不燥，味甘而补，辛而能润，其气清香，能透心肾、益脾胃，盖仙家上品药也。"杏仁、柏子仁温润而补，辛散利肺气。郁李仁味辛苦甘、性平，《本草纲目》言其"甘苦而润，其性降，故能下气利水"，《本草经疏》谓："主大腹水肿，面目四肢浮肿。性专降下，善导大肠燥结，利周身水气。"火麻仁味甘、性平，《伤寒明理论》谓："脾欲缓，急食甘以缓之，麻仁杏仁润物也。"《本草经疏》云："性最滑利。甘能补中，中得补则气自益，甘能益血……逐水利小便者，滑利下行，引水气从小便而出也。"《本草求真》谓："郁李仁……世人多合胡麻同用，以为润燥通便之需，然胡麻功止润燥、暖中、活血，非若郁李性润，其味辛甘与苦，而能入脾下气，行水破血之剂也。"杏仁、柏子仁辛润左升，郁李仁、火麻仁滑利右降，一升一降之中相须为用，故凡水肿癃闭便秘，关格不通，得此味辛则散，味苦则通，体润则滑，共奏升清降浊之功，是宣肺润肠通便又一重要串药。

8. 枳实、全瓜蒌、酒大黄、芒硝

笔者取法于俞根初《三订通俗伤寒论》之陷胸承气汤，易大承气之厚朴为全瓜蒌组成串药，《黄帝内经》有"热淫于内治以咸寒"，共奏清热润燥、通便泻下之功。枳实始载于《神农本草经》，云其"主大风在皮肤中，如麻豆苦痒，除寒热结，止痢，长肌肉，利五脏"，《名医别录》言其"除胸胁痰癖，逐停水，破结实，消胀满，心下急痞痛，逆气，胁风痛，安胃气，止溏泄，明目"，《本草纲目》谓："大抵其功皆能利气，气下则痰喘止，气行则痞胀消，气通则痛刺止，气利则后重除。"全瓜蒌，《本草衍义补遗》谓其"洗涤胸膈中垢腻"，《重庆堂随笔》言："润燥开结，荡热涤痰……疏肝郁，润肝燥，平肝逆，缓肝急之功有独擅也。"枳实、瓜蒌仿小陷胸汤

之义，宽胸散结，涤痰降气。《神农本草经》载大黄为"推陈致新之药也"。《汤液本草》言："阴中之阴药，泄满，推陈致新，去陈垢而安五脏，谓如戡定祸乱以致太平无异，所以有将军之名。"芒硝始载于《神农本草经》，云其"咸寒清热通便"，《汤液本草》谓："用此兼以大黄引之，直入大肠，润燥软坚泻热，子母俱安。"观此串药配伍，不仅苦寒右降、泻热导滞，又可宽胸降气，荡涤上下秽浊，适用于治疗痰热咳嗽、结胸胸痹、便秘等症。

9. 川楝子、延胡索、蒲黄、五灵脂

金铃子散行气活血降火逆，蒲黄、五灵脂是失笑散的组成药物，出自《太平惠民和剂局方》，"治产后心腹痛欲死，百药不效，服此顿愈"，主治瘀血停滞证，适用于心腹刺痛，或产后恶露不行，或月经不调，少腹急痛等症。蒲黄味甘、性平，始载于《神农本草经》，云其"主心腹膀胱寒热，利小便，止血，消瘀血"，《本草纲目》云其"凉血活血，止心腹诸痛"。五灵脂味苦咸甘、性温，始载于《开宝本草》，谓其"主疗心腹冷气，小儿五疳，辟疫，治肠风，通利血脉，女子月闭"，《本草衍义补遗》称其"能行血止血，治心腹冷气，妇人心痛，血气刺痛"。蒲黄、五灵脂相须为用，为活血化瘀、散结止痛的常用组合，《医宗金鉴》云失笑散"有推陈致新之功，甘不伤脾，辛能散瘀，不觉诸症悉除，直可以一笑而置之矣"。笔者将金铃子散与失笑散相合，旨在增强金铃子散化瘀止痛之力，"血能载气"，血降则气降，诚如《叶选医衡》所云，"气降即火降，火降则气不上升"，调血以调气，调气以降火，气血和畅，气火不逆，则疼痛冰释。临床上慢性胃肠疾病证见气滞血瘀之腹部疼痛较重者，均可相依配伍使用。

10. 枳壳、大腹皮、香橼皮、佛手

"通降论"是导师董建华院士论治脾胃病的创新理论，理气通降法是其中的代表，笔者在临证中经常使用此法，斡旋中焦，理顺三焦壅滞之气，"不使壅塞通降之路"，可防补中之药痞滞，升阳之药过亢，以使脾阳升发，胃气下行，升清降浊，虚实更替。枳壳味苦辛、性微寒，《医学启源》称枳壳"其用有四，破心下坚痞一也，利胸中气二也，化痰三也，消食四也。"故善破滞气、行痰湿、消积滞、除痞塞，为中焦脾胃之要药。大腹皮味辛、微温，《本草汇言》言其"主一切冷热之气上攻心腹，消上下水肿之气四体虚浮，下大肠壅滞之气二便不利，开关隔痰饮之气阻塞不通，能疏通下泄，为畅达脏腑之剂"，《本经逢原》言："腹皮性轻浮，散无形之滞气，故痞满膨胀，水气浮肿，脚气壅逆者宜之。"香橼皮味甘、性温，《本草便读》言其"下气消痰，宽中快膈"。佛手味辛苦、性温，《本草纲目》谓其"煮酒饮，治痰气咳嗽。煎汤，治心下气痛"，《本草便读》称其"功专理气快膈，惟肝脾气滞者宜之"。纵览此串药，枳壳、大腹皮可行中下焦气滞，香橼皮、佛手多运中焦气滞，四药相合，可从中宫理气通降，气行则湿散，湿散则热退，不致湿聚热壅，实为治疗中下焦气机壅滞一妙方。笔者继承董老的"通降论"，治疗中下焦气机壅滞之腹胀、腹痛等，常用此串药，能达到很好的疗效。

11. 莪术、苦参、郁金、鳖甲

中焦脾胃病久，气血郁滞不畅，久而成积成瘤，宜开结破血，消积除瘤。莪术味辛苦、性温，归肝、脾经，《药性论》载其"治女子血气心痛，破痃癖冷气"，《日华子本草》言其"治一切血气，开胃消食，通月经，消瘀血，止扑损痛，下血及内损恶血等"。苦参味苦、性寒，归心、肝、胃、大肠、膀

胱经，具有清热燥湿、杀虫止痒之功，《滇南本草》载其"疗皮肤瘙痒，血风癣疮，顽皮白屑"，《本草汇言》云："苦参，祛风泻火，燥湿去虫之药也。"郁金味辛苦、性寒，归肝、心、肺、胆经，《本草汇言》云其"性轻扬，能散郁滞，顺逆气"，《本草备要》谓之"行气，解郁，泄血，破瘀，凉心热，散肝郁"。鳖甲味咸、性寒，归肝、脾、肾经，《神农本草经》言其"主心腹癥瘕坚积、寒热，去痞，息肉，阴蚀，痔，恶肉"，《本草新编》云其"善能攻坚，又不损气，阴阳上下有痞滞不除者，皆宜用之"。莪术行气破血，鳖甲入阴血攻坚破积，苦参燥湿清郁热，郁金行气活血，四药同归肝经，共调枢机，合奏清热除湿、开结消积、软坚散结之功，临床常用于肝炎肝纤维化、肝硬化或肝癌患者。

12. 紫苏叶、厚朴、法半夏、茯苓

紫苏叶、厚朴、法半夏、茯苓四药的组合源自《金匮要略》半夏厚朴汤，可行气降逆，消痰散结。紫苏叶味辛、性温，《药品化义》言此药为"放邪气出路之要药也"，《本草乘雅半偈》称其为"致新推陈之宣剂，轻剂也。故主气下者，可使之宣发，气上者，可使之宣摄"。厚朴味苦辛、性温，《本草发挥》言其"能治腹胀……结者散之，乃神药也"，《医学衷中参西录》谓："厚朴辛以散之，温以通之，且能升降气化。"半夏味辛、性温，《名医别录》载其"消心腹胸膈痰热满结，咳嗽上气，心下急痛坚痞，时气呕逆，消痈肿"，《医学启源》云其"其用有四，燥胃湿一也，化痰二也，益脾胃之气三也，消肿散结四也……除胸中痰涎"。茯苓味甘淡、性平，《神农本草经》谓其"主胸胁逆气，忧恚惊邪恐悸"，《本草衍义》云其"行水之功多，益心脾不可阙也"。紫苏叶、厚朴辛温行气，宣通疏利、开痰散结，法半夏燥湿降逆，妙在茯苓甘淡，渗泄湿

浊以从小便而去，此组串药谨遵太极升降之道，一升一降，表里并用，通调气机以降气散结，化痰消满，疗咽喉有异物感之梅核气颇有良效。

13. 桔梗、生甘草、玄参、麦冬

桔梗、甘草配伍出自《伤寒论》，"少阴病，二三日，咽痛者，可与甘草汤，不差，与桔梗汤"。桔梗味苦辛、性平，《本草通玄》言："桔梗之用，惟其上入肺经。"《本草思辨录》记载："辛升而散，苦降而泻……降而复升，辗转于咽喉胸腹肠胃之间。"桔梗能升能降，能散能泄，功主宣肺祛痰，利咽排脓。生甘草味甘、性平，《本草纲目》称其"散表寒，除邪热，去咽痛，缓正气，养阴血"。玄参味甘苦咸、性寒，《药品化义》载其"有清上澈下之功"，《本草正义》言："禀至阴之性，专主热病，味苦则泄降下行……味又腥而微咸，故直走血分而通血瘀。"麦冬味甘微苦、性微寒，《本草汇言》云："清心润肺之药也。"《本草新编》载其"泻肺中伏火，清胃中之热邪，补心气之劳伤，止血家之呕吐"。桔梗、甘草功专开宣肺气，伍以苦寒之玄参，可清热降火、解毒利咽；佐以甘寒质润之麦冬，可入肺经，善清热养阴，润肺止咳。诸药在开宣滋润之中降肺止咳，解毒利咽止痛，临床以其代茶饮用于阴津不足、肺气不宣之咽痛音哑颇有疗效。

14. 绞股蓝、郁金、白芥子、虎杖

脾为生痰之源，肺为储痰之器，脾胃之病，母病及子，故也常兼见肺系疾病。绞股蓝味甘微苦、性寒，始载于《救荒本草》，"叶味甜，采叶炸熟，水浸去邪味、涎沫，淘洗净，油盐调食"。《中草药通讯》称其"味苦，性寒，无毒，消炎解毒，止咳祛痰，治慢性气管炎"。郁金味辛苦、性寒，《本草备要》称其"行气，解郁，泄血，破瘀"。白芥子味辛、性温，

古谓之"除皮里膜外之痰"，《本草纲目》载其"利气豁痰，温中开胃，散痛消肿辟恶"，《本草正》言："消痰癖疟痞，除胀满极速。"《本草求真》谓："得此辛温以为搜剔，则内外宣通，而无阻隔窠囊留滞之患矣。"虎杖味微苦、性微寒，《本草拾遗》称之"主风在骨节间及血瘀"，《名医别录》云其"主通利月水，破留血癥结"，《日华子本草》谓之"治产后恶血不下，心腹胀满，排脓"。绞股蓝祛痰湿、消炎解毒，郁金解郁行气活血，白芥子内外宣通，搜剔皮内膜外之痰，虎杖破结通利二便，诸药合用形成串药，擅治痰湿瘀热郁结于胸胁脘腹，临床常用于酒精性或非酒精性脂肪性肝病。

15. 海螵蛸、浙贝母、煅瓦楞子、煅牡蛎

海螵蛸与浙贝母的组合源自乌贝散，是制酸止痛、收敛止血的常用药对。海螵蛸又名乌贼骨，味咸涩、性微温，《本草经疏》载："乌贼鱼骨，味咸，气微温无毒，入足厥阴、少阴经……咸温入肝肾，通血脉而祛寒湿……温而燥湿，故又主疮多脓汁。"浙贝母味苦、性寒，《药品化义》言其"此导热下行，痰气自利也……开郁散结，血脉流通……清气滋阴，肺部自宁"。瓦楞子味咸、性平，《日用本草》谓之"消痰之功最大"，《本草纲目》云："咸走血而软坚，故瓦楞子能消血块，散痰积。"牡蛎味咸涩、性微寒，《本草纲目》称其"化痰软坚，清热除湿，止心脾气痛，痢下赤白浊，消疝瘕积块，瘿积结核"。本串药采用海螵蛸、煅瓦楞子、煅牡蛎咸寒入血之品伍苦寒开结之浙贝母，攻坚散结、制酸止痛之力雄，适用于胃食管反流病、胃十二指肠溃疡、慢性胃炎或功能性消化不良等疾病出现泛酸嘈杂等症状者。

16. 肉苁蓉、当归、火麻仁、威灵仙

肉苁蓉味甘咸、性温，《神农本草经》载其"主五劳七

伤，补中，除茎中寒热痛，养五脏，强阴，益精气"，《本草汇言》谓其"养命门滋肾气，补精血之药"，《玉楸药解》称其"暖腰膝，健骨肉，滋肾肝精血，润肠胃结燥"。当归味甘辛、性温，《汤液本草》谓："入手少阴，以其心主血也；入足太阴，以其脾裹血也。"《景岳全书》言其"能祛痛通便，利筋骨"。火麻仁味甘、性平，《本草经疏》言："性最滑利。甘能补中，中得补则气自益，甘能益血，血脉复则积血破。"《药品化义》载其"体润能去燥，专利大肠气结便闭，凡老年血液枯燥，产后气血不顺，病后元气未复，或禀弱不能运行皆治"。威灵仙味辛咸、性温，《证类本草》言其"主诸风，宣通五脏，去腹内冷滞，心膈痰水、久积癥瘕、痃癖、气块、膀胱宿脓恶水，腰膝冷痛及疗折伤"。笔者取法济川煎，以甘温之肉苁蓉、当归补津血以润肠通便，采火麻仁体润之性滋润肠道，配以威灵仙宣通腹内冷滞，以助火麻仁右降燥结，四药合用组成串药，更适用于老年血虚津亏之肠燥便秘、血枯便燥之证。

17. 丹参、三七、莪术、蛇舌草

丹参味苦、性微寒，《神农本草经》载其"主心腹邪气，肠鸣幽幽如走水，寒热积聚；破癥除瘕，止烦满，益气"。三七味甘微苦、性温，《本草纲目》载其"止血散血定痛……主吐血衄血，下血血痢……能治一切血病"，《医学衷中参西录》谓："善化瘀血……能化腐生新。"莪术味辛苦、性温，《药性论》载其"破痃癖冷气"，《日华子本草》言其"治一切血气……消瘀血，止扑损痛，下血及内损恶血等"。蛇舌草味微苦甘、性寒，《泉州本草》谓其"清热散瘀，消痈解毒，治痈疽疮疡"，《广西中草药》载其"清热解毒，活血利尿"。胃为阳明之腑，脾为太阴之脏，《黄帝内经》云，"阳明常多血多

气"，脾胃气血充沛，一旦郁滞，日久化热成瘀，凝结痰浊血瘀等病理产物，逐渐成痞成瘤，笔者特组丹参凉血活血、三七化瘀活血、莪术行气破血、蛇舌草清热活血形成串药，莪术、三七行气化瘀活血，丹参、蛇舌草清热凉血活血，临床多用于治疗慢性萎缩性胃炎伴有肠上皮化生或上皮内瘤变，以及肝炎、肝硬化、肝癌患者。

18. 西洋参、生地黄、玄参、麦冬

生地黄、玄参、麦冬是增液汤的组成药物，三药相伍可增液润燥，笔者将西洋参配入其中可清虚火，增强其滋阴润燥之效。西洋参味甘微苦、性寒，《本草从新》言此药"补肺降火，生津液，除烦倦，虚而有火者相宜"，《医学衷中参西录》云："凡欲用人参而不受人参之温补者，皆可以此代之。"《本草求原》谓："凡益肺气之药，多带微寒，但此则苦寒，唯火盛伤气、咳嗽痰血、劳伤失精者宜之。"综上，西洋参以其味甘、微苦之力清火益气养阴，拓展了增液汤增液润燥的使用范围，使之更贴合临床实际。临床多用于气阴两虚之气短乏力、口干、便秘等症，可取得良效。

19. 黄连、厚朴、半夏、石菖蒲

黄连、厚朴、半夏取法于《霍乱论》连朴饮。连朴饮治"湿热蕴伏而成霍乱，兼能行食涤痰"，是一首清热与燥湿并行的方剂，功专清热化湿，理气和中。然《温热论》言："虽有脘中痞闷，宜从开泄，宣通气滞，以达归于肺。"以黄连、厚朴、半夏之苦寒温燥之品清热燥湿恐无宣通气滞之效，故笔者配以石菖蒲芳香开窍，化湿和胃，以开通气滞。石菖蒲味辛苦、性温，《神农本草经》言其"开心孔，补五脏，通九窍，明耳目"，《本草从新》称其"辛苦而温、芳香而散……去湿除风，逐痰消积"。此串药因加入石菖蒲而辛温祛痰之力雄、芳

香醒脾开窍之力专、辛开苦燥之力增，半夏、菖蒲开通太极升降之枢，黄连、厚朴降湿热，共奏清热燥湿、芳香开窍之功，临床常用于湿热吐泻、脘痞胸闷等症。

20. 焦麦芽、焦山楂、焦神曲、焦槟榔

焦三仙是临床常用角药，配入焦槟榔后组成焦四仙，能消饮食积滞。麦芽味甘、性平，始载于《药性论》，"消化宿食，破冷气，去心腹胀满"。《医学衷中参西录》言其"能入脾胃，消化一切饮食积聚，为补助脾胃之辅佐品……其力能疏肝，善助肝木疏泄以行肾气"。山楂味酸甘、性微温，始载于《本草经疏》，"化饮食、健脾胃，行结气，消瘀血"。《医学衷中参西录》谓其"化瘀血而不伤新血，开郁气而不伤正气，其性尤和平也"。神曲味甘辛、性温，《本草正》谓其"善助中焦土脏，健脾暖胃，消食下气，化滞调中，逐痰积，破癥瘕，运化水谷"。槟榔味苦辛、性温，《名医别录》云其"主消谷逐水，除痰癖，杀三虫，去伏尸，疗寸白"，《药性论》言其"宣利五脏六腑壅滞，破坚满气，下水肿，治心痛，风血积聚"，《本草纲目》载其"治泻痢后重，心腹诸痛，大小便气秘，痰气喘急"。四药组成串药，能消化麦谷面酒食肉等积滞，运脾开胃，除湿热泻痢。临床常用于慢性胃肠疾病兼有饮食停滞之证。

21. 荔枝核、川楝子、木香、小茴香

此组串药取法三核二香散（荔枝核、川楝子、橘核、木香、小茴香），该方是一首针对下腹部怕冷、腹胀、腹满、寒疝之症所立之方，因橘核味苦而燥，用量过大易伤胃气，所以病情严重时才考虑使用。荔枝核味辛微苦、性温，《本草备要》言其"入肝肾，散滞气，辟寒邪，治胃脘痛"，《本草纲目》载其"行散滞气"。川楝子味苦、性寒，《用药法象》云其"止上

下部腹痛"。木香味辛苦、性温,《日华子本草》言其"治心腹一切气,膀胱冷痛,呕逆反胃,霍乱泄泻痢疾,健脾消食,安胎",《本草衍义补遗》载:"专泄胸腹间滞塞冷气。"小茴香味辛、性温,《本草汇言》谓其"温中散寒,立行诸气,乃小腹少腹至阴之分之要品也"。笔者圆机活法,取原方二核二香作为下腹冷痛之基础串药,以辛温之性左升肝阳,散肝经之寒。临床上常用于少腹冷痛、疝气、阴囊冷痛肿硬、痛引睾丸等症。

22. 炒白术、炒白芍、陈皮、蝉蜕

本组串药出自痛泻要方,该方首载于《丹溪心法》,有抑肝扶脾之功,《医方考》云:"泻责之脾,痛责之肝,肝责之实,脾责之虚,脾虚肝实,故令痛泻。"《黄帝内经》云:"湿胜则濡泄。"白术味甘苦,性温,补气健脾,燥湿利水,《本草通玄》谓"补脾胃之药,更无出其右者",董老时常强调炒白术燥湿之力更强。白芍味苦酸甘、性微寒,养血调经,平肝止痛,《景岳全书》谓其"补血热之虚,泻肝火之实"。白芍炒用后寒性更减,疏肝养血之力增。炒白术伍炒白芍可使脾气健,散精于肝,濡养肝木,不使其乘脾而令痛泻也。此组方更妙在陈皮芳香理脾斡旋中焦、蝉蜕轻宣升阳透热,共奏健脾疏肝止泻之效。陈皮味苦辛、性温,辛行温通,芳香理脾,《名医别录》言其"主脾不能消谷,气冲胸中",《本草纲目》谓其"治百病,取其理气燥湿之功"。蝉蜕,味甘、性寒,归肺、肝经,质轻上浮,长于疏散风热,透邪达表,《本草纲目》谓其"主疗皆一切风热证"。蝉蜕轻清升散,升清阳以祛风除湿,伍陈皮可顺畅中焦气机,更助炒白术、炒白芍健脾柔肝,共治痛泻。

23. 桂枝、白术、茯苓、泽泻

桂枝、白术、茯苓、泽泻取法于《伤寒论》五苓散，能利水渗湿，助阳化气。桂枝味辛甘、性温，能平冲降逆，助阳化气，《长沙药解》称其"升清阳之脱陷，降浊阴之冲逆"。白术味苦甘、性温，《本草通玄》言其"土旺则能胜湿，故患痰饮者、肿满者、湿痹者，皆赖之也"。茯苓味甘淡、性平，《神农本草经》载其"主胸胁逆气，忧恚惊邪恐悸"，《本草衍义》称其"行水之功多"。泽泻味甘淡、性寒，《本草纲目》称其"利水而泄下……泽泻渗去其湿，则热亦随去，而土气得令，清气上升，天气明爽"。此串药以白术温运中宫，以桂枝助阳化气，以茯苓、泽泻降湿浊水气，使"红日当空，阴霾自去"，恢复人体太极气化之路，对小便不利、头痛微热、烦渴欲饮、头晕目眩之水证，疗效较佳。

24. 旋覆花、赭石、党参、半夏

旋覆花、赭石的组合出自《伤寒论》旋覆代赭汤，"伤寒发汗，若吐若下，解后，心下痞硬，噫气不除者，旋覆代赭汤主之"。方中旋覆花味苦辛咸、性微温，咸能软坚，苦能降泄，辛温可散寒通络。代赭石味苦、性寒，《名医别录》载其"养血气，除五脏血脉中热，血痹，血瘀"，《医学衷中参西录》言其"能生血兼能凉血，而其质重坠，又善镇逆气，降痰涎，止呕吐，通燥结"。旋覆花伍赭石可下气消痰，降逆止呕。党参味甘、性平，《本草从新》言其"主补中益气，和脾胃，除烦渴"，《本草正义》载："力能补脾养胃，润肺生津，健运中气……健脾运而不燥，滋胃阴而不湿，润肺而不犯寒凉，养血而不偏滋腻，鼓舞清阳，振动中气而无刚燥之弊。"半夏味辛、性温，《名医别录》言其"消心腹胸膈痰热满结，咳嗽上气，心下急痛坚痞，时气呕逆"。旋覆花、赭石配伍党参甘温

培中，半夏辛开苦降、消痞和胃，开通中焦太极升降之路，共奏降逆化痰、益气和胃之功，使逆气得降，痰浊得散，胃虚得培。临床常用于胃食管反流病、功能性消化不良或慢性胃炎等疾病，表现为嗳气呃逆、反酸烧心等症状。

25. 肉豆蔻、肉桂、木香、诃子

肉豆蔻味辛、性温，《本草纲目》言其"暖脾胃，固大肠"，李时珍谓其可"调中下气，开胃"，用治寒郁中焦、气机不畅之脘腹胀痛、食少反胃者，常与行气降逆止呕之半夏、木香同用。《本草经疏》言其"辛味能散能消，温气能和中通畅……为理脾开胃、消宿食、止泄泻之要药"。肉桂味辛甘、性热，《珍珠囊》称其"补下焦不足，治沉寒痼冷之病"，《汤液本草》谓其"补命门不足，益火消阴"，《本草求真》云其"有鼓舞血气之能，性体纯阳，有招导引诱之力"。诃子味苦酸涩、性平，《本草衍义》载："此物虽涩肠，而又泄气，盖其味苦涩。"《本草衍义补遗》称"诃子下气，以其味苦而性急喜降"，"治肺气因火伤极，遂郁遏胀满，盖其味酸苦，有收敛降火之功也"。此串药温中有补，补中有运，运中有涩，纳运相施，通塞共用，使太极虚损得补，泻利得止，俟正气来复，何妨疾无可施乎？临床常用于久泻久利，辨证属于脾肾虚寒之证。

26. 乌梅、黄连、黄柏、附子

乌梅丸出自《伤寒论》，为治疗寒热错杂之久痢妙方。乌梅味酸涩、性平，《本经逢原》言："乌梅酸收，益精开胃……能敛肺涩肠，止呕敛汗，定喘安蛔……治血痢必用之。"《本草求真》谓："乌梅……入肺则收，入肠则涩，入筋与骨则软，入虫则伏，入于死肌、恶肉、恶痣则除，刺入肉中则拔。"黄连味苦、性寒，《神农本草经》言其"主热气目痛，眦伤泪出，

明目，肠澼腹痛下痢"，《本草正义》载："大苦大寒，能泄降一切有余之湿火。"黄柏味苦、性寒，《神农本草经》载："主五脏肠胃中结热，黄疸，肠痔，止泄痢"。附子味辛甘、性热，《伤寒蕴要全书》言："乃阴证要药，凡伤寒传变三阴及中寒夹阴，虽身大热而脉沉者必用之。"《本草汇言》谓："乃命门主药，能入其窟穴而招之，引火归原。"针对临床中久泻久痢、病情复杂、上热下寒的患者，使用乌梅丸加减变化可清上温下，固本止泻。此外，笔者在临床上治疗每晚子时固定时间出现胃痛，或腹痛，或腹泻，或烧心等症状的患者，辨为厥阴病，认为此类症状是厥阴不能出少阳所致，乌梅丸是厥阴病的主方，故用乌梅丸加减，每每用于此时均能获得良效。

27. 补骨脂、肉豆蔻、吴茱萸、五味子

本组串药出自四神丸。补骨脂味辛苦、性温，补火助阳，温脾止泻，《药性论》载其"主男子腰痛，膝冷囊湿，逐诸冷痹顽，止小便利，腹中冷"，《玉楸药解》谓之"收敛滑泄、遗精、带下、尿多、便滑诸症"。肉豆蔻味辛、性温，可温通而降，能暖脾胃，降浊气，固大肠，《本草纲目》言："土爱暖而喜芳香，故肉豆蔻之辛温，理脾胃而治吐利。"吴茱萸味辛苦、性热，《本草纲目》言其"辛热能散能温，苦热能燥能坚，故所治之证，皆取其散寒温中、燥湿解郁之功而已"。四味药组成串药各有殊功，补骨脂、肉豆蔻温升脾肾之阳，吴茱萸、五味子敛肠止泻，运转先后天脾肾太极，共奏助阳补火、温脾止泻之功。临床多用于五更泻或久泻久痢等，常可取得满意的疗效。

28. 青蒿、黄芩、青黛、竹茹

蒿芩清胆汤源自《重订通俗伤寒论》，主治少阳湿热证。

董老认为伏暑之证为暑湿之邪久伏体内，每易损伤气阴，治法用药宜柔忌刚，其中青蒿为其得心应手之品。青蒿味苦辛、性寒，《神农本草经》载其"主疥瘙痂痒，恶疮，杀虱，留热在骨节间"，《重庆堂随笔》言："专解湿热，而气芳香，故为湿温疫疠要药。又清肝、胆血分之伏热，故为女子淋带、小儿疳痢疳麤神剂。"黄芩味苦、性寒，《神农本草经》载其"主诸热黄疸，肠澼泄痢，逐水，下血闭，恶疮疽蚀火疡"。青黛味咸、性寒，《本草经疏》载"解毒除热，固其所长"，《本经逢原》谓之"泻肝胆，散郁火，治温毒发斑及产后热痢下重"。竹茹味甘、性微寒，《名医别录》言其"主呕啘，温气寒热，吐血，崩中溢筋"，《本草经疏》谓："甘寒解阳明之热，甘寒又能凉血清热。"《黄帝内经》曰："诸呕吐酸，暴注下迫，皆属于热。"此组串药旨在调畅太极枢机，以青蒿辛寒清透少阳邪热，黄芩苦寒燥湿以降胆热，青黛咸寒清热解毒，妙在竹茹甘寒清润、降逆止呕，辛、苦、咸、甘四味齐聚，清透少阳枢机之湿热，又能祛邪外出，口苦膈闷、吐酸苦水等症又何妨乎？

29. 羌活、独活、川牛膝、桑枝

脾胃之湿不仅影响本脏，也可随经络流行，走向身体四肢。羌活、独活可祛除一身上下之湿，董老临证时，身痛喜加桑枝，笔者结合临床经验，再加上川牛膝，组成本串药。羌活味辛苦、性温，辛温发散风寒，苦温解除湿邪，《雷公炮制药性解》云："气清属阳，善行气分，舒而不敛，升而能沉，雄而善散，可发表邪。"《本草汇言》称其能"条达肢体，通畅血脉，攻彻邪气，发散风寒风湿"。独活味辛苦、性温，《本草纲目》言："羌活气雄，独活气细，故雄者治足太阳风湿相搏之头痛、肢节痛、一身尽痛，非此不能除……细者治足少阴伏

风头痛，两足湿痹不能动止，非此不能治。"牛膝味苦酸、性平，《神农本草经》言其"主寒湿痿痹，四肢拘挛，膝痛不可屈伸"，《滇南本草》谓之"强筋舒骨，止腰疼膝疼酸麻"。桑枝味微苦、性平，《本草图经》言其"主遍体风痒干燥，水气，脚气，风气，四肢拘挛"，《本草纲目》称其"利关节，除风寒湿痹诸痛"。羌活、独活偏温，善除一身上下之风湿，川牛膝补肝肾强腰膝以培本，偏于治疗下肢肌肉关节疼痛，桑枝引药深入四肢细络，偏于治疗上肢肌肉关节疼痛。羌活、独活升肝阳，牛膝、桑枝降阳亢，四药合用行走上下四肢，畅通阴阳之路，共奏祛风除湿、通络止痛之功，临床多用于风湿导致的四肢关节肌肉疼痛等，每获良效。

30. 海桐皮、姜黄、川牛膝、桑枝

海桐皮味苦辛、性平，归肝经，《神农本草经疏》载其"苦能杀虫，平即微寒，湿热去而疥癣除矣"，李时珍言："海桐皮能行经络，达病所。又入血分，及去风杀虫。"姜黄味辛苦、气温，归脾、肝经，始载于《新修本草》，"主心腹结积，疰忤，下气，破血，除风热，消痈肿"。牛膝味苦酸、性平，归肝、肾经，《神农本草经》载牛膝"主寒湿痿痹，四肢拘挛，膝痛不可屈伸"。桑枝味苦、性平，入肝、脾、肺、肾经，具有祛风湿、利关节、行水气之功效，《本草图经》中记载："疗遍体风痒干燥……兼疗口干。"《本草备要》言其"利关节，养津液，行水祛风"。海桐皮祛风除湿，通络止痛，入药用皮，偏治上半身之疼痛；姜黄根茎入药，偏治心腹诸痛；川牛膝入药用根，偏治下半身之疼痛。三者相伍，通行左右上下，祛风除湿、通络止痛之功倍彰，临床常用于四肢关节疼痛者，尤其是炎症性肠病伴四肢关节疼痛者，效果更佳，如上肢关节疼痛明显者，可参合桑枝降经络滞气以增强疗效。

31. 黄柏、苍术、厚朴、半夏

黄柏、苍术的配伍来自二妙散，具有清热燥湿的功效，主治湿热下注证。黄柏味苦、性寒，能泻相火、退虚热，《医学启源》言其"泻膀胱龙火一也，利小便热结二也，除下焦湿肿三也，治痢先见血四也"，《神农本草经》言其"主五脏肠胃中结热，黄疸，肠痔，止泄痢，女子漏下赤白，阴阳蚀疮"。苍术味辛苦、性温，《本草正》谓其"去心腹胀疼、霍乱呕吐……其性燥湿，故治冷痢冷泄、滑泻、肠风"。厚朴味苦辛、性温，《本草发挥》载其"能除腹胀……结者散之"，《医学衷中参西录》言："厚朴辛以散之，温以通之，且能升降气化。"半夏味辛、性温，《神农本草经》载其"主伤寒寒热，心下坚"，《名医别录》谓之"消心腹胸膈痰热满结"。黄柏、苍术燥下焦之湿，止痿痹之痛；厚朴、半夏燥中焦之湿，绝湿之来路。四药相合，苍术、半夏燥湿升阳，黄柏、厚朴苦燥中下之湿，寒温并用，临床适用于下肢筋骨疼痛，或足膝红肿疼痛，或湿热带下，或下部湿疮、湿疹等症。

32. 黄连、白芍、当归、阿胶

黄连、白芍、当归、阿胶仿黄连阿胶汤之义，去黄芩加当归，在原方治疗阴虚火旺、少阴热化证的基础上，伍用当归，以凉血不冰遏、活血不留瘀。黄连味苦、性寒，《本草正义》载："大苦大寒，能泄降一切有余之湿火。"白芍味苦酸甘、性微寒，养血调经，《景岳全书》谓其"补血热之虚，泻肝火之实"。当归味甘辛、性温，《本草正》载："专能补血，其气轻而辛，故又能行血，补中有动，行中有补，诚血中气药，亦血中之圣药也。"阿胶味甘、性平，《神农本草经》言其"主心腹内崩，劳极洒洒如疟状，腰腹痛"。诸药相伍，燥润相济，共奏寒温并调、通调阴阳之功，黄连、白芍使心火从右而自降，当归、阿胶复肾水从左滋生，复运太极升降之路，故夜寐自安。临床多用于阴虚火旺之失眠多梦，可取得良效。

第六章

临证心法

本章从理法角度，进一步阐释"调脾十四法""调肝十六法""调胆七法"和"调心九法"治疗脾胃病，以充实太极升降论。

第一节 "调脾十四法"治疗脾胃病

脾胃为人体后天之本，气血生化之源，其中脾胃升降失常，功能失调则易产生腹胀、腹痛、恶心呕吐、烧心、嗳气、反酸、便秘、腹泻等多种脾胃病症状。脾胃病是临床常见的疾病，然而脾胃病病因病机复杂，涉及各个脏腑组织，给临床医生诊治带来较大困难。《素问·太阴阳明论》中有云："脾者，土也，治中央，常以四时长四脏。"即其他脏腑的长养皆依赖于脾脏。脾脏的生理功能失常必然会影响其他脏腑。李东垣在《脾胃论》中云："百病皆由脾胃衰而生也。"《寿世保元》亦云："脾胃既虚，四脏俱无生气。"可见脾脏功能失常在疾病发生发展过程中起着关键作用。《金匮要略》亦云："四季脾旺不受邪。"认为脾气健运则外邪不侵。因此理解脾脏的生理功能，把握其动态的病理变化，从"脾"论治脾胃病具有重要的临床意义。

一、调脾十四法

（一）补脾气

补脾又称健脾、益脾，本法针对脾气虚弱而言，临床常见纳差、倦怠乏力、消瘦、便溏等症状。脾气虚弱，运化无力，水谷不化，则气血生化无源，出现纳差、倦怠乏力、消瘦；水谷不化，湿邪内生，从肠腑而下则便溏。《医述》有云：

"脾虚正气不行，邪着为病，当调理中州，复其健运之职。"因此治疗当以补益脾气为法，代表方为四君子汤，常用药物是人参、炒白术、茯苓、炙甘草。

（二）养脾血

本法针对脾血亏虚而言，临床常见面色萎黄、盗汗虚热等症状，往往伴体倦食少。脾为气血生化之源，脾血不足，荣养功能失职，则见面色萎黄；血为阴，血亏阴虚则阳盛，虚热内生，蒸迫津液外泄则盗汗虚热。《景岳全书》有云："凡肝脾血虚……宜四物汤主之。"治疗当以滋补脾血为法，代表方为四物汤，常用药物为当归、川芎、白芍、熟地黄。

（三）滋脾阴

本法针对脾阴虚而言，临床常见不思饮食、五心烦热、渴不欲饮等症状。正如蒲辅周指出："脾阴虚，手足烦热，口干不欲饮，烦满，不思食。"唐容川《血证论》云："脾阳不足，水谷固不化，脾阴不足，水谷仍不化也。譬如釜中煮饭，釜底无火固不熟，釜中无水亦不熟。"可见脾阴在脾运化水谷功能中的重要作用。然而脾阴理论存在争议，有学者认为脾阴当统于胃阴之论。二者虽同属阴，但脏腑属性不同，一脏一腑，一阴一阳，特点亦有差异，临床应当区分鉴别。正如近代名医岳美中所说："脾胃虽互为表里，脾阴虚、胃阴虚用药有相似之处，但终有别。胃主纳谷，下行为顺，故气逆则呕哕嗳气。脾主运化，脾虚故腹胀、矢气、大便异常。……此类差异甚多，不应含混。"（《岳美中医话集》）。脾藏精气而不泻，胃传化物而不藏；脾阴系水谷所化生，是具有灌溉脏腑、营养肌肉、辅助运化等作用的营液、脂膏；胃阴是由胃腑分泌，用以濡润食物、腐熟水谷的津液；脾阴主升，胃阴主降；脾阴虚多由内伤气血所致，胃阴虚多为热病伤津。因此临床若偏重运化、升清的功能失调，又有阴虚见证者，属脾阴虚；偏受纳、和降的功能失调，又有阴虚见证者，属胃阴虚。脾阴虚证见食少纳呆，或食后腹胀，倦怠乏力，形体消瘦，烦满，手足烦热，口干不欲饮，大便干结或不爽，舌淡红少津，苔薄，脉濡微数。胃阴虚证见饥不欲食，口渴欲饮，脘痞嘈杂，或干呕呃逆，胃脘灼热，便干溲少，舌光红少津，或舌苔花剥，脉象细数。

在治疗上，《素问·刺法论》中有"欲令脾实……宜甘宜淡"的理论指导。张锡纯在《医学衷中参西录》中亦提出"淡养脾阴"的观点，是对"甘淡滋脾"理论的补充。清末名医唐容川则总结提出"甘寒益胃阴、甘淡实脾阴"的观点。因在临床上，养胃阴多用甘凉、甘寒，益脾阴宜用甘淡平。临床上养胃阴可选益胃汤、沙参麦冬汤等，常用药物为沙参、麦冬、冰糖、生地黄、玉竹、生甘草、桑叶、天花粉等。滋脾阴可选用《不居集》中和理阴汤、慎柔养真汤、喻昌辉先生益脾汤等，常用药物为人参、山药、白术、白芍、茯苓、莲子肉、黄芪、麦冬、五味子、炙甘草等。

（四）温脾阳

本法针对脾阳不足而言，临床常见食少、腹胀腹痛、喜温喜按、畏寒怕冷、四肢不温、口淡不渴、大便稀溏，甚至完谷不化等症状。脾阳虚往往由脾气虚发展而来，脾阳虚衰，失于温运，阴寒内生则生诸症。《临证指南医案》有云："脘痞不饥，形寒怯冷，脾阳式微，不能运布气机，非温通焉能宣达。"因此治疗当以温补脾阳为法，代表方为理中汤，常用药物为人参、炒白术、干姜、炙甘草，若阳虚甚可用附子理中汤。若为脾阳虚损，兼气血虚弱，脉络拘急，可选用小建中汤，常用药物为饴糖、桂枝、芍药、炙甘草、大枣、生姜；如气虚甚则于小建中汤基础上加黄芪，即为黄芪建中汤。理中汤和小建中汤均可治疗脾胃有虚寒之脘腹痛。理中汤主治病机重在阳虚有寒。小建中汤主治病机重在气血虚，脘腹脉络失荣。黄芪建中汤，为小建中汤加黄芪所得，取黄芪补中益气，因加入补气健脾的黄芪，该方较小建中汤更针对"虚"所致症状，如气虚自汗、少气懒言、纳差等症。

（五）消脾积

本法针对食积而言，食积分为谷食内积和脾虚夹积两种类型。谷食内积多有暴饮暴食之不良习惯，正如《素问·痹论》所言："饮食自倍，肠胃乃伤。"临床常见食欲不振或拒食，脘腹胀满，疼痛拒按；或有嗳腐恶心、呕吐酸馊、大便秽臭等症状。谷食内积，气机郁滞，故脘腹胀满，疼痛拒按；脾胃为气机升降之枢纽，中焦积滞，胃失和降，气逆于上，则食欲不振或拒食，嗳腐恶心，呕吐酸馊；腐秽壅积，脾失运化，则大便秽臭。治疗当以消食化积导滞为法，代表方为保和丸，常用药物为焦三仙、半夏、茯苓、陈皮、连翘、莱菔子。

脾虚夹积由脾虚引起，《幼幼集成》有云："脾虚不运则气不流行，气不流行则停滞而为积。"临床常见神疲乏力、面色萎黄、消瘦、不思饮食、食则饱胀、呕吐酸馊、大便溏薄、夹有食物残渣等症状。脾气虚弱，运化无力，气血生化无源，则见神疲乏力、面色萎黄、消瘦；谷食内积，气机不畅，胃气上逆故不思饮食、食则饱胀，上则呕吐酸馊，下则大便溏薄夹不消化物。治疗上易水老人张元素主张"养正积自除"，明代名医虞天民云："凡伤食者，皆原中气不足，宜以补益为要。"因此当以健脾消食化积为法，代表方为健脾丸，常用药物为人参、炒白术、陈皮、枳实、焦三仙。

（六）燥脾湿

本法针对湿邪阻脾而言，祛脾湿包括燥脾湿、渗脾湿、醒脾困、化脾痰和利脾水五法。

根据湿邪性质，可分为湿热和寒湿。因此燥脾湿一法又可分为苦寒燥湿和苦温燥湿。若脾为湿热所阻，临床常见纳差食少、腹痛腹胀、身重肢困、大便稀薄而热臭、舌红苔黄腻等症状。湿邪阻遏蕴热，脾胃运化功能失常，水谷不化，脾胃升降失常，故导致上述症状。然湿邪和热邪并存，交结难解，如吴瑭《温病条辨》谓："其性氤氲黏腻，非若寒邪之一汗而解，温热之一凉即退，故难速已。"治疗时寒凉清热则恐恋湿，辛温燥湿恐助热伤阴，必寒温并用苦辛并施，达清开温化、湿热悉除之目的。因此对于湿热阻脾，治疗当以辛开苦降为法，代表方为王氏连朴饮，常用药物为厚朴、姜黄连、石菖蒲、制半夏、炒豆豉、焦栀子、芦根。若为寒湿困脾，临床常见脘腹胀满疼痛、恶心欲吐、纳呆、口淡不渴、便溏、头身困重、舌淡胖苔白或腻、脉缓等症状。寒湿困脾，脾阳受困，正如叶桂《温热论》所云："湿胜则阳微。"脾胃运化失司，气机升降失常，气滞不通则脘腹胀满疼痛；胃失和降则恶心欲吐；寒湿为阴邪，阴不耗津，故口淡不渴；湿邪下注肠中，则便溏，如《黄帝内经》所云，"湿胜则濡泄"，"因于湿，首如裹"，脾主肌肉，湿性重着，故头身困重；寒湿内盛则舌淡胖苔白或腻、脉缓。治宜温中健脾利湿。代表方厚朴温中汤，常用药物为厚朴、陈皮、甘草、茯苓、草豆蔻仁、木香、干姜。

（七）渗脾湿

若湿邪偏盛不明显，可用渗脾湿法治疗，即用味淡的药物利湿的方法，使得湿邪从小便而出，代表方为四苓散，常用药物为白术、猪苓、茯苓、泽泻。

（八）醒脾困

本法针对湿邪（寒湿、暑湿）犯脾，脾为湿困而言。临床常见食少纳呆，倦怠乏力，胸闷脘痞，口甘多涎，便溏，苔腻，且常伴见恶寒发热、头痛等外感症状。湿邪犯脾，脾为湿困，运化无力，气血生化无源，脾胃升降失常，则见以上诸症。治疗当以芳香化湿醒脾为法。代表方为藿香正气散、藿朴夏苓汤，常用药物为大腹皮、白芷、紫苏、茯苓、半夏曲、白术、陈皮、厚朴、桔梗、藿香、炙甘草。

（九）化脾痰

若脾湿生痰，痰饮流于四肢，可用化脾痰法治疗。临床常见两臂酸痛抽掣，手不得上举，或左右时复转移，或两手麻木，或四肢浮肿，舌苔白腻，脉沉细或沉滑。《证治准绳》中有云："伏痰在内，中脘停滞，脾气不流行，上与气搏，四肢属脾，脾滞而气不下，故上行攻臂。"脾湿生痰，痰饮流于四肢，故两臂或四肢疼痛，甚则浮肿。治疗当以燥湿行气化痰为法，代表方为指迷茯苓丸，常用药物为半夏、茯苓、枳壳、芒硝。

（十）利脾水

若脾阳被遏，运化不及，水湿泛溢而致全身水肿，症见：

全身水肿，下肢尤甚，按之凹陷，小便短少，身体困重，纳呆食少，胸闷恶心，苔白腻，脉沉缓。治疗当以运脾化湿、通阳利水为法，代表方为胃苓汤，常用药物为苍术、陈皮、厚朴、炙甘草、泽泻、猪苓、茯苓、白术、肉桂。若脾肾阳虚，土不制水，水邪妄行，泛溢肌肤，则肢体浮肿，且以身半以下肿甚为特点，症见：身半以下肿甚，手足不温，口中不渴，胸腹胀满，大便溏薄，舌苔白腻，脉沉弦而迟。治疗当温肾健脾，行气利水，代表方为实脾饮，常用药物为白术、厚朴、木瓜、木香、草果、槟榔、茯苓、干姜、制附子、炙甘草、生姜、大枣。

（十一）理脾滞

本法针对气滞、痰湿阻滞而言。气滞可分为脾虚气滞和脾实气滞。脾虚气滞临床常见胃脘痞闷、食欲不振、恶心欲吐、神疲乏力、气短懒言等症状。素有脾气虚弱，或病后中气不足，以致脾失健运，胃失受纳，脾升胃降功能失常，故见胃脘痞闷，食欲不振，恶心欲吐；脾虚气血生化无源，故神疲乏力，气短懒言。治疗当以补气健脾、行气导滞为法，代表方为香砂六君子汤、枳术丸和枳实消痞丸等，常用药物为木香、砂仁、枳实、厚朴、人参、茯苓、白术、陈皮、半夏、炙甘草等。脾实气滞与脾虚气滞的区别在于没有脾胃虚弱导致的神疲乏力懒言等症状。且脾实气滞多由于木犯脾土所致，其核心病机为脾胃气机升降失常，郁滞于中焦。治疗当以健脾理气为法，代表方为木香顺气丸或柴胡疏肝散，常用药物为木香、香附、厚朴、青皮、枳壳、槟榔、陈皮、砂仁、苍术、柴胡、川芎、炙甘草等。

痰湿阻滞临床常见形体肥胖、胸闷泛恶、神疲倦怠、纳少痰多色白、苔腻、脉滑等症状。脾虚运化失常，聚湿生痰，或素体肥胖，多湿多痰，痰湿内停，滞于胸脘，则有胸闷泛恶、纳少多痰；湿困脾阳，则神疲倦怠、形体肥胖；舌淡苔白腻、脉滑为痰湿内盛之象。治疗当以健脾燥湿、化痰导滞为法。代表方为二陈汤，常用药物为半夏、橘红、茯苓、炙甘草。

（十二）统脾血

本法针对脾失统摄、血溢脉外而导致的各种出血证言。脾气虚弱，统摄无力，血液不循脉内运行而溢出脉外导致各种出血证，如皮下出血、便血、尿血、崩漏等。治疗当以益气健脾补血为法，代表方为归脾汤，常用药物为炒白术、人参、黄芪、当归、茯苓、远志、酸枣仁、木香、龙眼肉、生姜、大枣、炙甘草。正如《虚损启微》所云，归脾汤"治思虑伤脾，不能摄血，致血妄行"。

（十三）升脾气

本法针对脾气下陷而言，临床常见内脏下垂或久泻脱肛。脾气虚弱，无力升举而导致下陷，可使某些内脏下垂，如胃下垂、肾下垂、子宫脱垂，或久泻脱肛等。当以补益脾气、升阳举陷为法。代表方为补中益气汤，常用药物为黄芪、炒白术、陈皮、升麻、柴胡、人参、炙甘草、当归。

如果脾气虚弱，无力升举，可导致阳气郁滞，阴火内生，临床常见胃脘痞闷、纳差食少、神疲乏力、少气懒言，伴见烦热、口渴、脉洪大等症状。治疗应当以补益脾气、升阳散火为法，脾气升则气郁得解，阴火得散，代表方为升阳散火汤，常用药物为柴胡、升麻、葛根、独活、羌活、防风、白芍、人参、炙甘草。正符合《黄帝内经》"火郁发之"的理论。

如果脾胃气虚，无力升举，清阳不升，可导致湿邪内生，湿郁生热，临床常见不思饮食、食不知味、倦怠嗜卧、口苦舌干、体重节痛、大便不调、小便频数等症状。治疗当以升阳益胃、除湿清热为法，代表方为升阳益胃汤，常用药物为黄芪、半夏、人参、独活、防风、白芍、羌活、橘皮、茯苓、柴胡、泽泻、白术、黄连、炙甘草。

（十四）泻脾热

本法针对脾实热证而言。临床常见腹胁胀满、坐卧不安、心胸烦闷、唇口干焦、口内生疮等症状。邪热扰脾，脾胃气机升降失常，气滞则腹胁胀满；邪热扰心乱神则坐卧不安、心胸烦闷；邪热耗津伤液则唇口干焦；舌为脾之外候，邪热循经上炎则口内生疮。正如《杂病广要》云："夫脾实则生热，热则阳气盛，阳气盛则心胸烦闷，唇口干焦，身热颊疼，体重不能转侧，语声沉而心急，咽喉痛而不利，舌本肿强，口内生疮，腹胁胀满，不得安卧……"治疗当以清泻脾热为法，代表方为泻黄散，常用药物为藿香、栀子、生石膏、防风、生甘草。

二、验案举隅

验案 1

赵某，女，62 岁，北京人。2016 年 12 月 13 日初诊，慢性萎缩性胃炎伴肠化病史。胃镜报告示：慢性萎缩性胃炎伴肠上皮化生，幽门螺杆菌（+）。遂予西药根除幽门螺杆菌治疗，后因副作用大而停药。刻下症见：嗳气明显，胸口时有堵闷感，口干口苦，无反酸烧心，全身乏力，小腹怕凉，纳食一般，大便2~3次，成形，小便平，舌质淡苔黄腻，脉细弱。西医诊断：慢性萎缩性胃炎伴肠化；中医诊断：湿阻热蕴脾胃。拟从饮食不节，损伤脾胃，脾胃运化失职，津液不得运化传输，停聚生湿，湿阻脾胃治疗。以清热化湿、理气和中为法。

处方：黄连6g，厚朴10g，芦根15g，半夏9g，石菖蒲15g，栀子10g，陈皮10g，茯苓15g，枳实10g，竹茹15g，白芍10g，郁金10g，威灵仙15g，皂角刺10g，神曲15g，炙甘草6g。14剂，配方颗粒，水冲服。

二诊（2016年12月27日）：药后胸腹堵闷好转，口苦仍有，无反酸烧心，纳食尚可，大便成形，小便平，舌质淡，苔白腻，脉细。守上方去白芍、郁金，加炒麦芽15g、焦山楂15g、藿香10g、茵陈10g，14剂，配方颗粒，水冲服。

三诊（2017年1月10日）：胸腹堵闷不适减轻，嗳气偶作，纳食尚可，大便成形，小便平，全身乏力已有改善，舌质淡，苔白腻，脉细。以初诊方，加浙贝母15g、茵陈15g、蒲公英15g，14剂，配方颗粒，水冲服。

四诊（2017年1月24日）：诸症继续向好，继以前方化裁。

按： 患者初诊主症为嗳气，是脾胃病常见症状之一，多因脾胃气机升降失常所致，根据患者口干口苦、舌苔黄腻，诊断为湿阻脾胃，湿邪阻滞中焦，久郁化热，气机升降失常，清阳不升，浊邪不降，故见嗳气频频、口干口苦诸症。湿困肢体，则见倦怠乏力。湿为阴邪，其性重浊黏滞，故本案治疗始终以祛湿清热为要，方用连朴饮加减，方中诸药清热燥湿兼理脾气，湿热去症平。

验案2

杨某，女，74岁，2017年3月27日初诊，患者自述便秘2年余，数日一行，干结难下，每须努力鼓挣，苦不堪言，上腹偶有胀满疼痛，余无不适，纳食尚可，舌质淡，少苔，脉细。中医诊断：便秘气阴亏虚。拟从年老体质，气阴两虚，水不行舟治疗。以补气滋阴、润肠通便为法。

处方：黄芪15g，地黄30g，玄参15g，麦冬30g，苦杏仁10g，白芍30g，枳实10g，厚朴10g，瓜蒌30g，火麻仁15g，桃仁15g，郁李仁15g，肉苁蓉30g，皂角刺30g，炙甘草6g，芒硝6g，生白术30g。14剂，配方颗粒，水冲服。

二诊（2017年4月10日）：药后大便较前松软，2日一行，前方既效，守方再进。后调理数月，病情改善。

按：便秘为老年患者常见疾病，因高年之体，气血津液俱有不足，津液亏虚，肠道失于濡润，气虚无力推动运行，故见肠腑不通。本案以增液汤合五仁丸为底方，滋养脾阴，润肠通便。考虑便秘日久，肠腑多滞，遂合承气汤意，消积导滞。

三、思考与体会

本文虽单列"调脾十四法"，但脾胃病的发病机制单纯者少，往往涉及阴、阳、寒、热、虚、实多种因素。脾之气、血、阴、阳可独立为病，亦可相互影响，独立为病时可用单法治疗；若相互影响，则需兼顾。如脾气虚则生化乏源，影响血液、津液的化生，导致脾血虚、脾阴虚，此时除了治本求源"补脾气"之外，还需兼用"养脾血""滋脾阴"方能两全。又脾气虚日久及阳，形成脾阳虚诸症，此时应当"补脾气"与"温脾阳"并用。若脾气虚弱，脾失健运，水谷不化，形成食积、痰饮水湿等病理产物，治疗应当"补脾气"与"消脾积""燥脾湿""渗脾湿""醒脾困""化脾痰""利脾水"兼用。若脾气虚弱，造成脾气下陷，阴火内生，此时治疗应当"补脾气"与"升脾气"同用。若气虚摄血无力，造成脾不统血，则应"补脾气""统脾血"共施，气血双补，同时随症加用血余炭、地榆炭等收敛止血药。若脾气虚导致气滞，则当"补脾气"与"理脾滞"共用。另外痰饮阻滞、水湿不化、食积为患，影响气机，气滞于内，且易蕴而生热，造成气滞、热证，此时则当"消脾积""燥脾湿""渗脾湿""醒脾困""化脾痰""利脾水"与"理脾滞""泻脾热"同用。因此临床上必须把握其关键病机，采取最为合适的治法，或单用或多法并用，这样才能有效地提高临床疗效。

治疗脾胃病除了处方用药之外，还需注意生活方式的调理，包括情志管理、饮食调理。胃肠道是人类最大的情绪器官。临床上中医所谓的脾胃病，大多属于西医的功能性胃肠病，功能性胃肠病的疾病模式体现了遗传、环境、心理和生理因素之间的联系。情绪能够影响人体的功能，尤其是消化道功能，出现食欲不振、上腹饱胀、嗳气呃逆、恶心呕吐、腹痛或排便异常等症状，但却不一定能发现器质性疾病的证据。因此除了对症治疗，如何管理好情绪也是临床值得注意的问题。

另外，还需注意饮食调理。调理之法，以和为贵。饮食定时定量，切不可饥饱失常，饮食失时。尚需注意脾脏的喜恶。正如《证治百问》所云："脾喜温而恶寒，禁用生冷之物。脾喜通而恶滞，宜用虚糁易消之物，凡坚硬难化者忌之。脾喜燥而恶湿，凡油腻、茶汤、冰水，不可多用。"

第二节 "调肝十六法"治疗脾胃病

脾胃病治疗方法很多,笔者从"肝"论治脾胃病取得很好的临床疗效。盖因肝属木,主疏泄条达,而脾胃属土,主受纳运化,肝与脾胃木土相克,其疏泄条达既可助脾运化,使清阳上升,又可助胃受纳腐熟,使浊阴下降,正如《素问·宝命全形论》所言,"土得木而达",而一旦肝失疏泄,则导致脾胃功能失调,引起脾胃病的发生。因此,本文参考清代医家王旭高的"治肝三十法",在继承董建华院士"疏调肝木"治疗脾胃病理论的基础上,结合本人的临床经验,总结了脾胃病从"肝"论治十六法,滋述如下。

一、肝病辨证要点

肝为刚脏,体阴而用阳,肝喜条达而恶抑郁,因此,肝脏具有主疏泄的功能,可以调节情志活动,帮助消化吸收,促进气、血、水的正常运行;同时肝脏还主藏血,具有储藏血液和调节血量的功能;另外,肝藏魂,若肝藏血功能正常,则魂有所舍,而当肝血不足,则魂不守舍,出现梦游、梦呓及幻觉等症;最后,肝主筋,其华在爪,又开窍于目,肝的经脉上连于目系,从而滋养眼目,保障眼睛的正常运行。

当肝脏发生病变时,可表现为以下四个方面:其一,情志方面。主要表现为情志不遂,嗔怒不息,操持谋虑,易致肝木不调;若木不条达,易致情志抑郁或心烦喜怒。其二,两胁或少腹胀痛。肝乃厥阴之脉，过阴器，抵少腹，上贯膈，布胁肋；肝气横逆，疏泄无权，郁于本经，常见两胁、少腹气胀或痛，以胀痛为特点，此由气机郁滞则胀，气滞不通则痛。其三，妇人经血不调。肝藏血，主疏泄，厥阴通过任脉与胞宫相连，司血海、调胞脉，又肝主冲脉，故"女子以肝为先天"，而肝气郁结，气血瘀滞，或肝气横逆，均可导致妇女月经不调。其四，发病时间。主要在凌晨1~7点，因三阳之离合也，太阳为开，阳明为阖，少阳为枢，三阴之离合也，太阴为开，厥阴为阖，少阴为枢，而一阴为厥阴欲解时，从丑至卯上（丑寅卯），故肝病的发病时间多在凌晨1~7点。

二、调肝十六法

（一）疏肝

本法针对肝郁而言。肝主疏泄，肝的疏泄功能减退，导致人体气机阻滞不畅，阳郁不伸，不但出现胸胁、两乳的胀闷疼痛，同时还可出现四肢厥冷、郁郁寡欢、闷闷不乐、情绪低沉、多疑善虑等病理现象，中医称之为"肝郁"，或"肝气郁结"。治疗当疏肝理气解郁，恢复肝之正常疏泄功能，则诸症自愈。正如王旭高所言："如肝气自郁于本经，两胁气胀或痛者，宜疏肝。"结合具体病证，疏肝又可以分为以下四类。

1. 疏肝理气和胃 脾胃处于中焦，为升降之枢纽，脾胃升降纳化有赖肝之疏泄，肝气调畅，则脾升胃降正常；肝失疏泄，气机郁滞，则脾失健运，胃失和降，出现胁肋胀痛，情志不舒则加重，情志舒畅而缓解，脘闷纳呆，倦怠乏力，嗳气，便溏，甚则恶心呕吐，治宜疏肝理气和胃，以柴胡疏肝散为代表方。

验案： 患者，女，36 岁，2016 年 9 月 22 日初诊。胃脘胀满疼痛 3 个月余，胸闷喜太息，嗳气频频，生气后加重，无反酸烧心，纳食尚可，大便正常，小便平，睡眠尚可，舌红苔白，脉弦。辨证为肝胃不和，处以柴胡疏肝散加减：柴胡 10g，生白芍 15g，枳壳 10g，炙甘草 6g，香附 10g，陈皮 10g，川芎 10g，半夏 9g，茯苓 15g，旋覆花 10g，代赭石 9g，威灵仙 15g，川楝子 9g，延胡索 10g，徐长卿 30g，炒麦芽 15g，檀香 5g。配方颗粒冲服，7 剂药后胃脘胀满疼痛明显缓解，上方继进，以巩固疗效。

2. 疏肝理气化湿 肝失疏泄，木不疏土，脾土不运，湿浊困中，胸腹胀满，口淡不渴，不思饮食，或有恶心呕吐，大便溏泄，困倦嗜睡，舌质红，苔厚腻，脉弦。治宜疏肝理气化湿，可用柴胡疏肝散合平胃散为主方进行治疗。

3. 疏肝理气化痰 情志不遂，肝气郁结，肺胃失于宣降，津液不布，聚而为痰，痰气相搏，结于咽喉，表现为咽喉中异物感，吞之不下，吐之不出，精神抑郁，胸闷喜太息，舌苔白腻，脉弦滑。治宜疏肝理气化痰，方用半夏厚朴汤。正如《金匮要略》所云："妇人咽中如有炙脔，半夏厚朴汤主之。"

验案： 患者，女，38 岁，2015 年 11 月 17 日初诊。咽喉异物感伴疼痛一年余，咽痛则痒，上腹胀满疼痛，牵引后背，食后胀满，嗳气无反酸，偶有烧心，纳食欠佳，大便每日 1 次，偏干，有里急后重感，但无黏液脓血，舌红苔白，脉细。辨证为梅核气痰气郁结，郁久化热，以半夏厚朴汤加减：苏叶 10g，厚朴 10g，法半夏 9g，茯苓 15g，蝉蜕 10g，胖大海 15g，陈皮 10g，乌贼骨 15g，浙贝母 15g，蒲公英 15g，旋覆花 10g，代赭石 9g，威灵仙 15g，川楝子 9g，延胡索 10g，徐长卿 30g，枳实 10g，全瓜蒌 15g，地榆炭 15g，炙甘草 6g。配方颗粒冲服，14 剂药后咽中异物感明显缓解。守上方加苏子 10g、皂角刺 10g，全瓜蒌加至 30g，乌贼骨、浙贝母、蒲公英加至 30g，配方颗粒冲服，14 剂药后诸症明显缓解。

4.疏肝理气通络 《金匮要略》云："肝着，其人常欲蹈其胸上，先未苦时，但欲饮热，旋覆花汤主之。"王旭高云："如疏肝不应，营气痹窒，络脉瘀阻，兼通血络，如旋覆、新绛、归须、桃仁、泽兰叶等。"王氏此法从《金匮要略》旋覆花汤变化而出，见血瘀络阻征象，用之无疑。

验案：患者，女，52 岁，2013 年 10 月 12 日初诊。胸部疼痛两周余，呈胸部窜痛，胸闷喜太息，时用双手敲打胸部则舒，嗳气频作，无反酸烧心，纳食欠佳，大便每日 1 次，偏干，小便平，睡眠一般，舌淡红苔白，脉弦。辨证为肝著，处以旋覆花汤合血府逐瘀汤加减：柴胡 10g，枳实 10g，生白芍 15g，生地黄 10g，川芎 10g，当归 15g，枳实 10g，桔梗 10g，红花 10g，桃仁 10g，旋覆花 10g，代赭石 9g，威灵仙 15g，茜草 10g，川牛膝 15g，川楝子 9g，延胡索 10g，徐长卿 30g，全瓜蒌 15g，炙甘草 6g。配方颗粒冲服，14 剂药后胸部窜痛、胸闷喜太息、时用双手敲打胸部则舒、嗳气频作等症明显缓解，又调理 1 个月后痊愈。

（二）散肝

本法针对肝郁而言。肝为藏血之脏，性喜条达而主疏泄，"体阴用阳"。肝木正常的疏泄功能有赖于肝血的充盛，若七情郁结，阴血内耗，则导致疏泄不及，木不疏土。宜健脾补血，疏散肝气，使肝郁得疏，血虚得养，脾弱得复，是为散肝。在脾胃病中经常可见患者两胁作痛，头痛目眩，口燥咽干，神疲食少，或月经不调，乳房胀痛，脉弦而虚者。王氏以逍遥散健脾补血养血为主，疏散肝气为佐，使肝郁得疏，血虚得养，脾弱得复，气血兼顾，体用并调，肝脾同治。王旭高论："一法曰：散肝。木郁则达之，逍遥散是也。肝欲散，急食辛以散之，即散肝是也。"

验案： 患者，女，44岁，2017年3月27日初诊。上腹胀满6个月余，嗳气反酸，烧心偶作，纳食尚可，食后胀满，大便不通畅，不成形，质黏，小便平，月经提前7~8天，心烦易怒，胸闷喜太息，睡眠尚可，舌红苔薄黄，脉弦细。方以丹栀逍遥散为主：牡丹皮10g，栀子10g，柴胡10g，白术15g，茯苓15g，当归10g，炒白芍30g，薄荷3g，浙贝母15g，蒲公英15g，枳实10g，皂角刺10g，晚蚕沙15g，旋覆花10g，代赭石9g，威灵仙15g，炙甘草6g。配方颗粒冲服，7剂药后诸症明显缓解，守上方继进。

（三）泄肝

本法针对肝旺而言。朱丹溪《格致余论》云："司疏泄者，肝也。"《血证论》云："木之性主于疏泄，食气入胃，全赖肝木之气以疏泄之，而水谷乃化……"说明脾胃的正常运化有赖于肝气的疏泄，但是，肝主疏泄，疏泄太过，易形成肝旺犯脾克胃之证。

1. 泄肝和胃制酸 肝气横逆则犯胃，致肝胃不和，肝胃同病，症见反酸、呃逆，甚者呕吐，王旭高以泄肝和胃法治之，方用二陈汤合左金丸，左金丸辛散苦降，发泄肝郁，二陈汤通降胃腑。

验案： 患者，男，61岁，2017年3月16日初诊。上腹胀满疼痛半年余，反酸烧心，纳食尚可，大便正常，小便平，舌红苔白，脉细。方以左金丸合二陈汤加减：黄连 6g，吴茱萸 3g，陈皮 10g，法半夏 9g，茯苓 15g，乌贼骨 30g，浙贝母 30g，蒲公英 30g，龙胆草 10g，枳实 10g，生白术 15g，威灵仙 15g，檀香 5g，川楝子 9g，延胡索 10g，徐长卿 30g，炙甘草 6g。水煎服，14 剂药后上腹胀满疼痛和反酸烧心明显缓解，继服上方加减 4 周后诸症消失。

2. 泄肝健脾和胃　肝气横逆犯脾，致肝脾不和，运化失司，症见气短乏力、纳呆便溏、食后胀满等，治以疏肝健脾和胃，方可用柴芍六君子汤。

验案：患者，女，42 岁，2017 年 2 月 11 日初诊。主症：上腹胀满 1 个月余，伴两胁满痛，时作嗳气，太息为舒，纳食不香，食后腹胀，口中觉酸，体倦乏力，大便溏薄，小便平，舌淡红苔白，脉细。方以柴芍六君子汤加减：柴胡 10g，炒白芍 15g，陈皮 10g，半夏 9g，茯苓 15g，党参 15g，炒白术 15g，木香 6g，砂仁 3g，枳实 10g，旋覆花 10g，代赭石 9g，威灵仙 15g，川楝子 9g，延胡索 10g，徐长卿 30g，炙甘草 6g。配方颗粒冲服，14 剂药后上腹胀满和两胁满痛明显减轻，纳食增加，体倦乏力好转，大便成形，仍胸闷喜太息，继服上方加玫瑰花 15g 后病情平稳。

（四）抑肝

《金匮要略》云："见肝之病，知肝传脾，当先实脾。"若见素体脾虚，或久病气虚，脾虚招致肝克，症见：如胁胀，脘腹胀闷而痛，口淡，食不运化，大便溏薄，腹痛即泻，泻则痛减等，治以补土为主，兼以抑木，即为抑木扶土之法，王旭高指出可用"六君子加吴茱萸、白芍、木香"，但临床亦可用痛泻要方。

验案： 患者，女，48 岁，2015 年 11 月 16 日初诊。腹泻10 年，每日 5~6 次，生气后或饮食生冷油腻则腹痛肠鸣即泻，泻后缓解，大便无黏液脓血，腹部胀满不适，睡眠一般，易生气，舌红苔白，脉细。方以痛泻要方加减：炒白芍 15g，炒白术 15g，茯苓 15g，防风 10g，陈皮 10g，黄连 6g，炮姜 10g，威灵仙 15g，木香 6g，砂仁 3g，扁豆 10g，炒薏苡仁 15g，山药 15g，炙甘草 6g。水煎服，14 剂药后腹泻减轻，每日 3~4次。守上方，加合欢皮 15g、檀香 5g，继服后，大便成形，每日 1~2 次。

（五）清肝

本法针对肝火而言，清肝泻火。肝火在上在外者，既能灼肺阴，又能激心阳，此乃肝之亢阳游行于中、上二焦，症见：目赤肿痛、耳项肿痛，或衄血、面赤，或口舌生疮，苔黄质红，脉弦数，甚则头目昏眩、痉厥等。治以清肝泻火，方可用龙胆泻肝汤。王旭高论："一法曰：清肝。如羚羊、丹皮、黑栀、黄芩、竹叶、连翘、夏枯草。"

验案： 患者，女，53 岁，2015 年 10 月 22 日初诊。主症：舌边疼痛 10 年余，心烦易怒，胸闷善太息，右胁肋胀满，纳食尚可，睡眠尚可，大便干结，小便正常，月经正常，舌质红苔薄黄，脉弦数。方用龙胆泻肝汤加减：龙胆草 10g，栀子 10g，黄芩 15g，柴胡 10g，车前子 10g，生地黄 15g，竹叶15g，泽泻 15g，通草 6g，当归 10g，炙甘草 6g，全瓜蒌 10g。水煎服，14 剂药后舌边疼痛明显缓解。守上方加夏枯草 10g、川牛膝 15g，14 剂药后舌边疼痛消失，上方加减继进，病情痊愈。

（六）泻肝

本法针对肝火在内在下之证。所谓在内在下，是指肝火郁于下焦。下焦火郁，多见大便秘结，小便黄赤热痛，甚或尿血、便血等。肝火内郁，必有胁痛，或兼目赤、惊惕诸症。治以泻肝通便，以泻青丸、当归芦荟丸，王旭高论："一法曰：泻肝。如龙胆泻肝汤、泻青丸、当归龙荟丸之类。"

验案：患者，男，58 岁，2017 年 5 月 4 日初诊。眼睛发红 1 个月余，头痛头晕头胀，纳食尚可，睡眠欠佳，大便干结，2~3 日一行，肛门灼热，口腔溃疡，舌红苔白，脉细，方以泻青丸合泻黄散加减：栀子 10g，龙胆草 10g，青黛 3g，生地黄 15g，竹叶 15g，川芎 10g，夏枯草 15g，酒大黄 10g，生白芍 15g，防风 10g，羌活 10g，生石膏 30g，当归 10g，藿香 10g，炙甘草 10g。配方颗粒冲服，14 剂药后，眼睛发红减轻，大便通畅，头痛头晕头胀均缓解，继服上方症减。

（七）化肝

本法针对肝经郁火之证。肝郁日久，郁怒伤肝，气逆动火，致烦热胁痛、胀满动血等症，治以化肝清热，化肝是指清化肝经郁火，方可用化肝煎。王旭高论："一法曰：化肝。景岳治郁怒伤肝，气逆动火，烦热胁痛，胀满动血等证，用青皮、陈皮、丹皮、山栀、芍药、泽泻、贝母，方名化肝煎。是清化肝经之郁火也。"化肝煎用青皮、陈皮、贝母调畅气机，理气解郁得以散热；丹皮清除营血中的郁热，栀子其性屈曲下行，使郁热从小便泄去而解，泽泻亦利水渗湿；热久必伤肝阴，故用白芍滋养肝阴。方虽小，但面面俱到，使郁热得解，诸症自除。

（八）镇肝

本法针对肝风而言。若肝阳上亢，肝风内动，症见：头目眩晕，或脑中时常作疼发热，或目胀耳鸣，或心中烦热，或时常嗳气、呕吐，或肢体渐觉不利，或口眼渐形歪斜，或面色如醉，甚或眩晕，至于颠仆，治以重镇平肝降逆，方可用柴胡加龙骨牡蛎汤。王旭高论："一法曰：镇肝。如石决明、牡蛎、龙骨、龙齿、金箔、青铅、代赭石、磁石之类。"

验案： 患者，女，53 岁，2012 年 10 月 15 日初诊。上腹胀满疼痛 2 个月余，食后胀满，嗳气烧心，无反酸，纳食一般，情绪容易紧张，心烦易怒，坐立不安，失眠多梦，大便干结，小便平，舌质淡苔白，脉弦。方以柴胡加龙骨牡蛎汤加减：柴胡 10g，黄芩 15g，姜半夏 9g，桂枝 10g，生白芍 10g，生龙牡各 30g，琥珀 3g，乌贼骨 30g，浙贝母 30g，蒲公英 30g，旋覆花 10g，郁金 10g，代赭石 9g，龙胆草 10g，茯苓 15g，酒大黄 10g，川楝子 9g，延胡索 10g，炙甘草 6g。配方颗粒冲服，14 剂药后上腹胀满疼痛、心烦易怒、坐立不安、失眠多梦等症基本消失，继予上方加减，以巩固疗效。

（九）息肝

本法针对肝风而言。若肝阳上亢，肝风初起，症见：头目昏眩，耳鸣，少寐多梦等，当用息风和阳法，王旭高常用"羚羊、丹皮、甘菊、钩藤、决明、白蒺藜"，即凉肝是也；若肝风过亢，息风和阳不效，当以息风潜阳，王旭高常用"牡蛎、生地黄、女贞子、玄参、白芍、菊花、阿胶"，即滋肝是也；如果临床见头晕目眩、耳鸣失眠者常在重镇平肝降逆的基础上加息风之品，如羚羊角、钩藤、夏枯草等。

（十）搜肝

本法针对肝风而言。王旭高言："凡人必先有内风而后外风，亦有外风引动内风者，故肝风门中，每多夹杂，则搜风之药，亦当引用也，如天麻、羌活、独活、薄荷、蔓荆子、防风、荆芥、僵蚕、蚕蜕、白附子。"搜外风：羌活、独活、荆芥、防风、薄荷、蔓荆子；搜内风：蝉蜕、僵蚕、天麻、白附子。临床上脾胃病患者若合并偏头痛常合用升降散（蝉蜕、僵蚕、酒大黄、姜黄）进行治疗，能获得很好的疗效。

（十一）平肝

本法针对肝逆而言。若肝气郁滞日久，或素有肝郁又复情绪激动，则肝郁气滞又兼亢盛之势，即肝气上逆，症见：有气从腹上直冲胸脘、咽喉，发作时痛苦剧烈，或腹痛，或嗳气呃逆频繁，甚则呕吐，治以平肝降逆，方可用旋覆代赭汤、奔豚汤。

验案：患者，女，46 岁，2011 年 6 月 9 日初诊。上腹胀满 1 个月余，食后胀满，嗳气后则舒。烧心嘈杂，时有恶心，时见反酸，口苦咽干，纳食欠佳，月经量少无血块，大便干结 2 日一行，小便平。方以柴芩温胆汤合旋覆代赭汤加减：柴胡 10g，黄芩 15g，姜半夏 9g，陈皮 10g，茯苓 15g，乌贼骨 30g，浙贝母 30g，煅瓦楞 30g，旋覆花 10g，广郁金 10g，代赭石 9g，枳实 10g，竹茹 15g，全瓜蒌 30g，檀香 5g，生甘草 6g。配方颗粒冲服，14 剂药后上腹胀满减轻，嗳气烧心、嘈杂恶心等症状明显缓解，继用上方随证加减，诸症逐渐消失。

（十二）缓肝

本法针对肝急而言。肝气横逆致肝体不充，阴血不足，但肝又有赖于阴血的濡养，因而造成肝气、肝筋失养；脾胃为气血生化之源，饮食营养及脾胃功能正常，则血液源源不断地化生，将有助于缓解肝气、肝筋失养的状况；若患者脾胃中气虚弱，气血生化无源，将进一步加剧肝气、肝筋失养，从而导致"肝气甚"，即肝气急迫紧张的病态表现。"肝苦急，急食甘以缓之"，是名为缓肝法，正如仲景《金匮要略》曰："妇人脏躁，喜悲伤欲哭，像如神灵所作，数欠伸，甘麦大枣汤主之。"

验案：患者，女，63岁，2015年10月22日初诊。上腹胀满疼痛3个月余，食后胀满，时有嗳气，胸闷喜太息，心烦易怒，坐立不安，喜悲伤欲哭，咽中有痰，纳可眠差，大便质黏，小便平。方以柴胡加龙骨牡蛎汤、甘麦大枣汤合半夏厚朴汤加减：柴胡10g，黄芩15g，清半夏9g，桂枝10g，生龙骨30g，生牡蛎30g，琥珀3g，旋覆花10g，郁金10g，代赭石9g，威灵仙15g，半夏9g，厚朴10g，茯苓15g，酒大黄10g，浮小麦30g，生姜10g，大枣10g，炙甘草10g。配方颗粒冲服，7剂药后上腹胀满疼痛、心烦易怒、坐立不安等症明显缓解，喜悲伤欲哭消失，继予上方加减，以巩固疗效。

（十三）暖肝

若肝肾不足，寒滞肝脉，气机郁滞，症见：小腹少腹疼痛，畏寒喜暖，疝气痛，大便稀溏，当治以暖肝温肾，散寒凝，行气滞。方可用暖肝煎。王旭高未言暖肝，但有"一法曰：暖土以御寒风，如《金匮》《近效》术附汤，治风虚头重眩苦极，不知食味。是暖土以御寒风之法。此非治肝，实补中也"。用药以肉桂、吴茱萸、川椒、人参、干姜为主。

验案：患者，女，65岁，2010年4月15日初诊。胃脘疼痛反复发作10年余，胃脘隐痛，喜温喜按，嗳气频作，时有反酸烧心，纳食欠佳，小腹胀满，全身怕凉，恶风易感冒，睡眠欠佳，大便稀溏，小便平，舌淡红有齿痕，苔薄白，脉沉细。方以黄芪建中汤合暖肝煎加减：生黄芪15g，桂枝10g，白芍15g，陈皮10g，清半夏9g，茯苓15g，炒白术15g，当归15g，枸杞子15g，肉桂10g，乌药10g，小茴香6g，浙贝母15g，蒲公英15g，旋覆花10g，代赭石9g，威灵仙15g，川楝子9g，延胡索10g，炙甘草6g。配方颗粒冲服，14剂药后胃脘疼痛明显缓解，嗳气、反酸、烧心和脘腹胀满减轻，大便成形。继用上方加减调理3个月，诸症消失。

（十四）敛肝

本法针对肝散而言，肝阴不足，阴虚阳亢，虚风内动，此宜滋补肝阴，多以酸敛之品，王旭高常用乌梅、白芍、木瓜等，取酸甘养阴之意，是为敛肝，其论："一法曰：敛肝。如乌梅、白芍、木瓜。此三法，无论肝气、肝风、肝火，相其机宜，皆可用之。"

验案：患者，女，78岁，2015年7月13日初诊；反酸烧心3年，每天凌晨2~3点固定发作。上腹及两胁胀满疼痛，嗳气，后背发凉，纳食尚可，大便每日3~4次，成形，左下腹疼痛，下肢发凉，睡眠欠佳，舌红苔白，脉细。方以乌梅丸加减：乌梅30g，制附子10g，炮姜10g，黄连6g，黄柏10g，细辛3g，川椒10g，桂枝10g，当归10g，党参15g，海螵蛸30g，瓦楞子30g，旋覆花10g，郁金10g，威灵仙15g，炙甘草 6g，配方颗粒冲服。14 剂药后反酸、烧心、嗳气明显缓解，上腹胀满疼痛减轻，上方加黄芩 15g、肉桂 6g，配方颗粒冲服。14 剂药后诸症消失。

（十五）补肝

本法针对肝虚而言。肝藏血，主疏泄，体阴而用阳。肝阴不足，则肝体不用，失于疏泄之职；肝阳不足，疏泄无力，则气机郁滞。根据临床实际的发展变化，肝之气血阴阳的偏甚，按侧重之不同，可分为补肝阴、肝阳、肝气、肝血等法。王旭高常用地黄、白芍、乌梅之类补肝阴；肉桂、川椒、肉苁蓉之类补肝阳；当归、川续断、牛膝、川芎等味补肝血；天麻、白菊、生姜、细辛、杜仲等味补肝气。

验案：患者，女，36 岁，2017 年 3 月 14 日初诊。左下腹痛 8 年，大便 2~3 日一行，月经量少，有血块，大便时干，纳食尚可，小便平，舌质白苔白，脉细。方以五运六气方苁蓉牛膝汤加减：肉苁蓉 15g，川牛膝 10g，木瓜 30g，赤芍 15g，白芍 15g，熟地黄 20g，当归 15g，乌梅 15g，鹿角霜 12g，红枣 10g，生姜 10g，川楝子 9g，延胡索 10g，徐长卿 30g，瓜蒌 15g，桃仁 15g，炙甘草 6g。水煎服，14 剂药后，左下腹痛减轻三分之一，守上方，加生黄芪 30g、桂枝 10g、乌药 10g、玫瑰花 15g，配方颗粒冲服，28 剂药后病情稳定。

（十六）养肝

本法针对肝虚而言。肝藏血，主疏泄，在体合筋，体阴而用阳，喜条达而恶抑郁。肝血不足，则肝体失用，四肢失养，疏泄失职。治宜补养肝血，是为养肝。王旭高所言："如肝风走于四肢，经络牵掣或麻者，宜养血息风，生地黄、归身、杞子、牛膝、天麻、制首乌、三角胡麻。即养肝也。"肝阴血亏虚，致肝风内动，或生虚热，肝气郁滞，出现胸脘胁痛，吞酸吐苦，咽干口燥，或四肢麻木，舌红少津等。治以养血滋阴，方可用一贯煎。

验案： 患者，女，45岁，2010年11月2日初诊。上腹胀满隐痛1年余，食后胀满，疼痛无规律，嗳气，大便偏干，小便可，后背疼痛，眠差，心烦易怒，月经量不多，提前1周，口干欲饮，舌红苔少，脉弦细。方以一贯煎加减：生地黄15g，北沙参15g，麦冬15g，当归15g，枸杞子15g，白芍30g，天花粉30g，枳实10g，全瓜蒌15g，旋覆花10g，广郁金10g，威灵仙15g，川楝子9g，延胡索10g，徐长卿30g，生甘草6g，水煎服，7剂药后，上腹疼痛偶作，纳食尚可，无胀满，大便通畅，后背疼痛，眼眶疼痛，心烦易怒，口不干，舌淡苔薄白，脉细。守上方加菊花15g、钩藤10g，配方颗粒冲服，14剂药后诸症消失。

三、思考与体会

脾胃同居中焦，肝藏血，主疏泄，喜条达，可调畅中焦气机，协调脾胃升降气机，并能促进脾胃运化腐熟功能，帮助饮食物的消化吸收；若肝气郁滞，升发太过，或疏泄不及，或肝郁化火，容易导致木病及土；相反脾失健运，胃失受纳，脾胃病亦可及肝，易致土壅木郁，肝失疏泄，从而加重脾胃疾病。因此，临床上治疗脾胃病，需重视从肝论治，正如叶天士在《临证指南医案》中所言："肝为起病之源，胃为传病之所。"我们应见微知著，以常达变，灵活运用治肝十六法，方能取得良好的临床疗效。

第三节 "调胆七法"治疗脾胃病

脾胃为人体后天之本，气血生化之源，其中脾胃升降失常，功能失调则易产生腹胀、腹痛、恶心呕吐、胁痛、烧心、嗳气、反酸等多种脾胃病症状。脾胃与少阳枢机的关系密切，如果从调理少阳枢机入手，从胆治疗脾胃病，恢复脾胃的正常升降功能，往往可以取得较好的临床疗效。故此，笔者从少阳为枢理论入手，阐释胆的少阳枢机功能在脾胃病发生发展中的具体作用，确立从"胆"论治脾胃病的具体方法并列举相关临床病案，兹述如下。

一、调理枢机，疏达经气

过食肥甘厚味、过度疲劳、情绪紧张、精神刺激等病理因素是脾胃病发生和发展的重要原因，其同时也会影响少阳胆经的枢机功能，以致人体气机不能升降、阴阳不相交通。足少阳胆经经气不利，则肝胆疏泄不足，克犯脾土，脾胃运化失常，升降失调，胃气上逆，恶心呕吐，气滞于中焦则见胃脘胀满，胆经气滞则胁肋胀痛，关键病机为足少阳胆经经气不利，治疗以调理枢机、疏达经气为法，处方可选小柴胡汤加减，因气郁易化火，故使用时可酌情加黄连清泻胆经郁热。此外笔者也发现有部分患者长期熬夜晚睡，容易出现少阳经气不利的症状，究其原因可能是夜间子时至丑时（晚上 11 点至凌晨 3 点）属于足少阳胆经和足厥阴肝经循行之时，若此时段内无法得到充足的休息，则易导致足少阳胆经经气生化不足，影响其枢机功能。

验案：患者，男，40岁，2018年3月27日就诊。主诉：胃脘胀满1个月余。现病史：患者因常上夜班，长期凌晨2~3点睡觉，上午9~10点醒后自觉胃脘胀满，伴全身乏力，频频哈欠，纳食尚可，二便正常，舌红苔薄白，脉弦细。辨证：少阳胆经经气不利。治法：调理枢机，疏达经气。方用小柴胡汤加减。药物组成：柴胡10g，黄芩24g，姜半夏9g，党参15g，生姜10g，大枣10g，黄连6g，炙甘草6g。14剂，水煎服，每日1剂。患者服药后感觉全身乏力、哈欠、胃脘胀满等症状明显缓解。守方继服。

二、清热利胆，和胃降逆

《四圣心源》有"足少阳胆以甲木而化气于相火""手之阳清，足之阳浊，清则升而浊则降……足少阳病则不降。凡上热之证，皆甲木之不降"的说法。足少阳胆为相火寄居之处，若少阳枢机不利，相火不能布于全身则易与郁滞之胆气相合，形成气郁化火之势。胆热上蒸则口苦，胆热扰心乱神，则见心烦易怒。胆经枢机不利，气机郁滞不能疏达，浊气不降则上腹胀满，胸闷喜太息；脾胃升降失常，胃气上逆则见嗳气反酸甚则欲呕。对于以上腹胀满、嗳气反酸甚则欲呕、心烦易怒、胸闷喜太息、口苦为主要临床表现的脾胃病，其关键病机即少阳胆经经腑同病，胃气上逆，治疗以清热利胆、和胃降逆为法，方选柴芩温胆汤加减。临床应用时，胃酸过多烧心较重者宜加乌贼骨、浙贝母、蒲公英构成角药以制其酸，可提高临床疗效。

验案：患者，男，37岁，2010年3月27日就诊。主诉：

口苦半月余。心烦易怒，胸闷喜太息，时有嗳气反酸，上腹胀满，闷闷不乐，时欲呕吐，纳食减少，二便正常，睡眠欠佳，舌红苔薄白，脉弦细。辨证：少阳胆经经腑同病。治法：清热利胆，和胃降逆。方用柴芩温胆汤加减。药物组成：柴胡10g，黄芩24g，姜半夏9g，党参15g，生姜10g，大枣10g，浙贝母15g，蒲公英15g，陈皮9g，茯苓15g，枳实10g，竹茹15g，鸡内金6g，焦三仙各10g，炙甘草6g。14剂，水煎服，每日1剂。用药后，患者口苦、上腹胀满和恶心呕吐等症状均逐渐消失。

三、清胆利湿，运转枢机

脾胃病也常可见到脘腹痞闷、胸闷胁痛、口苦、吐酸苦水或呕吐黄黏痰涎等一系列湿热困阻的表现，笔者发现从调理枢机、清胆利湿入手进行治疗往往可取得较好疗效。因足少阳胆经与手少阳三焦经相连，足少阳胆经为气机表里出入之枢，手少阳三焦经是人体水液运行的通道。足少阳胆之枢机运转，三焦通畅，气机升降开合自如，三焦气治则脉络通而水道利。若足少阳胆经枢机不利，可致手少阳三焦经经气不利，水道失调，水液停聚生痰生湿，痰湿郁久化热，湿热内生。笔者临床发现，多呈现为热重于湿之象，究其原因正如《通俗伤寒论》所述："若受湿遏热郁，则三焦之气机不畅，胆中之相火乃炽。"足少阳胆经为湿热所扰，手少阳三焦经气机阻滞，升降失司，出入失常，胃气上逆；加之胆热犯胃，胃气上逆，故有吐酸苦水，或呕吐黄黏痰涎，脘腹痞闷。其关键病机为手足少阳经同病，湿热困阻，治疗当以清胆利湿、运转枢机为法，又因湿热郁滞少阳，邪热易耗伤津液，不宜用柴胡，因柴胡其性升散，多用恐有伤阴之虑。而应以苦寒芳香、擅透热外出的青蒿代替柴胡，方选蒿芩清胆汤加减。

验案：患者，女，58岁，2015年9月10日初诊。主诉：少腹间断性疼痛4年余。腹痛时有便意，便后腹痛消失，大便不成形，反酸烧心，舌质红苔黄腻，脉弦滑。辨证：湿热郁滞少阳，热重于湿。治法：清胆利湿，运转枢机。方用蒿芩清胆汤加减。药物组成：青蒿15g，黄芩15g，陈皮10g，半夏9g，茯苓15g，枳实10g，竹茹15g，滑石15g，炙甘草6g，青黛3g，浙贝母15g，蒲公英15g，川楝子9g，延胡索10g，徐长卿30g，炒白术30g。14剂，配方颗粒，冲服，每日1剂。

二诊：药后两少腹痛减轻，偶有烧心，无嗳气反酸，纳食尚可，大便正常，小便平，易汗出。胃镜示慢性浅表性胃炎（不典型增生），幽门螺杆菌（++）。舌质红苔黄腻，脉细。守上方加蒲黄10g、合欢皮15g、小茴香6g、龙胆草10g，14剂，配方颗粒冲服，每日1剂。

三诊：药后两少腹痛偶作，无烧心嗳气，偶有反酸，纳食尚可，大小便平，舌质淡苔白，脉细。守一诊方加海螵蛸30g、炒蒲黄10g、槟榔6g、龙胆草10g，浙贝母加至30g，14剂，配方颗粒，冲服，每日1剂。药后诸症消失。

四、清胆化痰，镇惊安神

现代人工作压力大，诸多不良情绪因素，如焦虑、抑郁等易致足少阳胆经枢机不利，气郁于内；如果再兼过食肥甘厚味，过度疲劳耗损元气，以致三焦里热炽盛，胆实热郁，胆失中正之用，难以发挥主决断的作用，反过来又会加重情志的急躁恼怒。笔者在临床发现许多脾胃病患者在临床都可见其伴有抑郁焦虑状态，属于此类情况的多表现为腹部胀满、嗳气反酸、头昏耳鸣、急躁易怒、失眠多梦、面热、口渴、大便干结等症状。在治疗上需从调理少阳枢机入手，切实扭转患者胆实热郁的病理状态，改善其心情，才能取得较好的疗效。其关键病机即少阳不利，邪热弥漫三焦，痰热扰神。治疗以清胆化痰、镇惊安神为法，多选柴胡加龙骨牡蛎汤合甘麦大枣汤加减，以期达到心、胆、肝、胃同治、祛除三焦内伏热邪的目的。

验案：患者，女，75岁，2011年5月10日就诊。主诉：上腹胀满20余天。嗳气频频，偶有反酸烧心，纳食欠佳，食后胀满，胸闷喜太息，心烦易怒，坐立不安，心慌心悸，恐慌感，喜悲伤欲哭，睡眠欠佳，大便干结二日一行，小便调，舌淡苔白，脉弦细。诊断：功能性消化不良，餐后不适综合征。辨证：胆郁热盛。治法：调理枢机，清热化痰，镇静安神。方用柴胡加龙骨牡蛎汤、金铃子散合甘麦大枣汤加减。药物组成：柴胡10g、黄芩15g、清半夏9g、煅瓦楞子30g、蒲公英30g、桂枝10g、生龙牡各30g、琥珀3g、枳实10g、全瓜蒌30g、川楝子9g、延胡索10g、徐长卿30g、檀香5g、鸡内金15g、浮小麦30g、大枣9g、炙甘草10g。14剂，配方颗粒冲服，每日1剂。用药后，患者上腹胀满缓解，心烦易怒、坐立不安、心慌心悸、恐慌感、喜悲伤欲哭等基本消失，唯嗳气仍存。故在上方之中去浮小麦、大枣，加旋覆花、广郁金、石菖蒲等，继服14剂，患者嗳气明显减轻，其余诸症逐渐消失。

五、和解少阳，内泻热结

少阳属甲木，阳明属戊土，黄元御在《四圣心源》中对少阳经疾病的发展做出了这样的概括和解释："甲木上侵，则贼戊土。手足阳明，其气本燥，木火双刑，则燥热郁发，故少阳之病，多传阳明。"病邪若从少阳转入阳明则发展为少阳、阳明同病，影响脾胃的生理功能。少阳是太阳、阳明表里之枢，若少阳枢机不利，必然导致阳明经气机升降出入失调。邪在少阳半表半里与正气交争可见往来寒热，邪入阳明大肠经，耗液伤津可形成燥屎而大便不通。邪热留存少阳，少阳枢机不利，影响阳明经气，则脾胃升降失常，气郁滞于内则上腹胀满，胃气携胃内容物上逆则呕吐。其关键病机即少阳阳明合病，邪热内盛。此时治疗当以和解少阳、内泻热结为法，即通过和解少阳，条畅少阳枢机，使原本趋向入里的邪气有外出的通道，从而达到治疗的目的。方选大柴胡汤加减。方中柴胡、黄芩、虎杖和解少阳，清泄少阳之热，同时开通少阳枢机；枳实、厚朴、大黄内泻热结；芍药助柴胡、黄芩清肝胆之热；半夏和胃降浊以止呕逆；生姜、大枣既助半夏和胃止呕，又调营卫而和诸药。对于里热炽盛者，临床也可加五味消毒饮以清热解毒，加强清泻里热的作用。

验案：患者，男，70岁，2012年5月17日就诊。主诉：发热反复发作3个月余。患者无明显诱因出现发热反复发作，体温每次38.5~39℃，恶寒，上腹胀满，恶心欲呕，纳食减少，大便干结，小便调，睡眠尚可，舌红苔薄黄，脉弦细。既往曾因壶腹部肿瘤行胆总管与空肠吻合术。辨证：少阳阳明合病。治法：清泻胆热，通里攻下。方用大柴胡汤合五味消毒饮加减。药物组成：柴胡10g，黄芩15g，姜半夏9g，广郁金10g，白芍15g，天葵子15g，蒲公英15g，金银花15g，野菊花15g，紫花地丁15g，虎杖15g，厚朴10g，枳实10g，酒大黄10g，鸡内金6g，大枣10g，炙甘草6g。14剂，水煎服，每日1剂。

患者服药后，发热和恶心呕吐等症状悉数消失。

六、泄胆暖脾，和解枢机

对于素体脾胃阳虚、脾经不足的脾胃病患者，如果更兼有情志不遂，肝失疏泄，因肝气通于胆，胆气郁滞，气郁化火，足少阳胆经枢机不利，容易导致疾病由少阳转入太阴，太阴脾经气机升降失调，发为少阳太阴同病之胆热脾寒。脾寒运化不足，则纳差，寒邪伤阳则喜温喜按。胆火炽盛，不能主决断，则见情志不畅，心烦易怒。脾胃升降失常，气机不畅，则见腹胀腹痛。胆热易犯胃，胃气上逆，邪热携酸上泛，则见嗳气反酸。笔者主张其关键病机即少阳胆热，太阴脾寒。因少阳介于阴阳之间，出则为阳，入则为阴，故也为阴阳之枢，同样是太阴邪气出表之枢，故笔者认为治疗也当以泄胆暖脾、和解枢机为法，方选柴胡桂枝汤加减。柴胡桂枝汤在《金匮要略》中记载有"治心腹卒中痛"之效。《金匮要略浅注》提出柴胡桂枝汤可"提肝木之气，驱邪外出，而补中消痰化热，宣通营卫次之"。临床使用该方时常可与乌贝散、金铃子散联合使用，以加强其和胃制酸止痛之效。

验案：患者，女，58岁，2011年10月17日就诊。主诉：烧心2年余。时有嗳气反酸，上腹胀满疼痛，生气后上述症状明显加重，胃脘喜温喜按，纳食可，二便正常，睡眠欠佳，舌红苔薄白，脉弦细。胃镜提示反流性食管炎（LA-B）。辨证：胆热脾寒。治法：泄胆暖脾，制酸止痛。方用柴胡桂枝汤、乌贝散合金铃子散加减。药物组成：柴胡10g，黄芩15g，清半夏9g，党参15g，桂枝10g，白芍15g，海螵蛸30g，浙贝母30g，蒲公英15g，龙胆草10g，川楝子9g，延胡索10g，徐长卿 30g，檀香 5g，旋覆花 10g，郁金 10g，炙甘草 6g。14 剂，水煎服，每日 1 剂。患者用药后，烧心和上腹胀满疼痛等症状均明显缓解。

七、开通少阳，清上温下

脾胃病病程日久或经失治误治，则可转入厥阴，临床可见腹胀腹（冷）痛、嗳气反酸、胸部闷热、口渴、纳呆、下利、四肢不温等。如果发现脾胃病症状呈定点发作或加重时间在每天凌晨 1~3 点，则更应充分考虑与厥阴的联系。厥阴属肝，少阳胆藏于厥阴肝之内，两者功能相互依存，联系紧密。正如《医述》所言："厥阴主相火，火病则气上逆……要知少阳、厥阴，同一相火，相火郁于内，是厥阴病；出于表，为少阳病。"《伤寒指掌》云："盖厥阴内藏相火，其消渴，火盛水亏也；气上撞心，心中疼热，肝火乘心也；饥不欲食，食即吐蛔，风木克土，胃中空虚也；下之即利，土受木贼，不禁再利也。"阴阳不相顺接、厥热胜复、寒热错杂是厥阴病的基本特点，同时厥阴也是阴尽阳生，由阴证转阳证之关键，所以在治疗上应该抓住阴阳转化这一契机，调整少阳枢机、调顺阳气，促进阴阳平衡，从而治疗疾病。《伤寒医诀串解》也记载："故少阳不解，转属厥阴为病危；厥阴病衰，转属少阳为欲愈。"说明少阳经是厥阴病由里出表，转向痊愈的重要通道。所以治疗当以开通少阳、调理厥阴、清上温下为法，方选乌梅丸加减。笔者发现对于症状呈定点发作或加重时间约在每日丑时（凌晨 1~3 点）的脾胃病患者尤为适宜使用乌梅丸，该时段正是厥阴病欲解时，因少阳经气不通以致厥阴不能出少阳故而症状出现反复。乌梅丸可发挥清上温下、调理厥阴、开通少阳的作用，使厥阴病出少阳而愈。

验案：患者，女，78 岁，2015 年 7 月 13 日初诊。主症：反酸烧心 3 年，每天凌晨 2~3 点发作。上腹及两胁胀满疼痛，嗳气，后背发凉，纳食尚可，大便 3~4 次，成形，左下腹疼痛，下肢发凉，睡眠欠佳，舌红苔白，脉细。辨证：厥阴病上热下寒。治法：开通少阳，清上温下。方用乌梅丸加减。药物组成：乌梅 30g，制附子 10g，炮姜 10g，黄连 6g，黄柏 10g，细辛 3g，川椒 10g，当归 10g，党参 15g，海螵蛸 30g，瓦楞子 30g，旋覆花 10g，郁金 10g，威灵仙 15g，炙甘草 6g。14 剂，配方颗粒，冲服，每日 1 剂。

二诊：药后反酸烧心、嗳气明显缓解，上腹胀满疼痛减轻，后背发凉缓解，纳食尚可，大便 2~3 次，成形，左下腹疼痛，睡眠欠佳，舌红苔白，脉细，守前方，加黄芩 15g，以清泻少阳之火，开通少阳枢机，继服 14 剂后诸症消失。

八、思考与体会

脾胃病作为临床常见疾病，同时具有虚实夹杂、病情复杂等特点，如失治误治则易对患者的工作与生活造成影响，同时也可导致人体其他疾病的发生，所谓"百病皆由脾胃衰而生"。足少阳胆与脾胃通过枢机作用相关连，若少阳枢机不利，全身阴阳气机升降失常，可致使脾胃气机升降和运化功能失常，引起多种脾胃病症状。因此在临床上有必要重视从"胆"论治脾胃病，通过调理少阳枢机，同时祛除兼夹的多种病理因素，使脾胃功能恢复正常，整体解决脾胃及全身的复杂症状，有助于更好地提高临床疗效。

第四节 "调心九法"治疗脾胃病

心位于胸腔偏左，膈膜之上，肺之下，圆而下尖，形如莲蕊，外有心包卫护。心，在五行属火，为阳中之阳脏，主血脉，藏神志，为五脏六腑之大主，生命之主宰，《素问·灵兰秘典论》称之为"君主之官"。《灵枢·经脉》云："心手少阴之脉，起于心中，出属心系，下膈，络小肠；其支者，从心系，上夹咽，系目系；其直者，复从心系，却上肺，下出腋下，下循臑内后廉，行太阴、心主之后，下肘内，循臂内后廉，抵掌后锐骨之端，入掌内后廉，循小指之内，出其端。"生理上，心主血脉，推动血液运行不息。心主神志，主司精神意识思维活动。心在体合脉，开窍于舌。心在志为喜，《素问·举痛论》云："喜则气和志达，荣卫通利。"心在液为汗。心为阳中之太阳，为火脏，与四时之夏相通应，夏季在四时之中为阳气最旺盛的季节，同气相求，故心与夏气相通应。手少阴心经与手太阳小肠经相交于双手小指；心与小肠通过经脉的络属构成表里关系；心脉属心，下络小肠，小肠之脉属小肠，上络于心，心属里，小肠属表，二者经脉相连，故气血相通。

一、心与脾胃的关系

心与脾胃密切相关，由于解剖部位相近，历史上常存在心胃区分不明确的情况。郑寿全《医法圆通》云："心居膈膜之上，下一寸即胃口，胃口离心不远。"沈金鳌《杂病源流犀烛》云："脾也者，心君储精待用之府也……为胃行精液，故其位即在广明之下，与心紧切相承。"张仲景《伤寒论》《金匮要略》中提及心下、当心皆指胃脘而非指心。

（一）脾胃经络与心的关系

《灵枢·经脉》云："脾足太阴之脉，起于大指之端，循指内侧白肉际，过核骨后，上内踝前廉，上腨内，循胫骨后，交出厥阴之前，上膝股内前廉，入腹，属脾，络胃，上膈，夹咽，连舌本，散舌下。其支者：复从胃别，上膈，注心中。""胃足阳明之脉……其直者，从缺盆下乳内廉。"《素问·平人气象论》言："胃之大络，名曰虚里，贯膈络肺，出于左乳之下。"说明心与脾胃经脉相通。

（二）心与脾胃生理相关

脾胃为后天之本、气血生化之源，心主血脉，心气推动血液运行周身，外达肌腠，内入脏腑。心脉充盈依赖脾胃生化；心脉通达，则既温脾胃之阳气，又助脾胃之运化。然脾胃虽为气血生化之源，但需心气的气化作用和心阳的温化作用才能化生血液。心与脾胃共同将血液运行周身，内以濡养五脏六腑，外以濡养皮肤、官窍、皮毛。心血的盈亏，由脾之盛衰来决定，同时脾胃之血生成的多少也与心阳的温煦息息相关。

《灵枢·邪客》云："心者，五脏六腑之大主也，精神之所舍也。"情志活动的产生必须以五脏精气作为物质基础，其中先五脏精气的盛衰运化于内，而后情志活动发于外。又心为精神之所舍，主导情志活动。心主神明，情志发于心而应于五脏，脾胃的运化活动受心神的制约调控。

（三）心与脾胃病理联系

心主血脉不利影响脾胃，《医方集解》云："心主血，血不足，故大便燥而秘，或时溏者，心火不能生脾土也。"思虑过度，则劳心伤脾。长期思虑劳神过度，既损伤脾气，又耗损心血，久而久之则易形成心脾两虚之证候。而脾气失于健运，气血化源不足，气血不和，或统血无权，导致血不能正常运行而脱陷妄行，长期慢性失血，可出现心血虚而心失所养之证候。心为脾之母，脾为心之子。心阳温脾阳方可生化无穷，脾土滋心火故能致心阳不亢。若母子生克制约失衡，则"母病及子、子病犯母"，致心病传脾、脾病扰心。又以思伤脾为例，中焦脾土既伤，子病及母，可影响心主神明的功能，心主神明失司，反过来又遏制脾胃运化。

二、从心论治脾胃病

（一）补心气

《金匮要略》云："妇人脏躁，喜悲伤欲哭，像如神灵所作，数欠伸，甘麦大枣汤主之。"又云："肝苦急，急食甘以缓之。"炙甘草、大枣为甘味药，还能补益脾胃，以助气血生化，小麦"养心气，补肝气"，不仅直接补养肝气，且蕴含虚则补其母之意。王旭高选用炙甘草、白芍、大枣、橘饼、淮小麦这五味药，为芍药甘草汤合甘麦大枣汤再加橘饼而成。

验案：张某，女，39岁，2016年9月28日初诊。主诉：咽喉异物2个月余。时有嗳气，纳食欠佳，食后胀满，胸闷喜太息，喜悲伤欲哭，睡眠欠佳，大便质黏，小便平，舌质红苔白腻，脉细。辨证：气滞痰阻，心气不足证。治法：理气化痰，和中缓急。处方：半夏厚朴汤合甘麦大枣汤加减。清半夏9g，厚朴10g，茯苓15g，陈皮10g，旋覆花10g，郁金10g，代赭石9g，威灵仙15g，枳实10g，全瓜蒌10g，皂角刺10g，晚蚕沙10g，浮小麦30g，生姜10g，大枣10g，炙甘草10g。7剂，水煎服，日一剂，早晚服。药后咽喉异物感、上腹胀满等症明显缓解，喜悲伤欲哭消失，继予上方加减，以巩固疗效。

（二）振心阳

《伤寒论》云："发汗过多，其人叉手自冒心，心下悸，欲得按者，桂枝甘草汤主之。"桂枝甘草汤由桂枝四两、甘草二两组成。主治：伤寒发汗，本为正治，但若过汗则致变证，即仲景所谓"坏证"，此条即误汗伤阳之心阳虚证。方中桂枝辛甘温，入心经而通心脉、温心阳，且可补益中焦脾胃；炙甘草补脾益气，以助生化之源。二药合用辛甘化阳，可增强温通心脉作用。《伤寒论》云："烧针令其汗，针处被寒，核起而赤者，必发奔豚。气从少腹上冲心者，灸其核上各一壮，与桂枝加桂汤，更加桂二两也。"本方由桂枝汤加桂枝二两形成，以温阳祛寒，平冲降逆。桂枝汤外为调和营卫，解肌发表；内为温养阳气，补益脾胃。此加桂枝之意，在于治内，温振心阳君火，镇阴寒以平冲逆。

验案：任某，女，40岁，2014年7月24日初诊。主诉：自觉有气上冲2个月。心下悸，无反酸烧心，无腹胀腹痛，纳食尚可，大便溏，小便平，舌红苔白，脉细。西医诊断：植物神经功能紊乱。辨证：心阳不足。治法：温阳祛寒，平冲降逆。处方：桂枝加桂汤加减。桂枝18g，炒白芍10g，生姜10g，大枣10g，炙甘草6g，枳实10g，炒白术30g，炒麦芽

15g。7剂，水煎服，日一剂，早晚分服。

二诊：药后气上冲感和心下悸明显缓解，纳食尚可，大便正常，小便平，舌红苔白，脉细，继守上方加减调理。

（三）降水逆

《金匮要略》云："病有奔豚，有吐脓，有惊怖，有火邪，此四部病，皆从惊发得之……奔豚病，从少腹起，上冲咽喉，发作欲死，复还止，皆从惊恐得之。"奔豚汤由李根白皮一升，葛根五钱，甘草、川芎、当归、芍药、黄芩各二两，半夏四两，生姜四两组成。方中重用李根白皮，为治肾水犯心奔豚之专药，为君药。葛根、黄芩清火平肝；甘草、芍药缓急止痛；生姜、半夏降逆和胃；当归、川芎调肝养血。诸药合用，通过两调肝脾，则气冲腹痛、往来寒热等症，皆可消。

验案： 患者孙某，2016年10月17日就诊。主诉：脘腹胀满半年。自觉有气上冲，心烦失眠，心悸汗出，咽喉不适，纳食一般，食后胀满，大便成形，小便时有灼热，舌淡红苔薄白，脉细。西医诊断：植物神经功能紊乱。辨证：肝胃不和，气逆上冲。治法：养血平肝，和胃降逆。处方：奔豚汤合黄连阿胶汤加减。生甘草10g，川芎10g，当归10g，半夏9g，黄芩15g，白芍15g，生姜10g，生葛根15g，大枣10g，黄连6g，阿胶10g，檀香5g，威灵仙15g，川楝子9g，延胡索10g，浮小麦30g。7剂，配方颗粒，冲服。

二诊，药后气逆上冲明显好转，继服上方加减，诸症得缓。嘱患者避风寒、节饮食、慎起居、畅情志以善其后。

（四）养心血

归脾汤出自《重订严氏济生方》，治思虑过度，劳伤心脾，健忘怔忡。功效：养血安神，补心益脾，调经。药物组成：白术 3g，当归 3g，白茯苓 3g，黄芪（炒）3g，龙眼肉 3g，远志 3g，酸枣仁（炒）3g，木香 1.5g，甘草（炙）1.5g，人参 3g。脾气虚寒，不能运血归经，故用参、芪、术、草以补脾，又用木香引之；气虚则易散，故用枣仁以敛肝；血不归经则心失所养而不宁，故用龙眼肉、茯神以补心。

验案： 患者，女，35 岁，2017 年 3 月 7 日就诊。主诉：腹泻反复发作半年。大便每日 1 次，不成形，腹痛即泻，泻后则缓解，纳食尚可，食后胀满，疼痛不明显，小便平，面色发黄，头晕乏力，睡眠一般，舌淡红苔薄白腻，脉细。既往有缺铁性贫血，西医诊断：肠易激综合征。辨证：心脾两虚。治法：补益心脾，调心安神。处方：归脾汤合参苓白术散加减。生黄芪 15g，党参 15g，炒白术 30g，茯苓 15g，龙眼肉 15g，远志 10g，阿胶 10g，炙甘草 6g，炒薏苡仁 30g，桔梗 10g，怀山药 15g，炒白扁豆 15g，陈皮 10g，神曲 15g。7 剂，配方颗粒，冲服。

二诊，药后大便成形，腹痛明显好转，乏力减轻，守上方加减，续服 1 个月，诸症消失。嘱患者避风寒，节饮食，慎起居，畅情志以善其后。

（五）清心营

《温病条辨》云："脉虚，夜寐不安，烦渴舌赤，时有谵语，目常开不闭，或喜闭不开，暑入手厥阴也。手厥阴暑温，清营汤主之。"方中犀角、生地黄清营凉血；金银花、连翘、黄连、竹叶心清热解毒，并透热于外，使入营之邪透出气分而解；热壅血瘀，故少配丹参活血消瘀以散热；邪热伤阴，故用麦冬、玄参养阴生津。

验案： 陈某，女，50岁，2018年7月25日就诊。主诉：舌灼热疼痛1个月。口干涩，全身乏力，入睡困难，上腹胀满，无反酸烧心，嗳气，纳食尚可，大便干结，二日一行，小便调，舌质红苔少，脉细。西医诊断：舌痛症。辨证：热入营阴。治法：清营解毒，透热养阴。处方：清营汤加减。水牛角30g，生地黄15g，牡丹皮10g，玄参15g，麦冬15g，连翘15g，金银花15g，淡竹叶15g，黄连6g，枳实10g，瓜蒌30g，威灵仙15g，皂角刺10g，炙甘草6g。14剂，水煎，早晚分服。

二诊：药后舌灼热疼痛、干涩明显减轻，仍存在上腹胀满、入睡困难、大便干结，舌质红苔白，脉细。在上方基础上加肉桂3g、刺五加15g、酸枣仁15g。

三诊：药后舌灼热疼痛、干涩症状消失，上腹胀满明显减轻，大便偏干。予增液汤加减，药后便秘好转。

（六）宁心神

足少阳经循行于头身两侧，足少阳经别入季肋之间，循胸里，贯心，夹咽，沟通了心胆之间的联系；胆郁痰扰容易导致心胆不宁。《伤寒论》云："伤寒八九日，下之，胸满烦惊，小便不利，谵语，一身尽重，不可转侧者，柴胡加龙骨牡蛎汤主之。"功能性消化不良等疾病患者往往伴有抑郁焦虑状态而来消化内科就诊，常以柴胡加龙骨牡蛎汤、甘麦大枣汤等为基础方加减，以心、肝、胆、胃同调。

验案： 李某，女，52岁，2012年7月5日就诊。主诉：上腹胀满2年余。上腹胀满，进食或生气后明显，无胃痛，偶有反酸烧心，食欲不佳，嗳气频频，胸闷喜太息，心烦易怒，坐立不安，心慌心悸，恐慌感，喜悲伤欲哭，睡眠欠佳，大便干结，三日一行，小便平，舌暗红苔薄白，脉弦细。辨证：肝

第六章 临证心法

胃不和，心胆不宁。治法：疏肝理气，宁心安神。处方：柴胡加龙骨牡蛎汤合甘麦大枣汤加减。柴胡 10g，黄芩 15g，清半夏 9g，桂枝 10g，生龙牡各 30g，琥珀 3g，浮小麦 30g，大枣 9g，枳实 10g，全瓜蒌 30g，徐长卿 30g，檀香 5g，鸡内金 15g，炙甘草 10g。14 剂配方颗粒，日一剂。药后上腹胀满较前明显缓解，心烦易怒、坐立不安、恐慌感、喜悲伤欲哭等症基本消失，效不更方，上方继服半个月，诸症逐渐消失。

（七）除心热

泻黄散（又名泻脾散），出自《小儿药证直诀》，治脾热弄舌。藿香叶七钱，山栀子仁一钱，石膏五钱，甘草三两，防风四两。方中石膏、山栀泻心脾积热为君；防风疏散脾经伏火为臣；藿香叶芳香醒脾为佐；甘草泻火和中为使。配合成方，共奏泻心脾伏火之功。

验案： 梁某，女，50 岁，2018 年 11 月 26 日就诊。主诉：口腔溃疡。纳食尚可，大便正常，小便频，睡眠尚可，月经正常，心烦易怒，舌红苔白，脉弦细。辨证：心脾积热，上灼于口。治法：清心泻脾，散火愈疮。处方：泻黄散加减。栀子 10g，防风 10g，生石膏 15g，广藿香 10g，生地黄 15g，淡竹叶 15g，生甘草 10g，黄芩 15g，黄连 6g，干姜 10g，半夏 10g，青黛 3g，全瓜蒌 10g，合欢皮 15g。14 剂，配方颗粒，日一剂。药后口腔溃疡明显减轻，心烦易怒好转，继服上方加减调理，病情稳定。

（八）滋心阴

六味地黄丸，出自钱乙《小儿药证直诀》。熟地黄八钱，山萸肉、干山药各四钱，泽泻、牡丹皮、白茯苓（去皮）各三钱。上为末，炼蜜为丸，如梧桐子大。每服三丸，空心温水化下。六味地黄丸六药合用，补中有泻，寓泻于补，以补为主，心肾二阴并补，构成通补开合之剂，共奏滋阴益精之功。六味地黄丸基础上加知母、黄柏，则名知柏地黄丸，功偏滋阴降火，适用于阴虚火旺、骨蒸潮热、盗汗遗精之证。

验案： 张某，男，40岁，2014年8月2日就诊。主诉：上腹胀满1个月余。上腹胀满，无胃痛，时常饥饿，但不能进食，进食后上腹胀满加重，时有嗳气，大便3~4日一行，偏干，小便平，睡眠尚可，手脚心发热，腰膝酸软，双膝关节疼痛，舌红苔白，脉细。辨证：心肾阴虚，中焦气滞。治法：滋肾养阴，健脾理气。处方：知柏地黄丸加减。知母15g，黄柏10g，熟地黄24g，怀山药15g，山茱萸15g，牡丹皮9g，泽泻9g，茯苓9g，瓜蒌30g，枳实10g，厚朴15g，苍术10g，炙甘草6g。14剂，配方颗粒，日一剂。药后上腹胀满较前明显缓解，饥不欲食基本消失，手脚心热、腰膝酸软等均有改善，上方基础上去苍术，加炒麦芽15g、陈皮10g，药后诸症状基本消失。

（九）降阴火

李东垣《内外伤辨惑论·饮食劳倦论》云："火与元气不能两立，一胜则一负，脾胃气虚则下流于肾肝，阴火得以乘其土位。"脾胃气虚，阳气不升，阴火上乘。阴火包括以下几种内火：情绪变动，五志过极所产生的心火；肝气有余，气有余，木旺产生的肝火；下元亏虚所产生的肾火；阴血不足所致的虚火。治以补脾胃（益气），升阳气，降阴火。

验案： 陈某，女，60岁，2014年9月15日就诊。主诉：脘腹胀满反复发作15年余。脘腹胀满，喜温喜按，饮食后明显，腹部有下坠感，嗳气后胀满减轻，偶有反酸烧心，纳食欠佳，大便稀溏，小便平，形体消瘦，神疲乏力，少气懒言，心烦失眠，舌淡红有齿痕，苔薄白，脉沉细。胃镜提示非萎缩性胃炎伴糜烂，幽门螺杆菌（－），上消化道钡餐造影示胃下垂。中医诊断：脾胃虚弱，阴火上乘证。治宜健脾升阳，清泻阴火，行气消胀。处方：升阳益胃汤加减。生黄芪 15g，西洋参 10g，陈皮 10g，清半夏 9g，茯苓 15g，炒白术 15g，泽泻 15g，黄连 6g，黄芩 15g，炒白芍 15g，柴胡 9g，防风 10g，羌独活各 10g，浙贝母 15g，蒲公英 15g，旋覆花 10g，代赭石 9g，威灵仙 15g，焦三仙各 10g，炙甘草 6g。14 剂，水煎服，日一剂，同时配合补中益气丸，药后脘腹胀满缓解，嗳气反酸烧心和心烦失眠减轻，大便成形，继用上方加减调理，病情稳定。

三、思考与体会

心与脾胃生理上息息相关。心脉通达，可温脾胃之阳气，又助脾胃之运化。同时，心主神明，情志发于心而应于五脏，脾胃的运化活动受心神的制约调控。因此，倘若心脏功能出现问题，则会影响脾胃的功能。心血不足，则大便燥而秘；心阳不足，则火不生土，脾胃功能减弱；思虑过度，则劳心伤脾。因此，脾胃病的治疗，需要重视调理心脏的功能。只有心脏功能得以恢复，脾胃升降功能才能正常，诸病才能治愈。

参考文献

［1］董建华著. 内科心法［M］. 北京：中医古籍出版社，1992.06.

［2］董建华著. 临证治验［M］. 北京：中国友谊出版公司，1986.10.

［3］董建华著. 董建华临证治验录［M］. 董乾乾，饶芸整理. 北京：中国中医药出版社，2018.04.

［4］李军祥著. 李军祥教授治疗溃疡性结肠炎［M］. 北京：中国医药科技出版社，2022.01.

［5］（清）文天骏著. 周易或问［M］. 贵阳：贵州人民出版社，2020.12.

［6］常秉义著. 周易与中医［M］. 北京：中国友谊出版公司，2002.04.

［7］李浚川，萧汉明主编. 医易会通精义［M］. 北京：人民卫生出版社，1991.05.

［8］胡瑛君著. 医易同源［M］. 北京：中医古籍出版社，2012.05.

［9］杨力著. 周易与中医学［M］. 北京：北京科学技术出版社，2018.07.

［10］李军祥，陈胜良主编. 脾胃病证的科学内涵与外延［M］. 中华医学电子音像出版社，2019.10.

[11] 李军祥，冯五金，唐旭东，柯晓编. 中西医结合临床消化病学 [M]. 北京：人民卫生出版社，2024.05.

[12] 张阳，石磊，李军祥.《易氏医按》广郁证对心身疾病治疗的启示 [J]. 北京中医药，2023，42（01）：69-72.

[13] 邢韵淇，韩海啸，孙中美，等. 孙思邈《备急千金要方》冷痢证治特点探析 [J]. 中国医药导报，2023，20（03）：109-112.

[14] 张阳，李军祥，陶国水，等.《易氏医按》五运六气临证治验探析 [J]. 中华中医药杂志，2022，37（10）：6075-6077.

[15] 张阳，李军祥，石磊. 基于玄府理论辨治溃疡性结肠炎 [J]. 中国中医药信息杂志，2023，30（02）：148-151.

[16] 张贤翠，丁庞华，张阳，等. 李军祥从"否""泰"卦象论治痞满经验 [J]. 中医学报，2022，37（09）：1904-1909.

[17] 寇富舜，程媛，石磊，等. 李军祥从"内疡"论治溃疡性结肠炎经验 [J]. 中国中医药信息杂志，2022，29（12）：140-143.

[18] 王佳丽，丁庞华，石磊，等. 基于经验总结的便秘型溃疡性结肠炎探微 [J]. 辽宁中医药大学学报，2022，24（12）：57-62.

[19] 张阳，王允亮，王志斌，等. 溃疡性结肠炎病机特点探讨 [J]. 中医杂志，2022，63（05）：488-490.

[20] 寇富舜，程媛，丁庞华，等. 基于"邪伏膜原"理论探

讨溃疡性结肠炎炎癌转化的机制及论治［J］．中国中西医结合消化杂志，2022，30（02）：155-158.

［21］张贤翠，张阳，石磊，等．李军祥从"浊"论治胃食管反流病经验［J］．中国中医药信息杂志，2022，29（06）：128-131.

［22］左黎黎，王凤兰，丁侃，等．舒驰远"治痢四纲"初探［J］．中医药导报，2021，27（07）：206-208.

［23］万雯，常青，张阳，等．从湿论治功能性便秘临证探讨［J］．环球中医药，2021，14（01）：138-140.

［24］李军祥，谭祥，张阳．董建华"心身同调"理论在功能性胃肠病治疗中的继承与发展［J］．中医杂志，2020，61（22）：1953-1956.

［25］张阳，刘佳丽，王允亮，等．李军祥教授论治溃疡性结肠炎临床经验"十要"［J］．中国中西医结合消化杂志，2020，28（06）：470-473.

［26］刘佳丽，张阳，谢春娥，等．李军祥教授从太极升降论治胃食管反流病临床经验撷要［J］．中国中西医结合消化杂志，2020，28（03）：227-229.

［27］谭祥，裴文婧，谢春娥，等．李军祥教授辨治腹泻型肠易激综合征经验［J］．中国中西医结合消化杂志，2019，27（10）：788-789.

［28］韩啸，谭祥，李军祥．基于少阳为枢理论谈脾胃病从胆论治［J］．环球中医药，2019，12（10）：1551-1554.

［29］姜慧，李军祥，谭祥，等．李军祥教授治疗溃疡性结

肠炎经验［J］．中国中西医结合消化杂志，2019，27（03）：232-235．

［30］李军祥，毛堂友，姜慧．脾胃病从"肝"论治十六法［J］．中国中西医结合消化杂志，2018，26（10）：812-816．

［31］谢添弘，陈润花，毛堂友，等．李军祥教授治疗非酒精性脂肪性肝炎临床经验［J］．中国中西医结合消化杂志，2018，26（08）：698-700．

［32］陶崇斌，吴家丹．几种炭药研究概要［J］．辽宁中医学院学报，2004，（06）：489．

［33］鲍婷婷，王涵，顾成娟等．仝小林运用威灵仙、皂角刺、生薏苡仁治疗息肉经验［J］．吉林中医药，2021，41（12）：1568-1570

［34］（清）黄元御著，（清）张琦校刊．四圣心源［M］．北京：中国医药科技出版社，2020．

［35］高学敏，钟赣生主编．中医药学高级丛书：中药学［M］．2版．北京：人民卫生出版社，2012．

［36］吕景山编著．施今墨对药［M］．北京：人民军医出版社，1996．

［37］朱世增主编．董建华论脾胃病［M］．上海：上海中医药大学出版社，2009．

［38］陈瑞春．论泻心汤类方［J］．中医药通报，2008，（02）：19-22．

［39］李军祥，陈誩．溃疡性结肠炎中西医结合诊疗共识意见（2017年）［J］．中国中西医结合消化杂志，2018，26

（2）: 105-111, 120.

［40］黄帝内经素问［M］. 田代华整理. 北京: 人民卫生出版社, 2005.

［41］（清）唐宗海著. 血证论［M］. 北京: 中国医药科技出版社. 2018.

［42］（明）张介宾著. 景岳全书［M］. 北京: 中国中医药出版社. 1994.

［43］何廉臣编. 全国名医验案类编［M］. 北京: 北京科学技术出版社. 2014.

［44］灵枢经［M］. 田代华等整理. 北京: 人民卫生出版社. 2005.

［45］李军祥, 谭祥, 毛堂友. 运用太极升降论治疗脾胃病［J］. 中医杂志, 2017, 58（19）: 1691-1694.

［46］（清）叶天士著. 临证指南医案［M］. 北京: 人民卫生出版社, 2006.

［47］刘忻颖, 陈胜良. 精神心理因素在溃疡性结肠炎中作用的研究进展［J］. 胃肠病学, 2018, 23（3）: 173-176.

［48］（宋）陈无择著. 三因极一病证方论［M］. 北京: 人民卫生出版社. 2007.

［49］甄建华, 黄光瑞. 溃疡性结肠炎中医病名、病因、病机的古今比较和回顾［J］. 环球中医药, 2019, 12（08）: 1286-1289.

［50］余海龙, 张馨月, 江玉. 玄府理论与应用研究［J］. 中国中医基础医学杂志, 2021, 27（09）: 1512-1514.

[51] 宋乃光主编. 刘完素医学全书 [M]. 北京：中国中医药出版社. 2006.

[52]（清）龙之章著. 蠢子医 [M]. 禄保平，孙巧玲整理. 郑州：中原农民出版社. 2019.

[53] 王明杰. 继河间绝学，创开玄新法——陈达夫对玄府学说的继承与发扬 [J]. 成都中医药大学学报，2021，44（02）：1-5.

[54] 王明杰，罗在琼主编. 玄府学说 [M]. 北京：人民卫生出版社，2018.

[55] 林才志，胡乃强，赵海燕，李桂贤. 论风药在溃疡性结肠炎中治疗的应用 [J]. 辽宁中医杂志，2018，45（05）：954-957.

[56]（金）李东垣著. 脾胃论 [M]. 北京：人民卫生出版社，2005.

[57]（金）李东垣著. 内外伤辨惑论 [M]. 北京：中国中医药出版社，2007.

[58] 马巍. 初探李东垣脾胃学说理论 [J]. 辽宁中医药大学学报，2011，13（04）：48.

[59] 谢文英. 李杲《脾胃论》浅析 [J]. 中国中医基础医学杂志，2004，10（11）：2.

[60] 李菲. 李东垣的阴火观 [J]. 中国中医基础医学杂志，2011，17（01）：10.

[61] 王鑫，张庆祥. 李东垣"阴火"探析. [J]. 中医学报，2014，29（06）：827.

［62］魏全德.《脾胃论》思想浅识［J］. 中医药研究，1998，14（06）：7.

［63］佚名作. 神农本草经［M］. 广州：广东科学技术出版社，2022.02.

［64］（清）徐大椿编著. 神农本草经百种录［M］. 北京：人民卫生出版社，1956.09.

［65］（清）汪昂著. 本草备要［M］. 北京：中国医药科技出版社，2018.01.

［66］张锡纯著. 医学衷中参西录 第 7 期 张锡纯医学全书 5 伤寒论讲义［M］. 北京：中国中医药出版社，2017.04.